Dr. Fedon Lindberg

NATÜRLICH SCHLANK
mit der
MIKROBIOM-DIÄT

Die Darmflora erneuern,
Gewicht verlieren
und schlank bleiben

Übersetzt aus dem Norwegischen
von Michael Baumgartner und Daniela Syczek

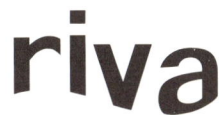

Bibliografische Information der Deutschen Nationalbibliothek
Die Deutsche Nationalbibliothek verzeichnet diese Publikation in der Deutschen
Nationalbibliografie. Detaillierte bibliografische Daten sind im Internet über
http://d-nb.de abrufbar.

Für Fragen und Anregungen
info@rivaverlag.de

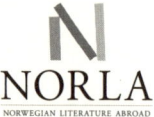

Die Übersetzung aus dem Norwegischen wurde durch NORLA finanziell unterstützt.

Wichtiger Hinweis
Dieses Buch ist für Lernzwecke gedacht. Es stellt keinen Ersatz für eine individuelle
medizinische Beratung dar und sollte auch nicht als solcher benutzt werden. Wenn Sie
medizinischen Rat einholen wollen, konsultieren Sie bitte einen qualifizierten Arzt. Der
Verlag und der Autor haften für keine nachteiligen Auswirkungen, die in einem direkten oder
indirekten Zusammenhang mit den Informationen stehen, die in diesem Buch enthalten sind.

1. Auflage 2019
© 2019 by riva Verlag, ein Imprint der Münchner Verlagsgruppe GmbH
Nymphenburger Straße 86
D-80636 München
Tel.: 089 651285-0
Fax: 089 652096

Die dänische Originalausgabe erschien 2017 bei Kagge Forlag unter dem Titel *Naturlig
slank med Tarm I Balanse*. © 2017 by Kagge Forlag AS. All rights reserved. This translation
published by arrangement with Stilton Agency, Oslo, and Arrowsmith Agency, Hamburg.

Übersetzung: Michael Baumgartner, Daniela Syczek
Redaktion: Werner Wahls, Silke Panten
Umschlaggestaltung: Isabella Dorsch
Umschlagabbildung: Andrii Bezvershenko/Shutterstock.com
Abbildung S. 188: Charlotte Sabella
Satz: Digital Design, Eka Rost
Druck: CPI books GmbH, Leck
Printed in Germany

ISBN Print 978-3-7423-0818-4
ISBN E-Book (PDF) 978-3-7453-0445-9
ISBN E-Book (EPUB, Mobi) 978-3-7453-0446-6

Weitere Informationen zum Verlag finden Sie unter

www.rivaverlag.de

Beachten Sie auch unsere weiteren Verlage unter www.m-vg.de

Inhalt

Vorwort

Im Jahr 2000 habe ich mein erstes Buch, *Naturlig slank med kost i balanse* *(Natürlich schlank mit ausgewogener Ernährung)*, geschrieben. Wenn ich jetzt nach fast zwei Jahrzehnten zurückblicke, frage ich mich: Was gibt es inzwischen für neue Erkenntnisse, die für das Erreichen und Halten eines gesunden Gewichts und für die Gesundheit von Bedeutung sind? Die Antwort auf diese Frage ist dieses Buch.

Ein kleiner Rückblick

In meinem ersten Buch war es mein Anliegen, den Lesern nahezubringen, wie wichtig ein ausgeglichener Blutzucker- und Hormonhaushalt für das Gewicht und die Gesundheit sind. Ich erklärte, dass es ebenso wie bei wertvolleren und nicht so wertvollen Fetten auch Kohlenhydratlieferanten gibt, die günstiger oder weniger günstig sind. Das Buch löste eine große Debatte aus, und es gab viel Kritik, die sich nicht selten gegen mich als Person anstatt gegen den Inhalt richtete. Aber im Laufe der Jahre sind meine Aussagen im Großen und Ganzen akzeptiert worden, viele Forschungsresultate haben meine Empfehlungen gestützt, die auf eine niedrigglykämische, »Smart-Carb«-Version der traditionellen Mittelmeerkost hinausliefen.

Low-Carb in verschiedenen Varianten gab es bereits vorher. Unter anderem hatte der amerikanische Arzt Robert Atkins großen Erfolg mit seiner extremeren Variante von Low-Carb gehabt. Diese wurde später, in den Jahren 2011/12, unter dem Namen LCHF (low carb high fat) wieder in Skandinavien populär, zuerst in Schweden, dann in Norwegen. Zu Beginn wurde sie von der Presse hoch gelobt, und in den Zeitungen fand sich über längere Zeit ein Aufmacher nach dem anderen im gewohnten Stil, zuerst über das Low-Carb-Paradies, dann über die Low-Carb-Hölle. Die Beliebtheit von LCHF nahm rapide ab, wenn sie auch, wie alle Diätmoden, Spuren hinterließ.

Als LCHF noch das Paradies versprach, verspürte ich das Bedürfnis, mich dazu zu äußern. Ich war der Meinung, dass das Ganze zu weit gegangen war. Der Weg zum gesunden Körper bestand wohl kaum darin, zum Frühstück täglich Sahne zu trinken und Eier mit Speck zu essen und Koteletts zum Mittag- und Abendessen zu verspeisen. Das wurde zwar auch von den meisten LCHF-Experten nicht in dem Extrem empfohlen, aber im

Endeffekt wurde es so dargestellt. Die Gegenreaktion kam schließlich von der Presse selbst, die Low-Carb plötzlich verteufelte. Danach folgten in kurzem Abstand die 5:2-Diät und die Paläo-Diät, und derzeit sollen praktisch alle glutenfrei essen. Zurzeit sind vegetarische und vegane Ernährung in und politisch korrekt.

Was ich in sämtlichen meiner Bücher allerdings beschrieben habe, sollte keine Diät sein, sondern eine ausgewogene Ernährung, deren Ausgangspunkt ein ausgewogener Blutzucker- und Hormonhaushalt ist – beide hängen eng zusammen. Ich erläuterte, warum schnelle Kohlenhydrate von diesem Standpunkt her problematisch sind und warum mehr Proteine, gesunde Fette, vor allem pflanzliche, ballaststoffreiches Gemüse, aber auch Obst und Beeren in Maßen zu Gesundheit und einem vernünftigen Gewicht führen. In meinem Buch *Smartkarbo – ikke ett fett* aus dem Jahr 2012 hob ich unter anderem hervor, wie eine Ernährung, die auf der traditionellen Mittelmeerküche basiert, aber weniger Zucker und Stärke enthält, zu einer wesentlich geringeren Anfälligkeit für Herz- und Gefäßerkrankungen, Krebs, Typ-2-Diabetes und chronische Entzündungen beitragen kann.

In meinem Buch *Tid med maten* aus dem Jahr 2014 beschrieb ich, wie man gesünder leben und biologisch jünger und natürlich schlank bleiben kann, indem man Gesundheit und Genuss kombiniert, wobei bewusstes Essen, weniger Stress und besserer Schlaf eine große Rolle spielen.

Als Facharzt für Innere Medizin habe ich 30 Jahre klinische Erfahrung. In gut 10 Jahren haben meine Mitarbeiter und ich mehr als 15.000 Menschen dabei unterstützt, gesünder zu werden und ein gesünderes Gewicht zu erreichen.

Hat sich seit meinem ersten Buch im Jahre 2000 in der Forschung also etwas grundlegend Neues und Wichtiges ergeben?

Das hat es in der Tat, und das ist der Ausgangspunkt dieses Buches. Der 14. April 2003 ist dabei ein historisches Datum. An diesem Tag wurde das menschliche Genom, also die vollständige Karte der menschlichen Gene, veröffentlicht. Das war das Endergebnis einer monumentalen, internationalen Forschungskooperation, die 1984 begann und ca. eine Milliarde Euro gekostet hat. Dies eröffnete der Medizin ungeahnte Möglichkeiten zur individualisierten Behandlung, aber auch Möglichkeiten zur individualisierten Vorbeugung, obwohl nur 0,1 % der Gene von Person zu Person variieren und 99,9 % völlig gleich sind.

Seit 2003 hat sich die Technologie rasch weiterentwickelt, und heute kann man die Gene eines Menschen schnell und verhältnismäßig günstig kartieren (was nicht bedeutet, dass man damit versteht, wozu diese Gene dienen). Die Erwartung, eine solche Kartierung würde Vorbeugung und Behandlung revolutionieren, hat sich allerdings nicht ganz erfüllt. Neuere Forschungen haben seither nämlich gezeigt, dass nur ein kleiner Teil unserer Gene aktiv oder eingeschaltet ist und damit eine Bedeutung für unsere Körperfunktionen und unsere Gesundheit hat. Die meisten sind ausgeschaltet, und es hat sich gezeigt, dass Umweltfaktoren vor und während der Empfängnis, während der Schwangerschaft, nach der Geburt und das ganze Leben hindurch Gene ein- und ausschalten und die Gesundheit (und das Gewicht) beeinflussen können. Diese ständige Aktivierung und Deaktivierung von Genen auf Grund von Umweltfaktoren nennen wir *Epigenetik*.

Doch die größte Überraschung sollte erst noch kommen, und zwar 2012. Nach vierjähriger Forschung im Rahmen des internationalen Human Microbiome Project (HMP) wurden auch die Gene aller Mikroben, die in unserem Körper leben, kartiert und publiziert. Zur großen Überraschung fand man heraus, dass wir zehnmal so viele Mikroben als Zellen im Körper haben – vor allem im Darm, aber auch auf der Haut, im Mund, in der Nase und in den Geschlechtsorganen. Wir sind also nur zu 10 % Menschen und zu 90 % Mikroben! Wir sind ein wandelndes Ökosystem und haben hundertmal so viele bakterielle Gene in uns wie menschliche Gene!

Diese Entdeckung bedeutete eine Revolution innerhalb der Medizin. Der größte Umweltfaktor, der unsere menschlichen Gene beeinflussen (ein- und ausschalten) kann, befindet sich nämlich in uns, und es ist unsere Bakterienflora, das sogenannte Mikrobiom. Diese Bakterien variieren von Mensch zu Mensch sowohl nach Art wie nach Anzahl, sodass jeder Mensch sein ganz individuelles Mikrobiom besitzt, so wie auch alle einen einzigartigen Fingerabdruck haben. Noch dazu ist diese Bakterienflora in konstanter Veränderung, die von der Ernährung, dem Lebensstil und nicht zuletzt von Umweltfaktoren wie Umweltgiften, Sonne (Vitamin D) und vielem mehr abhängig ist.

Die neuen Forschungsergebnisse und die Verbindung zwischen unseren Darmbakterien und dem Körpergewicht bilden den Hintergrund dieses Buches; das ist der große neue Faktor, der seit meinem ersten Buch *Naturlig slank med kost i balance* von 2000 hinzugekommen ist. Denn um »natürlich schlank« zu werden, muss auch der Darm im Gleichgewicht sein!

Glücklicherweise müssen wir nicht unser gesamtes früheres Wissen über gesunde Ernährung über Bord werfen. In den letzten Jahren hat eine große Anzahl wissenschaftlicher Artikel bestätigt, dass eine zucker- und stärkereiche Ernährung die Gesundheit gefährden kann. Neuere Forschungen haben nicht zuletzt bestätigt, dass kohlenhydratreiche Ernährung mit einem erhöhten Risiko von Herzerkrankungen und Krebs einhergeht; gleichzeitig ist die Vermutung, die Gesamtmenge an Fett in der Ernährung führe zu einem höheren Risiko, an diesen Leiden zu erkranken, widerlegt, und es herrscht Einigkeit darin, dass der Fokus auf der Qualität der Fette liegen sollte.

Es besteht kein Zweifel, dass eine Ernährung mit weniger Kohlenhydraten zur Gewichtsreduzierung beiträgt, nicht zuletzt weil sie ein größeres Sättigungsgefühl erzeugt und man nicht übermäßig isst. Allerdings kann die Gesundheit dadurch gefährdet werden, dass man kohlenhydratreiche Nahrungsmittel durch solche ersetzt, die nicht ausgewogen und variiert genug sind oder die langfristig sogar schädlich wirken. Unter den kohlenhydratarmen Nahrungsmitteln finden sich nämlich gesunde und weniger gesunde. Es geht nicht nur ums Abnehmen, sondern auch um Vorbeugung gegen Krankheiten und ein langes und gutes Leben.

In diesem Buch werden Sie neuere wissenschaftliche Erkenntnisse über die positive und negative Wirkung verschiedener Nahrungsmittel kennenlernen, nicht zuletzt auf den Darm – unser zweites Gehirn – und auf das Blutzucker- und Hormongleichgewicht und dadurch auf Verbrennung und Körpergewicht. Sie werden erfahren, welche Nahrungsmittel Krankheiten vorbeugen und langfristig ein gesundes Gewicht garantieren, anstatt nur eine kurzfristige Gewichtsreduktion. Sie werden grundlegendes Wissen über organische Lebensmittel erwerben, die durch gesunde Bakterien und präbiotische Ballaststoffe unsere lebensnotwendigen Bakterien versorgen.

Sie werden auch einiges über die verschiedenen Nährstoffe, Kohlenhydrate, Proteine und Fette lernen und darüber, was wir über den Zusammenhang zwischen bestimmten Lebensmitteln und dem Risiko von Übergewicht, Diabetes, Herzerkrankungen, Krebs und chronischen Entzündungen wissen. Allerdings spielt auch der Umgang mit den Nahrungsmitteln eine große Rolle, da stark verarbeitete und erhitzte Lebensmittel generell schädlich zu sein scheinen. Diese Erkenntnisse werden so leicht verständlich wie möglich präsentiert, und Sie werden ganz konkrete und einfache Ratschläge erhalten, wie Sie es schaffen, wenn nötig Gewicht zu verlieren und danach das gesunde Gewicht für den Rest Ihres Lebens zu halten.

Wenn Sie normalgewichtig sind, wird das Buch Ihnen dabei helfen, Ihr Normalgewicht zu halten und gesünder zu werden. Leiden Sie unter Reizdarm (Blähungen, Bauchschmerzen, Durchfall oder Verstopfung), bekommen Sie noch dazu ein besseres Bauchgefühl. Schließlich werden Sie sich generell besser fühlen, mehr Energie und bessere Laune, Konzentration und ein besseres Gedächtnis bekommen. Sie werden merken, dass Körper und Geist ins Gleichgewicht geraten!

Dieses Buch habe ich für die geschrieben, die keine Grenzen, sondern neue Möglichkeiten sehen!

Viel Freude und gute Verdauung!
Fedon Lindberg

KAPITEL 1

Der »böse« Faktor X

---•---

Wie wäre es, wenn es einen Knopf gäbe, auf den man drücken könnte, und die überflüssigen Pfunde verschwänden auf Dauer? Und wenn es einen Faktor X gäbe, der Sie die ganzen Jahre daran gehindert hätte, Ihr Wohlfühlgewicht zu erreichen und zu halten? Wenn es nicht nur darum ginge, sich zusammenzureißen, weniger zu essen und sich mehr zu bewegen? Übergewicht ist nur zum Teil selbstverschuldet!

Mögen Sie gutes Essen? Natürlich. Nehmen Sie leicht zu oder sind übergewichtig? Vielleicht haben Mitglieder Ihrer Familie Übergewicht? Essen Sie vielleicht das Gleiche wie Ihr Partner oder Ihre Geschwister, aber nur Sie nehmen zu?

Nehmen Sie besonders leicht am Rumpf zu, während Arme und Beine relativ dünn sind? Hat Ihr Arzt Ihnen vielleicht gesagt, sie sollten weniger essen und sich mehr bewegen?

Können Sie Ihr Verlangen nur schwer zügeln? Gehören Sie zu denen, die einen starken Hang zu Süßigkeiten oder Brot, Kartoffeln und anderen Arten von Stärke haben? Die bei Süßem oder Snacks wie Kartoffelchips nicht aufhören können, bis alles weg ist? Die Stimmungsschwankungen oder im Laufe des Tages wechselnde Leistungsfähigkeit erleben? Fühlen Sie sich nach dem Mittagessen müde oder sogar schlapp? Die Konzentration schwächelt und Sie sind reizbar? Und dann essen Sie etwas Schokolade oder trinken Cola oder eine zuckerhaltige Limo und fühlen sich gleich besser und sprühen von Energie? Doch nach ein paar Stunden sind Sie wieder genauso müde, hungrig und schlecht gelaunt? Dieses Muster wiederholt sich nach dem späten und reichlichen Abendessen, vielleicht wachen Sie sogar mitten in der Nacht auf und werfen einen Blick in den Kühlschrank? Wenn Ihnen das bekannt vorkommt, sind Sie möglicherweise »zucker- und kohlenhydratsüchtig«.

Sind Sie oft gestresst? In der Natur ist Stress ein notwendiger Überlebensmechanismus, doch der heutige Stress hängt nicht mit realen Gefahren zusammen – wir müssen nicht davonlaufen! Die Hormone, mit denen uns die Natur zum Umgang mit Stress ausgestattet hat, halten sich im Blutkreislauf. Das Resultat ist chronischer Stress mit Symptomen wie Gewichtszunahme, geringem Sexualtrieb, Konzentrationsproblemen und schlechtem Gedächtnis sowie ernsteren Problemen wie Herzkrankheiten, Diabetes, Osteoporose, Hautleiden und Darmentzündung. Stress hat oft Auswirkungen auf unsere Essgewohnheiten: Wir überspringen Mahlzeiten oder greifen zu unkompliziertem kohlenhydrat- und fettreichem Essen. Aber ist es nur unsere Umgebung, die uns stresst, oder sind wir zu stressempfindlich geworden, und falls ja, warum?

Sind Sie ständig müde, schlecht gelaunt und sogar niedergeschlagen? Fühlen Sie sich unkonzentriert oder reizbar? Das kann an den Hormonen liegen, die auf Grund Ihrer Ernährung oder Ihres Lebensstils aus dem Gleichgewicht geraten sind. Unsere industrialisierte Ernährung steht in einem starken Konflikt mit unseren genetischen Voraussetzungen. Einige vertragen diesen Lebensstil allerdings besser als andere. Wie Sie in diesem Buch erfahren werden, spielt die Gesundheit des Darms eine sehr große Rolle für die geistige Gesundheit.

Zuckerabhängige, schlecht gelaunte, gestresste, ängstliche und deprimierte Menschen greifen schnell zu Schokolade und anderen Süßigkeiten sowie zu Lebensmitteln, die viel Fett, Zucker und Stärke enthalten. Die erhöhen nämlich die Ausschüttung von »Gehirnhormonen« wie Serotonin, Dopamin und Endorphinen, sogenannten Glückshormonen, und wirken daher beruhigend. Gleichzeitig erhöhen sie jedoch den Insulinspiegel, was zu Übergewicht, Diabetes Typ 2, erhöhtem Blutdruck und Herz- und Gefäßkrankheiten führen kann. Alkoholsucht hat eine ähnliche Wirkung, weshalb man vorsichtig sein soll, wenn man zu oft »einen Drink braucht«.

Aber warum hat das Gehirn das Bedürfnis, ruhiger und glücklicher zu werden? Warum braucht es mehr Glückshormone und bringt Sie dazu, das falsche Essen zu wählen? Zur Hormonstörung, die Ihr Ess- und Trinkverhalten erklärt, trägt eine wichtige und erst jetzt erkannte Ursache bei: Ihre Darmbakterien sind nicht im Gleichgewicht. Wenn man weiß, wie das Essen, die Hormone und die Darmflora im Körper zusammenwirken, kann man sein Verlangen besser steuern, statt sich von ihm steuern zu lassen.

Sind Ihre Hormone nicht im Gleichgewicht?

Beim Essen denkt man nicht gerade an Hormone, doch mit jedem Bissen werden die Hormone im Körper positiv oder negativ beeinflusst. Indem man beim Essen Entscheidungen trifft, kann man die Wirkungen dieser Hormone auf den Körper beeinflussen, denn fast alle körperlichen Funktionen werden auf die eine oder andere Weise durch Hormone gesteuert. Oft wirken zwei oder mehrere Hormone auf dieselbe Körperfunktion in entgegengesetzter Weise ein, sodass deren Gleichgewicht entscheidend für die Gesundheit ist. Ungleichgewicht bei der Hormonproduktion führt in der Regel zu Krankheiten, aber auch zu gestörter Verbrennung.

Wenn es um die Fettverbrennung und das Zucker- und Energiegleichgewicht geht, ist Insulin das wichtigste Hormon. Insulin wird in der Bauchspeicheldrüse erzeugt, die hinter dem Nabel liegt. Ohne Insulin ist das Leben unmöglich, doch zu viel Insulin hat eine ungünstige Wirkung auf Körper und Gesundheit. Zu viel Insulin beeinflusst die Verbrennung negativ und kann Übergewicht und einen schlechten Gesundheitszustand verursachen.

Das Hormon Insulin hat die Aufgabe, Kalorien im Essen zu verwerten oder zu lagern. Je höher der Blutzuckerspiegel ist, desto mehr Insulin produziert der Körper, um den Blutzucker so stabil wie möglich zu halten.

Solange man zu viel Insulin im Blut hat, ist der Körper darauf eingestellt, Fett zu lagern, statt zu verbrennen. Bei Übergewicht, besonders am Bauch, und bei Diabetes Typ 2 (wobei dort auch andere Ursachen eine Rolle spielen) hat man eine Insulinresistenz entwickelt (siehe S. 114 f., Kap. 5). Dann ist der Insulinspiegel ständig erhöht, sogar wenn man fastet. Dadurch wird der Körper zu einer Fetteinlagerungsanlage, während die Fettverbrennung eingestellt ist. Befindet man sich erst einmal in diesem Teufelskreis mit erhöhtem Insulin, der bei jedem Verzehr von Kohlenhydraten mit viel Zucker und/oder Stärke verstärkt wird, nimmt man sogar dann zu, wenn man weniger als zuvor oder weniger als andere isst. Außerdem führt ein erhöhter Insulinspiegel zu mehr Appetit, speziell auf Süßes, und zu all den gesundheitsgefährdenden Auswirkungen einer Insulinresistenz wie erhöhtem Blutdruck, Risiko von Diabetes Typ 2 und Herzkrankheiten.

Wir wissen nun, dass Störungen und Ungleichgewicht in der Bakterienflora des Darms ein wichtiger Faktor bei der Entwicklung von Insulinresistenz sind. Auch hier ist die Darmflora der wichtige Faktor X, der mithilft, Ihre Hormone ins Gleichgewicht zu bringen und eine effektivere Verbrennung zu ermöglichen.

Plagen Sie Entzündungen im Körper? Hautleiden, rheumatische Leiden, Gelenkschmerzen, niedriger Stoffwechsel, Allergien oder Asthma? Haben Sie eine Herzerkrankung mit verengten Herzkranzgefäßen? Leiden Sie unter einer Autoimmunerkrankung? Werden Sie vom Reizdarm geplagt (Blähungen, Bauchschmerzen, Durchfall oder Verstopfung)?

Eine Entzündung ist Teil des natürlichen Versuchs des Körpers, sich selbst zu reparieren. Wird sie jedoch chronisch, wird sie selbst zur Krankheit. Entzündungsleiden – wie diverse Ekzemtypen, Psoriasis, Migräne, Arthrose, Asthma, Darmleiden und bestimmte Herzerkrankungen – haben in den vergangenen 50 Jahren dramatisch zugenommen. Im gleichen Zeitraum ist auch unser Verbrauch an Antibiotika und industriell verarbeiteten Lebensmitteln, die schädliche Fettsäuren, raffinierte Kohlenhydrate und Zucker enthalten, angestiegen, gleichzeitig essen wir weniger natürliche und unbearbeitete Lebensmittel und nehmen damit auch weniger Ballaststoffe und lebende, gesunde Bakterien zu uns. Die gute Nachricht: Wir können das Gleichgewicht wiederherstellen und Entzündungen reduzieren, indem wir mehr Nahrung zu uns nehmen, die lebende, gesunde Bakterien, Ballaststoffe, mehr Omega-3-Fettsäuren und Antioxidantien und gleichzeitig weniger Omega-6-Fettsäuren, Transfette und hochglykämische Kohlenhydrate enthält. Mehr zu Entzündungen und dazu, wie Ernährung und Darm im Gleichgewicht einem helfen können, auf den Seiten 267–271, Kap. 12.

Der (noch) unbekannte Faktor X für ein dauerhaft gesundes Gewicht

Sie haben unzählige Diäten und »Abnehmprodukte« probiert und sind zum Abnehmkurs gegangen. Ja, zunächst haben Sie immer Gewicht verloren, und einige »Kuren« waren vielleicht effektiver als andere. Aber es hat nie lange gehalten. Haben Sie nachher wieder das Gleiche gegessen wie vorher, egal was für eine Art von Diät es war? Oder war die Versuchung zu groß, und Sie haben zwischendurch völlig aufgegeben? So oder so, am Ende war das Gewicht dasselbe wie vor der Diät, vielleicht sogar noch höher. Wenn Ihre Willenskraft so erschöpft ist wie Sie selbst, verzweifeln Sie nicht. Es ist nämlich nicht Ihre Schuld, aber Sie können selbst etwas unternehmen.

Dieses Buch erteilt Ihnen »Abnehmamnestie«. *Man nimmt nämlich zu, weil man falsch isst.* Sie essen *falsch* im Verhältnis zu Ihren eigenen Genen, aber auch zu den hundertmal so vielen Bakteriengenen, die Sie in sich tragen. Indem Sie richtig und sowohl Ihren eigenen Genen als auch den Bakteriengenen entsprechend wählen und ein bisschen planen, können Sie abnehmen, gut essen und mit jedem Bissen gesünder werden. Um das zu erreichen, müssen Sie *Ihren* Faktor X kennenlernen.

Dieses Buch »enthüllt« das Geheimnis des konstanten und richtigen Gewichts und des gesunden Lebens. Der wichtigste Grund für das häufige Scheitern von Diäten hat wenig mit Kalorien oder Kalorienzählen zu tun. Hauptsächlich geht es darum, was Ihr Verlangen und die Lust auf dickmachende Lebensmittel – gewöhnlich eine Kombination von viel Zucker und/oder Stärke und gleichzeitig Fett – steuert und wie der Griff zu ungünstigen Lebensmitteln dazu führt, dass Sie mehr Kalorien aus der Nahrung aufnehmen und weniger davon verbrennen. Der so lange unbekannte Faktor X sind die hundert Billionen Bakterien im Körper, die meisten davon im Darm. Sie machen 90 % der Zellen im Körper aus und sind vermutlich der wirkliche Hauptgrund für das Ab- oder Zunehmen. Sie haben tatsächlich eine größere Bedeutung für Hormongleichgewicht, Appetit, Verbrennung, Körpergewicht und Gesundheit als Ihre eigenen zehn Billionen menschlichen Zellen.

Es gibt zwei Stämme (in der Fachsprache Phyla genannt) von Darmbakterien, die Auswirkung auf das Körpergewicht haben, aber auch auf die Gesundheit generell:

1. Bacteroidetes (beginnen mit B, sie sind die Besten)
2. Firmicutes (beginnen mit F, sie machen fett)

Das Verhältnis zwischen diesen Bakterienstämmen entscheidet weitgehend darüber, ob man leichter zunimmt. Natürlich spielen auch die individuellen Gene eine wichtige Rolle, aber wie Sie hier erfahren werden, reicht eine erbliche Anlage allein nicht aus, um übergewichtig zu werden. Die dickmachenden Firmicutes-Bakterien können nämlich die Energie (Kalorien) aus der Nahrung besser verwerten und zum Entstehen von Übergewicht beitragen.

Dazu braucht es auch nicht viel. In Deutschland sind 59 % der Männer und 37 % der Frauen übergewichtig (Quelle: 13. DGE-Ernährungsbericht, 2016), d. h. sie haben einen BMI (Body-Mass-Index) von über $25\,kg/m^2$. Das gilt mehr oder weniger für Menschen aus allen Industrieländern und immer mehr auch für viele Entwicklungsländer. Ab dem Alter von 20 Jahren gilt eine durchschnittliche Gewichtszunahme von 0,5–1 kg pro Jahr als ziemlich normal. Mit 40 hat man also im Schnitt 15 kg zugenommen. Bei manchen setzt sich die Gewichtszunahme verstärkt fort, bei anderen stabilisiert sich das Gewicht. Einige sind wesentlich übergewichtiger, dafür können andere »essen, was sie wollen, ohne zuzunehmen«. Wie groß muss der Energieüberschuss (Kalorien) sein, um in einem Jahr 0,5–1 kg zuzunehmen? Ca. 3500–7000 Kalorien oder knapp 10–20 Kalorien pro Tag! Es braucht also nicht viel, und wie sich zeigt, reicht ein Ungleichgewicht bei den Darmbakterien völlig aus, diesen Kalorienüberschuss zu erklären.

Zwei weitere Bakteriengruppen sind ebenfalls sehr wichtig, besonders für die Gesundheit, aber indirekt auch für die Verbrennung und das Gewicht:

1. Milchsäurebakterien
2. Bifidobakterien

Milchsäurebakterien bekommt man durch eine normale (vaginale) Geburt, und man kann allgemein sagen, dass wir den Großteil unserer Bakterien von der Mutter »geerbt« haben. Es ist klar, dass man nicht alle diese Bakterien erbt, wenn man per Kaiserschnitt auf die Welt kommt. Milchsäurebakterien bekommt man auch über die Muttermilch und fermentierte Lebensmittel, aber davon später.

Diese Bakterien finden sich in unserem gesamten Verdauungsapparat, also vom Mund bis zum Enddarm, aber die größte Bedeutung haben sie für den Dünndarm. Sie sind wichtig für die Entwicklung und Erhaltung eines funktionierenden Immunsystems und tragen zu einer normalen Verdauung bei. Bei Frauen sorgen sie auch für eine normale Vaginalflora, indem sie den pH-Wert der Schleimhaut senken und dadurch Infektionen vorbeugen, nicht zuletzt Pilzbefall.

Bifidobakterien bekommen wir in der frühen Kindheit, schon vom Säuglingsalter an, und durch manche Nahrungsmittel das ganze Leben hindurch. Sie tragen ebenfalls zu einem funktionierenden Immunsystem bei, schützen uns vor Darminfektionen durch schädliche Bakterien, helfen der Verdauung und unterstützen normalen Stuhlgang und regelmäßige Darmentleerung.

Sowohl Milchsäurebakterien als auch Bifidobakterien (aber auch andere Darmbakterien) produzieren wichtige Vitamine für uns, zum Beispiel Vita-

min B12, Folsäure (B9), Biotin (B7), Thiamin (B1), Riboflavin (B2), Nicotin-
säure (B3) und Pyridoxin (B6). Andere Bakterien produzieren Vitamin K. Hat
man die optimalen Mengen an Milchsäurebakterien und Bifidobakterien, oft
»gute Darmbakterien« genannt, können andere, potenziell gesundheitsschädliche Bakterien sich nicht vermehren und ein Niveau erreichen, das Infektio
nen oder andere gesundheitliche Probleme verursachen kann.

Wenn die guten Darmbakterien aus dem Gleichgewicht sind, können
leicht chronische Beschwerden wie Reizdarmsyndrom, Müdigkeit und Über-
gewicht/Fettleibigkeit auftreten. In den Kap. 11 und 12 können Sie mehr dazu
lesen, was die Darmflora stören kann und wie es sich auf die Gesundheit auswirkt, wenn die Darmbakterien im Ungleichgewicht sind. Indem man die
guten und schlechten Bakterien im Gleichgewicht hält, kann man endlich
sein Idealgewicht erreichen. Zum Glück gibt es dafür gute Methoden. Dabei
handelt es sich in erster Linie um Art und Menge verschiedener Nahrungsmittel, aber auch um die Zufuhr von guten Bakterien, Verdauungsenzymen
und speziellen Ballaststoffen. Dieses Buch ist Ihr Führer zum Erreichen und
Halten Ihres Idealgewichtes ganz ohne Kampf.

Keine Modediät – Ernährung und Darm
ein Leben lang im Gleichgewicht

Warum ist es so schwierig, mit den diversen landläufigen Diäten eine dauerhafte Gewichtsreduzierung zu erreichen? Ein wichtiger Grund ist, dass sie
selten den Faktor X einbeziehen, also Darmflora im Gleichgewicht und optimale Verdauung. Das hängt damit zusammen, dass der Darm bisher oft als
»einfaches« Organ betrachtet wird, das nur dafür sorgt, dass der Nahrung
Energie und Nährstoffe entzogen und der Rest entsorgt wird. Außerdem ist
mit Medikamenten und verschiedenen Mitteln, ob auf Rezept oder rezeptfrei, gutes Geld zu verdienen, denn unglaublich viele Menschen leiden unter
Verdauungsproblemen, wenn das auch nicht unbedingt Krankheiten sind.

Dazu gehören Sodbrennen, saures Aufstoßen, Verstopfung oder Durchfall, Blähungen usw. Greift man zu Mitteln, die die Symptome lindern, rückt
man nicht den Ursachen zu Leibe. Manche Medikamente können sogar
schädlich sein, auch wenn sie vorübergehende Linderung bringen.

Dieses Buch über das Gleichgewicht von Ernährung und Darm ist keine Modediät, die mit einem Fingerschnipsen die Pfunde purzeln lässt, sondern ein Konzept für einen Lebensstil, dem Sie den Rest Ihres Lebens fol-

gen können und sollten. Wenn Sie übergewichtig sind, können Sie nicht damit rechnen, pro Woche mehr als 1–1,5 kg abzunehmen. Verschwinden die Kilos schneller, betrifft das auch die fettfreie Muskelmasse. Das wäre ungünstig, denn die Muskeln halten die Verbrennung am Laufen. Manchen ist die Gewichtsabnahme vielleicht zu langsam, doch wenn Sie diese Richtlinien befolgen, werden Sie immer größeres Wohlbefinden und mehr Lebenskraft spüren. Das wird Sie zum Weitermachen ermuntern.

Wenn Sie allerdings unter beträchtlichem Übergewicht leiden, also einen BMI von über 30 haben (der BMI wird auf S. 118 erklärt), und/oder dazu unter anderen gesundheitlichen Problemen leiden wie Diabetes, Herzkrankheiten, Reizdarm oder chronischer Entzündung, könnte es nötig sein, einige Zeit einen Facharzt oder Ernährungsphysiologen zu konsultieren, bis sich Ihre Gewohnheiten geändert haben und Sie Ihrem Ziel zumindest ein Stück näher gekommen sind; sei es reine Gewichtsabnahme, Stabilisierung des Blutzuckers und Reduzierung einer eventuellen medikamentösen Behandlung oder Besserung des Reizdarms.

Unser Körper besteht buchstäblich aus dem, was wir essen, und um gesund zu bleiben, brauchen wir das richtige Essen in angemessenen Mengen. Aber was ist die richtige Ernährung und Menge, und warum besteht darüber sowohl unter Experten als auch unter Laien Uneinigkeit?

Dieses Buch möchte Ihnen helfen, unter all den verschiedenen Arten von Nahrungsmitteln die richtige Wahl zu treffen. Durch zweckmäßige Entscheidungen werden Sie ein gutes Hormongleichgewicht, einen gesunden Darm und bessere Gesundheit erreichen. Denken Sie daran: Die Wahl, die Sie heute treffen, entscheidet über Ihre zukünftige Gesundheit.

Mehr Lebensenergie

Auch wenn man kein Übergewicht oder gesundheitliche Problem hat, kann man sich Gedanken über die bestmögliche Ernährung machen. Ausgewogenheit im Leben ist für alle wichtig. Über Millionen von Jahren hat unser Körper sich auf natürliche und unbehandelte Nahrungsmittel eingerichtet, nicht auf das stark verarbeitete und leider oft verunreinigte Essen, das die heutige Ernährung dominiert. Er hat sich zusammen mit unseren besten Freunden, den Darmbakterien, entwickelt. Dieses Buch wird Ihnen dabei helfen, vor frisch gewonnener Energie und Gesundheit zu strahlen.

Ich werde sehr konkrete Ratschläge und Tipps geben, was und wie viel Sie essen sollten, aber auch, welche Ergänzungsmittel Sie dabei unterstützen können, Ihr Ziel zu erreichen. Ich werde Ihnen zeigen, wie man das alles zu Wochenmenüs zusammenstellt, und Ihnen dazu Rezepte für wohlschmeckende Gerichte liefern.

KAPITEL 2

Langfristig gesund und natürlich schlank mit einem Darm im Gleichgewicht

●

Mit einem Darm im Gleichgewicht wird es leichter,
- weniger Kalorien aus dem Essen aufzunehmen,
- weniger Fett zu lagern,
- unnormales Hungergefühl und Heißhunger auf Süßes loszuwerden.

»Jede Krankheit beginnt im Darm«, sagte Hippokrates, der Vater der Medizin, der 460 v. Chr. auf der Insel Kos geboren wurde, und das waren sehr weise Worte eines überaus weisen Mannes. Bekannter ist seine Aussage: »Dein Nahrungsmittel soll dein Heilmittel, dein Heilmittel dein Nahrungsmittel sein.« Er sagte auch: »Wandern ist die beste Medizin.«

> »Jede Krankheit beginnt im Darm.«
>
> *Hippokrates, Vater der Medizin,*
> *460–370 v. Chr.*

Viel von seiner Weisheit, die jetzt über 2000 Jahre alt ist, hat auch heute noch Bestand. Natürlich nicht alle, aber viele chronische Krankheiten beginnen in der Tat im Darm, und zwar viel mehr, als wir früher glaubten. Übergewicht und Fettsucht gehören auch dazu.

Das hat viel mit den verschiedenen Darmbakterien zu tun, die in unserem Verdauungstrakt leben, sowie mit dem Zustand der Darmschleimhaut. Laut einer Reihe von Studien können unerwünschte chemische Stoffe, die von den Darmbakterien produziert werden (und wiederum mit unserer Ernährung zusammenhängen) und Endotoxine genannt werden, manchmal durch die Darmschleimhaut in den Blutkreislauf dringen. Wenn das geschieht, erkennt das Immunsystem diese fremden Moleküle und greift sie an, was in einer chronischen Entzündungsreaktion resultiert. Eine derartige Entzündung kann dann Insulinresistenz (die bei Übergewicht und Diabetes Typ 2 vorkommt) und Leptinresistenz (die bei Übergewicht vorkommt und mit Insulinresistenz zusammenhängt) hervorrufen. Es spricht viel dafür, dass dies mit vielen der schwersten Krankheiten in Verbindung steht, darunter Fettsucht, Diabetes Typ 2, Herz- und Gefäßerkrankungen, chronische Entzündungen und diverse häufige Krebsarten. Dieses Forschungsgebiet entwickelt sich derzeit schwindelerregend rasch weiter, wir sehen gerade einmal die Spitze des Eisbergs.

Darum sind die Darmbakterien so wichtig für Sie:

Ihre Darmflora kann Ihnen dabei helfen,

- abzunehmen und das neue Gewicht zu halten,
- das Immunsystem zu stärken,
- chronische, versteckte Entzündungen, die der Hauptgrund für chronische Leiden sind, zu reduzieren,
- die Verdauung zu verbessern und Bauchschmerzen, Blähungen, Durchfall und Verstopfung loszuwerden,
- ein besseres »Bauchgefühl« und bessere Laune zu bekommen und Ängste und Niedergeschlagenheit/Depression loszuwerden.

Zunächst sollten Sie Ihr bemerkenswertes Verdauungssystem kennenlernen. Man nimmt es gern als selbstverständlich, solange es einigermaßen funktioniert, aber es schafft es, jeden Tag ca. 2 kg Nahrung zu verdauen. Das sind mehr als 700 kg pro Jahr und über 55 Tonnen im Lauf eines Lebens! Die Nahrung wird sowohl mechanisch (im Magen) als auch chemisch (im vorderen Teil des Dünndarms) zersetzt. Dann werden die Nährstoffe über den Dünndarm aufgenommen und gelangen so in den Körper (Blutbahn und Lymphsystem). Haben Sie mal darüber nachgedacht, dass unser gesamter Verdauungstrakt, vom Mund bis zum Enddarm, sich eigentlich »außerhalb des Körpers« befindet? Unser Körper ist wie ein länglicher Donut mit dem Verdauungstrakt in der Mitte. Erst wenn die Nährstoffe aus dem Essen die Darmschleimhaut passiert haben, sind sie wirklich in den Körper gelangt und können ihm Energie oder Bausteine für neue Zellen in den verschiedenen Organen geben.

Diesen Prozess nennen wir Verdauung. Die Bestandteile der Nahrung, die der Körper nicht aufnehmen oder brauchen kann, sowie andere Abfälle aus dem Stoffwechsel werden in Form von Stuhl ausgeschieden. Aspekte der Verdauung, besonders die Produktion von Kot und Darmgasen, sind nicht gerade als Thema für Tischgespräche geeignet, doch ohne diese und andere Verdauungsprozesse wäre das Leben für Menschen und andere Organismen unmöglich. Die Verdauungsfunktion ist hervorragend organisiert; man kann sie mit einer gut eingespielten Fußballmannschaft oder einem Symphonieorchester vergleichen: Viele Spieler wirken zusammen, jeder mit seiner ganz eigenen unentbehrlichen Rolle.

Die Reise der Nahrung vom Mund zum Darm

Beim Essen kauen wir zunächst die Nahrung, wodurch sie zerkleinert wird. Dadurch bekommt sie eine viel größere Oberfläche. Sie kommt dabei mit den ersten Verdauungsenzymen im Speichel in Kontakt. Das betrifft vor allem die Stärke, die schon teilweise in Zucker (Glucose, die später vom Darm absorbiert und zu Blutzucker wird) aufgespalten wird. Alkohol wird schon im Mund in die Blutbahn aufgenommen, aber ca. 20 % der konsumierten Alkoholmenge werden erst im Magen und schließlich im Dünndarm aufgenommen.

Nach dem Kauen wird die Nahrung durch die Speiseröhre zum Magen transportiert. Dieser hat mehrere wichtige Funktionen. Die Nahrung wird zerrieben und zu einem dünnflüssigen Brei, der mit Magensäure und Schleim vermischt wird. Der Magen produziert viel Magensäure (Salzsäure), die dafür sorgt, dass die meisten – jedoch nicht alle – Mikroben, die sich in der Nahrung befinden, zerstört werden. Einige wenige Mikroben mögen allerdings das saure Milieu im Magen und gedeihen dort, wie etwa das Bakterium *Helicobacter pylori*, auch als Magengeschwür-Bakterium bekannt, das über die Hälfte der Erwachsenen in sich tragen und das die wichtigste Ursache für Geschwüre im Magen und Zwölffingerdarm sowie ein beitragender Faktor für Magenkrebs ist. Außerdem sorgt die Magensäure dafür, dass der erste Schritt bei der Verdauung von Protein, die sogenannte Hydrolyse und Denaturierung von Proteinen, stattfindet. Der Magen produziert eine Reihe wichtiger Hormone, zum Beispiel Gastrin, sowie einen Stoff (Intrinsic-Faktor), der zur Aufnahme von Vitamin B12 aus der Nahrung benötigt wird.

Wenn die Bearbeitung der Nahrung im Magen beendet ist, gelangt sie zum Dünndarm. Der erste Teil des Dünndarms heißt Zwölffingerdarm, und hier findet der wichtigste Teil der Verdauung statt. Die Nahrung (Proteine, Fett, Kohlenhydrate, Alkohol) wird mit Verdauungsenzymen, die von der Bauchspeicheldrüse produziert und ausgeschüttet werden, und mit Galle aus der Leber (die in der Gallenblase gelagert wird) vermischt. Dadurch wird die Nahrung chemisch aufgespalten und verarbeitet, sodass sie vom Rest des Dünndarms aufgenommen werden kann und die Nährstoffe durch die Blutbahn und das Lymphsystem in den Körper gelangen.

Der Darm und das Immunsystem

Unser Dünndarm hat (durch seine Zotten und Mikrovilli) eine enorme Fläche, die mit der eines Tennisplatzes vergleichbar ist. Dies ist notwendig, um den Kontakt mit der Nahrung zu maximieren und so viel Nährstoffe wie möglich aufzunehmen (was natürlich voraussetzt, dass die Nahrung aufgespalten ist, bevor sie den Dünndarm erreicht). Der Dünndarm ist auch das Organ in unserem Körper, das die größte Kontaktfläche zur Umwelt hat, weit mehr als die Haut und die Lunge. Da wir durch unsere Nahrung Schadstoffen ausgesetzt sein können und der Dünndarm eine so enorme Oberfläche besitzt, finden sich rund 80 % unseres Immunsystems rund um den Dünn- und Dickdarm.

Das Immunsystem hat also zur Aufgabe zu erkennen, ob das, was sich da im Darm befindet, Freund oder Feind ist. Unser Immunsystem besteht aus zwei Teilen: dem sogenannten angeborenen Immunsystem und dem erworbenen Immunsystem. Das angeborene Immunsystem kann man mit einer ersten Verteidigungslinie vergleichen, es ist unsere Infanterie. Immer wenn es in Kontakt mit einer neuen Bedrohung kommt, seien es Mikroben, Nahrungsproteine, Krebszellen oder Ähnliches, kann es angreifen, um das, was als potenziell schädlich erkannt wird, zu zerstören. Um beim nächsten Mal bei der gleichen Bedrohung Kräfte zu sparen, sendet das angeborene Immunsystem Instruktionen an das erworbene (das sich nach der Geburt und dann das ganze Leben lang entwickelt), damit dieses chemische Waffen herstellt, die sogenannten Antikörper. Diese Antikörper stehen dann zur Verteidigung bereit. Das ist auch das Prinzip von Impfstoffen. Bei der Impfung bekommt man eine ungefährlich kleine Menge von ganzen oder Teilen von Bakterien oder Viren, die ausreicht, damit das angeborene Immunsystem reagiert und dem erworbenen Immunsystem die Anweisung zur Herstellung von Antikörpern sendet, jedoch ohne dass man davon krank wird. Beim nächsten Kontakt mit den gleichen Mikroben greift das Immunsystem mit diesen Antikörpern an.

Es ist wirklich erstaunlich, wie zuverlässig unser Immunsystem diese Aufgabe löst, wenn man bedenkt, wie gewaltig diese Herausforderung im Lauf eines Lebens ist. Wir sind ja ständig mit den unterschiedlichsten Stoffen in Kontakt, durch die Luft, die wir einatmen, durch Essen und Trinken und durch Hautkontakt. Aber völlig fehlerlos ist das System natürlich nicht. Manchmal schafft es das angeborene Immunsystem nicht, den Feind zu töten, und wir werden krank. Andere Male schafft es das erworbene Immunsystem nicht, genügend Antikörper zu produzieren, wenn der Angriff zu überwältigend ist. Oder das Immunsystem macht einen Fehler und greift ungefährliche Stoffe an, wie es bei Allergien der Fall ist, oder körpereigene Zellen, wie bei Autoimmunkrankheiten.

Aber wie schafft es das Immunsystem, zwischen Freund und Feind zu unterscheiden? Das ist ein lebenslanger Lernprozess, der mit der Geburt beginnt, und dabei spielt die Bakterienflora des Darms als Schule des Immunsystems eine bedeutende Rolle. Dazu auf S. 33 f. gleich mehr.

Der Darm und die Hormone

Die meisten Leute nehmen täglich mehrere Mahlzeiten und Zwischenmahlzeiten oder Snacks zu sich, ohne viel über die enorme Zahl der Aufgaben nachzudenken, die das Verdauungssystem ausführen muss, um diese Nährstoffe zu zersetzen, aufzunehmen und zu verwerten. Stabile und komplizierte Steuerungssysteme sind notwendig, um Verdauungsprozesse zu koordinieren, und dafür sind sowohl das Nervensystem als auch das Hormonsystem zuständig. Für die hormonelle Steuerung sorgt das »enterische Hormonsystem«, also das Hormonsystem des Darms.

Die klassischen Magen- und Darmhormone (gastrointestinale oder GI-Hormone) werden von Zellen im Magen und Dünndarm produziert. Die GI-Hormone werden ins Blut ausgeschüttet und zirkulieren damit im ganzen Körper, wo sie die Funktion anderer Teile des Verdauungstraktes beeinflussen, wie etwas der Leber, der Bauchspeicheldrüse, des Gehirns und einer Reihe anderer Organe.

Es gibt eine Menge von Hormonen, Neuropeptiden und Botenstoffen, die unseren Verdauungsprozess beeinflussen. Interessanterweise wird eine Reihe von klassischen GI-Hormonen auch im Gehirn produziert; diese heißen »Neuropeptide«. Dazu mehr in Kap. 10.

Der Dickdarm – voller Leben

Wenn die Nahrung den ganzen sieben Meter langen Dünndarm passiert hat, ist der größte Teil der Nährstoffe aufgenommen worden. Das gilt natürlich nur, wenn die Verdauung optimal funktioniert. Doch nicht alles ist weg. Ballaststoffe und andere unverdauliche Nahrungsreste setzen ihre Reise zum Dickdarm fort, der wesentlich dicker als der Dünndarm und nur anderthalb Meter lang ist. Hier bleiben die Nahrungsreste eine ganze Weile.

Neben der Beseitigung von festem Abfall hat der Dickdarm auch die Aufgabe, den Überresten Wasser zu entziehen. Dieses Wasser wird gereinigt und den Blut zugeführt. Außerdem produzieren viele der über 100 Billionen Bakterien im Dickdarm gewisse B-Vitamine und Vitamin K, die zusammen mit dem Wasser in die Blutbahn aufgenommen werden.

Insgesamt dauert die Passage der Nahrung durch den ganzen Verdauungstrakt zwischen 15 und 30 Stunden, den größten Teil davon befindet sie sich im Dickdarm. Die Nahrung verbringt gewöhnlich drei bis fünf Stunden im Magen, weitere vier bis fünf Stunden im Dünndarm und zwischen fünf und 25 Stunden im Dickdarm. Die Transitzeit, also die Zeit, die die Nahrung braucht, um sich durch das System zu bewegen, hängt von der Art der Ernährung ab: Bei einem Vegetarier, der viel Ballaststoffe isst, wird sie gegen fünf Stunden betragen, isst man jedoch hauptsächlich Fleisch und wenig Gemüse und andere ballaststoffreiche Nahrung, dauert es eher 25 Stunden. Bei Menschen, deren Ernährung hauptsächlich aus Fleisch oder »Junkfood« besteht, wird sich in der Regel nach und nach teilweise verdautes Material an der Innenseite des Dickdarms ansammeln. Das ist natürlich nicht gesund und erfordert eine Ernährungsumstellung.

So testen Sie Ihre eigene Transitzeit

Es gibt eine einfache Methode, um seine eigene Transitzeit zu testen: Essen Sie eine große Portion Maiskörner oder Rote Bete und messen Sie die Zeit, die diese brauchen, um das ganze Verdauungssystem zu durchlaufen und am anderen Ende herauszukommen. Maiskörner sind im Stuhl sichtbar, während Rote Bete dem Stuhl eine deutliche Rotfärbung verleiht.

Bisher ist vieles von dem, was ich geschrieben habe, »Schnee von gestern«, das meiste davon habe ich bereits vor 35 Jahren während des Medizinstudiums gelernt. Das revolutionär Neue kommt jetzt. Erst wenn man den Verdauungstrakt, insbesondere den Dickdarm, unter dem »Mikroskop« unserer Zeit betrachtet, also mit Hilfe modernster Gentechnologie, erlebt man eine Überraschung.

Während Sie diese Worte lesen, lebt in Ihnen – wie im Vorwort bereits kurz erwähnt – ein ganzes Ökosystem von schwindelerregenden hundert Billionen Mikroben (hauptsächlich Bakterien, aber auch Pilze, Viren und sogar Parasiten), was nicht weniger als das Zehnfache der Zahl Ihrer eigenen Zellen ausmacht! Ja, Sie haben richtig gelesen. Wir sind nur 10 % Mensch und 90 % Mikroben. Eigentlich sind wir mehr wandelnde Mikroben als Menschen. Das ist eine ungefähre Zahl, die in vielen Forschungsartikeln angegeben wird. Eine neue Studie, die 2016 herauskam, nimmt an, dass die Zahl der Bakterien im Körper ein gutes Stück niedriger ist, aber dennoch viel größer als die Zahl der menschlichen Zellen.

Diese Mikroben sind auf der Haut und in allen Körperöffnungen zu finden (Nase, Mund, Luftwege, Geschlechtsorgane), aber die meisten befinden sich im Darm und da hauptsächlich im Dickdarm. Unsere Bakterien besitzen mehr als hundert mal so viel DNS wie unsere eigenen Zellen. Die Bakterien sind allerdings viel kleiner als menschliche Zellen, und darum wiegen alle Darmbakterien zusammen rund 1,5 kg (zwischen einem und drei Prozent des Körpergewichts). Die Bakteriengene arbeiten mit unseren eigenen Genen zusammen, um uns gesund zu erhalten, und zum Ausgleich versorgen wir die Bakterien mit ausreichend Nahrung durch das, was wir essen. Doch ab und zu können auch einige von diesen Bakterien Krankheiten verursachen, und damit sind nicht nur Infektionen gemeint. Unsere eigenen Gene sind so individuell wie ein Fingerabdruck, aber auch die Bakteriengene sind bei jedem Menschen anders, und sie können unse-

re Gesundheit mehr beeinflussen als unsere eigenen Gene. Unsere Körperfunktionen werden also zu einem beträchtlichen Teil durch unsere Bakterien gesteuert, besonders durch die Darmbakterien.

Das Verhältnis zwischen der Darmflora und dem Menschen als
Organismus beruht auf gegenseitigem Nutzen. Einige der Mikroorganismen im Darm tragen durch Fermentierung (Gärung) zu unserer Gesundheit bei, indem sie verschiedene Ballaststoffe in kurzkettige Fettsäuren wie Essigsäure und Buttersäure umwandeln, die dann
aus dem Darm in die Blutbahn aufgenommen werden. Darmbakterien
spielen auch bei der Herstellung von mehreren B-Vitaminen und Vitamin K eine wichtige Rolle sowie bei der Umwandlung von Gallen-
säuren, Sterinen und Umweltgiften. Die kurzkettigen Fettsäuren und
andere chemische Verbindungen, die die Darmbakterien produzieren,
wirken auf die gleiche Weise wie Hormone. Die Darmflora scheint also
wie eine richtige »Hormondrüse« zu wirken, und Fehlsteuerung der
Darmflora wird mit einer Reihe von Entzündungszuständen und Autoimmunkrankheiten in Verbindung gebracht. Die Zusammensetzung
der Darmflora verändert sich mit der Zeit, und zwar infolge von Ernährungsumstellungen und des normalen Alterungsprozesses, aber
auch aufgrund anderer Faktoren, die Auswirkungen auf die Gesundheit haben.

Enterotypen – nicht nur Blutgruppen

Bekannt sind Ihnen sicher unsere vier verschiedenen Blutgruppen: A, B,
AB und 0. Aber wussten Sie, dass es auch drei verschiedene »Enterotypen« gibt, also Darmtypen? Typ 1 zeichnet sich durch eine hohe Zahl der
Gattung Bacteroides aus, bei Typ 2 finden wir wenige Bacteroides und viele Prevotella, und bei Typ 3 ist das Niveau an Ruminococcus hoch. In einer
Studie über Darmbakterien bei Kindern in Burkina Faso fand man heraus,
dass dort Prevotella 53 % der Darmbakterien ausmachten, während sie bei
europäischen Kindern im vergleichbaren Alter gar nicht vorhanden waren.
Untersuchungen deuten auch darauf hin, dass die Zusammensetzung der
Darmflora auf längere Sicht stark mit der Ernährung zusammenhängt. Wer
viele Proteine, schnelle Kohlenhydrate und tierische Fette isst (was typisch
für die westliche Ernährung ist), hat überwiegend Bacteroides-Bakterien,
während diejenigen, die sich von Gemüse und anderen ballaststoffreichen
pflanzlichen Lebensmitteln ernähren, mehr Prevotella-Arten besitzen.

Verschiedene Teile des Verdauungstraktes haben verschiedene Bakterien

Die Zusammensetzung der Darmflora variiert über den gesamten Verdauungstrakt. Im Magen und im Dünndarm gibt es verhältnismäßig wenige Bakterien von wenigen Arten.

Magen

Auf Grund der hohen Säurewerte im Magen können die meisten Mikroorganismen hier nicht überleben. Die wichtigsten Bakterien hier sind: Streptokokken, Staphylokokken, Milchsäurebakterien, Peptostreptokokken und verschiedene Hefearten. *Helicobacter pylori* (als »Magengeschwür-Bakterium« bekannt) lebt auf der Magenschleimhaut und kann chronische Gastritis (Magenkatarrh), Magengeschwüre und Magenkrebs verursachen.

Mehr als die Hälfte der Weltbevölkerung trägt dieses Helicobacter-pylori-Bakterium in sich. Es kommt in Entwicklungsländern häufiger vor. Wie und wann man sich damit ansteckt, ist unklar. Es findet sich oft bei Kindern, und manche Forscher meinen, wir würden sehr früh in der Kindheit infiziert. In Großbritannien sind zum Beispiel rund 15 % der Bevölkerung infiziert, und die Infektionszahlen nehmen mit der Zeit ab, wahrscheinlich auf Grund von gestiegener, vielleicht extremer, Hygiene. Unbehandelte Infektionen bleiben in der Regel ein Leben lang bestehen.

Eine Infektion mit *Helicobacter pylori* kann man durch eine Stuhlprobe nachweisen, bei der untersucht wird, ob sich DNS des Bakteriums findet, alternativ durch eine Atemprobe oder eine Gewebeprobe, die bei einer Gastroskopie (Magenuntersuchung mit Hilfe einer Sonde) entnommen wird. Eine einwöchige Behandlung mit einer Kombination von zwei Antibiotika sowie einem säurehemmenden Medikament ist gewöhnlich bei einer *Helicobacter-pylori*-Infektion erfolgreich. Sie soll Geschwüre im Magen und Zwölffingerdarm verhindern und das Krebsrisiko verringern.

Dünndarm

Der Dünndarm enthält auf Grund seiner Nähe zum Magen und dessen Einwirkung nur Spuren von Mikroorganismen. Im letzten Teil des Dünndarms, in der Nahe des Dickdarms, ist allerdings das Milieu basischer, sodass mehr Bakterien dort überleben können. Solange die Bakterienmenge nicht hoch ist, ist das kein Problem. Wenn die Anzahl aber steigt, kann das mehrere verbreitete Leiden verursachen. Dieser Zustand heißt

Dünndarmfehlbesiedlung (auch SIBO, von small intestine bacterial overgrowth), also Überbewuchs von Bakterien im Dünndarm, und er kommt bei mehr als der Hälfte der Menschen mit Reizdarmsyndrom vor, was wiederum fast 20 % der Bevölkerung betrifft. Dabei bekommt man oft Bauchkneifen und schmerzhafte Blähungen und eventuell auch Durchfall. SIBO kann man mit Hilfe einer speziellen Atemprobe diagnostizieren und es lässt sich entweder mit einem bestimmten Antibiotikum (Rifaximin) oder einer Kombination von Kräuterextrakten behandeln; letzteres ist tatsächlich wesentlich effektiver als eine antibiotische Therapie. Mehr zu SIBO siehe S. 252 ff.

Dickdarm

Der Dickdarm enthält ein enormes Ökosystem aus Bakterien, insgesamt zwischen 300 und 1000 verschiedenen Arten. Als Faustregel gilt: Je mehr Arten man hat, desto gesünder ist man, und umgekehrt. 99 % der Bakterien gehören aber zu einer von 30 bis 40 Arten. Als Folge ihrer enormen Anzahl im Dickdarm machen die Bakterien auch bis zu 60 % des Stuhls aus (wenn man das Wasser abzieht). Pilze, Viren und Parasiten finden sich ebenfalls in der Darmflora, aber über ihre Bedeutung weiß man weniger.

Die Bedeutung der Darmflora

Die meisten Menschen haben zwar eine relativ kleine Anzahl von Bakterienarten gemein, aber die Populationen an Mikroorganismen können zwischen Individuen beträchtliche Unterschiede aufweisen. Bei der einzelnen Person hält sich die Darmflora über längere Zeit relativ konstant, auch wenn sich durch Umstellungen bei Lebensstil und Ernährung und durch das Alter Veränderungen ergeben.

Die vier dominierenden Stämme von Bakterien (die sogenannten *Phyla)* im Dickdarm sind *Firmicutes* (die »fettmachenden« Bakterien), *Bacteroidetes* (die »Besten« für das Gewicht), *Actinobakterien* und *Proteobakterien*. Die meisten Bakterien gehören zu den Gattungen Bacteroides, Clostridium, Faecalibacterium, Eubacterium, Ruminococcus, Peptococcus, Peptostreptococcus und Bifidobacterium. Andere Gattungen wie Escherichia coli (bekannter als E. coli) und Lactobacillus sind in geringerem Ausmaß vorhanden. Arten der Gattung Bacteroides machen alleine

30 % aller Bakterien im Darm aus, was darauf hindeutet, dass diese Gattung für uns Menschen besonders wichtig ist.

Es ist praktisch unmöglich, ohne Dünndarm zu überleben, und sehr schwierig, ohne Dickdarm völlig gesund zu bleiben, da die Darmflora dann größtenteils nicht vorhanden ist. Die Bakterien im Dickdarm haben für unser Immunsystem eine immense Bedeutung. Sie wirken wie eine ständige Schule für das Immunsystem und bringen ihm bei, zwischen freundlichen und feindlichen Bakterien zu unterscheiden. Das Immunsystem muss außerdem lernen, Nahrungsproteine als Freund und nicht als Feind zu sehen (was andernfalls zu einer Reihe von Nahrungsmittelunverträglichkeiten und Allergien führen kann). Dazu mehr in Kap. 12, siehe S. 285 ff.

Die Bakterien im Darm verdauen Ballaststoffe und produzieren kurzkettige Fettsäuren, die die Darmschleimhaut schützen und der Bildung von Polypen und Krebs vorbeugen. Sie produzieren außerdem eine Reihe von Vitaminen und Hormonen und andere Botenstoffe, die in die Blutbahn aufgenommen werden und an anderen Stellen im Körper wirken, nicht zuletzt im Gehirn, wo sie sowohl die Stimmung als auch den Appetit beeinflussen (dazu mehr in Kap. 10). Von Bakterien produzierte hormonähnliche Stoffe können auch die Fetteinlagerung oder Fettverbrennung und damit das Körpergewicht beeinflussen. Große Ungleichgewichte in der Darmflora stehen in Verbindung mit Übergewicht, Fettsucht und Diabetes Typ 2, aber auch mit Herz- und Gefäßerkrankungen und Krebs. Einige Bakterien können auch Infektionen verursachen, die mitunter ernsthaft verlaufen.

Normale Geburt versus Kaiserschnitt

Wie bekommen wir eigentlich all diese Bakterien? Während der Schwangerschaft ist der Fötus in der Gebärmutter steril, also frei von Bakterien. Während einer normalen (vaginalen) Geburt kommt das Neugeborene mit der Bakterienflora der Mutter in Kontakt und »erbt« sie auf diese Weise. Das bedeutet, dass man nicht die gesamte Darmflora der Mutter erbt, wenn man durch Kaiserschnitt auf die Welt kommt. Die weltweit stark gestiegene Anzahl von Kaiserschnitt-Geburten hat möglicherweise große Auswirkungen auf die menschliche Gesundheit und kann eine von mehreren Ursachen für eine Reihe chronischer Krankheiten sein; dazu gehören etwa Allergien, häufige Infektionen in der Kindheit und im späteren Leben Autoimmunkrankheiten.

Die zunehmende Zahl von Kaiserschnitt-Geburten ist ein bedeutendes und wachsendes Phänomen sowohl in Industrieländern (eine von drei Geburten in den USA) als auch in weniger entwickelten Ländern (eine von zwei Geburten in China). Wird man durch Kaiserschnitt entbunden, bekommt man nach und nach Bakterien aus der nahen Umgebung (Krankenhauspersonal, Eltern, Geschwister, Großeltern, Freunde, eventuell Haustiere) und hat am Ende eine andere Bakterienflora, als wenn man vaginal geboren worden wäre. Generell entwickelt man im Großen und Ganzen seine Bakterienflora während der ersten zwei bis drei Lebensjahre. Mehr dazu, wie Kaiserschnitt und normale Geburt die Darmflora beeinflussen, siehe Kap. 11, siehe S. 240 ff.

Die Zusammensetzung der Darmflora verändert sich, wenn auch in geringerem Maß, das ganze Leben hindurch, doch das grundlegende Muster wird durch die Geburtsart und in der frühen Kindheit festgelegt. Alle diese Bakterien stellen Tausende chemische Substanzen als natürliches Produkt ihres Stoffwechsels her, und die Forschung hat gezeigt, dass in der Kindheit und im Erwachsenenalter unterschiedliche Stoffe hergestellt werden, die wiederum gut zu den jeweiligen Bedürfnissen des Körpers und der Verdauung passen.

Stillen ist ideal für die Bakterienflora

Säuglinge, die gestillt werden, entwickeln eine von den gesunden Bifidobakterien dominierte Darmflora, was wohl daran liegt, dass die Muttermilch Wachstumsfaktoren enthält, die den Bifidobakterien nützen. Die Darmflora von Säuglingen, die Flaschennahrung erhalten, enthält hingegen eine hohe Zahl von Enterobacteriaceae, Enterokokken, Bacteroides und Clostridien. Mehr zu Stillen, der Darmflora und Übergewicht siehe Kap. 11, siehe S. 241 f.

Ernährung und Bakterienflora

Wie schon auf Seite 30 erwähnt, gibt es drei Haupttypen der Darmflora, die sogenannten Enterotypen, je nachdem, welche der drei Hauptfamilien von Bakterien man hauptsächlich findet: Prevotella, Bacteroides und Ruminococcus. Zwischen jeder dieser drei Bakteriengruppen und der Ernährung besteht ein Zusammenhang. Der Prevotella-Anzahl steigt, wenn man Gemüse, Rüben und Obst ist, während Bacteroides mit einer an Protein und tierischen Fetten reichen Ernährung zusammenhängt. Der dominierende Enterotyp ist also von der Art der Ernährung abhängig, und eine

Umstellung bei der Ernährung führt zu entsprechenden Veränderungen des Enterotyps.

Falsch ernährte Kinder haben eine Bakterienflora, die sowohl weniger Bakterien als auch weniger Bakterienarten aufweist als die von gesunden, richtig ernährten Kindern. In der Folge kann diese negative Veränderung in der Darmflora zu fortgesetzter falscher Ernährung beitragen. Dazu haben falsch ernährte Kinder auch mehr Bakterien, die Darminfektionen hervorrufen können, und mehr Pilze im Mund und Rachen.

Das Altern und die Bakterienflora

Der Alterungsprozess hat Auswirkungen auf die Darmflora und deren Einfluss auf das Immunsystem. Altersbedingte Veränderungen in der Zusammensetzung der Bakterienflora stehen in einer Art Teufelskreis in Verbindung mit einem geschwächten Immunsystem und häufigeren chronischen Entzündungen. Eine verringerte Vielfalt und veränderte Zusammensetzung und Anzahl von Darmbakterien kann also sowohl Ursache als auch Auswirkung einer altersbedingten chronischen Entzündung sein. (Mehr zum Thema Altern, Gesundheit und Gewicht siehe Kap. 11, siehe S. 254 ff.) Das Ökosystem im Darm hat ein bedeutendes Potenzial zur Verbesserung des Gesundheitszustandes von alternden und älteren Menschen. In diesem Zusammenhang kann der Konsum von Probiotika (lebenden, »guten« Bakterien) und Präbiotika (speziellen Ballaststoffen) bei der Vorbeugung und auch Behandlung von altersbedingten Erkrankungszuständen nützlich sein aufgrund der damit verbundenen Wiederherstellung und Stärkung der Immunabwehr. Er kann als Zusatzbehandlung zusammen mit einer Grippeimpfung und als Vorbeugung und/oder Linderung von Atemwegsinfektionen wie auch von Verdauungsproblemen, etwa von Verstopfung, eingesetzt werden. Aber am wichtigsten ist vielleicht sein Potenzial zur Verminderung chronischer Entzündungen. Eine gesunde und jugendliche Darmflora kann also schlichtweg das Leben verlängern!

KAPITEL 3

Der Darmfaktor – der überraschende Faktor X für dauerhaft gesundes Gewicht

————————•————————

Sie haben es schon so oft gehört: Übergewicht kommt von einer unausgeglichenen Energiebilanz, Sie essen zu viel, nehmen zu viele Kalorien zu sich, bewegen sich zu wenig und verbrennen darum zu wenig.

Was ist eigentlich eine Kalorie? Wie richtig ist es, Energieaufnahme und -verbrauch in Kalorien zu messen? Stimmt die Kalorienzahl auf dem Etikett mit der Wirklichkeit überein? Zählen alle Kalorien gleichermaßen?

Nach der konventionellen Denkweise zählen alle Kalorien gleich viel, unabhängig davon, woher sie kommen. Das ist schlichtweg falsch.

Das Kalorienmodell

Eine Kalorie ist definiert als die Energiemenge, die benötigt wird, um 1 g Wasser von 14 auf 15 °C zu erwärmen. So gesehen ist die Kalorie als Maßeinheit nicht auf das Essen begrenzt, ganz im Gegenteil. Alles in der Natur beinhaltet Energie und damit Kalorien. Im Zusammenhang mit Ernährung ist es seit dem Beginn des 20. Jahrhunderts üblich, Kalorien (korrekter eigentlich Kilokalorien oder kcal) als Maßeinheit für den Energiegehalt des Essens zu verwenden. Offiziell sind wir heute dazu übergegangen, die modernere Einheit Kilojoule (kJ) zu benutzen, aber die Kalorie ist die bekanntere Maßeinheit und wird nach wie vor von den meisten verwendet.

Das Kalorienmodell basiert auf dem Prinzip der Energiebilanz. Jeder Einzelne von uns hat einen bestimmten Energiebedarf, der dem Energieverbrauch entspricht, den man zum Leben und Halten eines stabilen Gewichts benötigt. Der Energieverbrauch hängt von der basalen Stoffwechselrate, auch Grundumsatz genannt, vom Ausmaß der körperlichen

Aktivität und vom thermogenen (wärmebildenden) Effekt der Nahrung ab. Während des Wachstums (von Kindern), während der Schwangerschaft (wegen des Fötus) und bei hartem Fitnesstraining (auf Grund des Muskelwachstums) ist das Wachstum ein weiterer Faktor, der mehr Energie und Bausteine erfordert.

Das Prinzip der Energiebilanz ist völlig richtig. Energie verschwindet nicht einfach. Das Kalorienmodell sagt also, dass man eine ausgeglichene Energiebilanz hat, wenn die Energieaufnahme gleich dem Energiebedarf, also dem Energieverbrauch, ist. Der Fehler liegt in der Definition von Energieaufnahme und Energieverbrauch. Um herauszufinden, wie viel Energie verschiedene Lebensmittel enthalten, benutzt man sie buchstäblich als Brennstoff in einem Heizkessel (Bombenkalorimeter) und misst, wie viel Energie in Form von Wärme dabei entsteht. Auf diese Weise hat man herausgefunden, dass ein Gramm Protein und Kohlenhydrate rund vier Kalorien enthält, dieselbe Menge Alkohol sieben und Fett neun Kalorien. Die Frage ist, wie richtig ist die Annahme, der Körper sei ein Heizkessel?

Die tatsächliche Kalorienaufnahme

Diese Annahme, dass der Körper wie ein Heizkessel funktioniert, basiert auf der Voraussetzung, dass unsere gesamte Nahrung tatsächlich im Körper umgewandelt und verbrannt werden kann. Wir wissen aber, dass beispielsweise Ballaststoffe, die aus Kohlenhydraten bestehen, nicht gänzlich verdaut werden können und damit nicht dieselbe Menge an Kalorien liefern wie etwa Zucker, der zur Gänze aufgenommen wird.

Ballaststoffe können von unseren Verdauungsenzymen nicht aufgespalten werden und wandern deswegen weiter zum Dickdarm. Dort werden sie teilweise von den Darmbakterien verdaut. Die Bakterien nutzen die Ballaststoffe einfach als Energie zum Leben. Der größte Teil der anderen Nährstoffe erreicht den Dickdarm nie, da sie im Dünndarm aufgenommen und von unseren eigenen Zellen genutzt werden.

Wenn die Ballaststoffe durch die Bakterien zersetzt werden, bilden sich sogenannte kurzkettige Fettsäuren, die durch den Dickdarm aufgenommen und zur Leber transportiert werden, wo sie verbrannt werden können. Dadurch tragen Ballaststoffe indirekt mit Energie (Kalorien) bei. Das ist ein Beispiel für die Willkürlichkeit des Kalorienmodells: Bis 2010 war festgelegt, dass Ballaststoffe überhaupt keine Kalorien liefern. Dann entschied die EU, dass Ballaststoffe doch indirekt Kalorien liefern, und legte fest, dass die Lebensmittelproduzenten in Zukunft auf den Etiketten bei Ballaststoffen 2 kcal pro Gramm berechnen sollten. Alle Lebensmittel in der EU mit Ballaststoffen enthielten sozusagen über Nacht laut Verpackung mehr Kalorien.

Verdauungsgrad und Zusammensetzung sind wichtig

Der Verdauungsgrad und die Aufnahme aus dem Dünndarm sind also ein wichtiges Element. Über den Verdauungsgrad entscheiden nicht nur der Energiegehalt und die Zusammensetzung eines Nahrungsmittels. Wie viel tatsächlich aufgenommen wird, hängt davon ab, ob dieses Nahrungsmittel zusammen mit anderen verzehrt wird, was bei unseren Mahlzeiten ja die Regel ist. Besonders die Menge an Fett und Ballaststoffen, die in der Mahlzeit enthalten ist, spielt eine große Rolle. Je mehr Ballaststoffe und Fett, desto niedriger und langsamer die Aufnahme aus dem Dünndarm.

Außerdem ist die Menge der Verdauungsenzyme, die in der Bauchspeicheldrüse produziert und in den Zwölffingerdarm ausgeschüttet werden, ganz entscheidend dafür, wie gut die Nährstoffe aufgespalten und aufgenommen werden können. Die Menge an Gallenflüssigkeit ist außerdem entscheidend dafür, wie viel Fett aufgenommen werden kann. Ist die Fettmenge im Verhältnis zu den Gallensalzen zu hoch, wird ein Teil des Fettes nicht verdaut und der Stuhl weist einen erhöhten Fettanteil auf (sogenannter Fettdurchfall).

Die Verarbeitung der Nahrungsmittel ist entscheidend

Eine große Rolle spielt der Zustand der Nahrung beim Verzehr, also der Verarbeitungsgrad und die Verarbeitungsmethode. Wir Menschen können beispielsweise keine rohen Kartoffeln verdauen. Gekochte, gebratene oder gebackene Kartoffeln dagegen schon. Durch die Hitzebehandlung unserer Nahrung (was sonst kein Tier macht) können wir Nahrungsmittel verdauen und so mit ihnen Kalorien aufnehmen, die für uns sonst unverdaulich wären. Getreidekörner sind ebenfalls ein Beispiel für Nahrung, die wir beträchtlich bearbeiten, um sie essen und verdauen zu können.

Die Art der Kalorien ist wichtiger als die Menge

Von welcher Art Kalorien sind – zum Beispiel welches Fett –, ist entscheidend für das, was danach im Körper geschieht. Einige Arten von Fett eignen sich gut zur Lagerung, während andere leichter verbrannt oder als Bausteine für Hormone und andere Stoffe (Eikosanoide) genutzt werden können, die mit verschiedenen Körperfunktionen und der Immunabwehr in Zusammenhang stehen. Proteine und Kohlenhydrate haben stark unterschiedliche hormonelle Effekte, was entscheidend für die Verbrennung ist. Darum ist es wichtiger, daran zu denken, woher die Kalorien stammen, als wie viele es sind!

Essen setzt Wärme frei

Jede Nahrung steigert die Verbrennung des Körpers; das nennt man den »thermogenetischen Effekt«, also die wärmeerzeugende Wirkung der Nahrung. Proteine haben den größten thermogenetischen Effekt, das heißt, sie führen zu größerer Wärmeerzeugung als Kohlenhydrate oder Fett. Diese Wärme stellt Energie (Kalorien) dar, die der Körper an seine Umgebung abgibt und die damit nicht gelagert wird. Daher liefern Proteine nicht vier Kalorien pro Gramm, wie das Kalorienmodell behauptet, sondern nur rund drei Kalorien, da eine Kalorie pro Gramm in Wärme umgewandelt wird. Kohlenhydrate haben einen nicht einmal halb so großen wärmeerzeugenden Effekt wie Proteine, und Fett nur ein Fünftel davon! Alkohol hat einen größeren thermogenetischen Effekt als Proteine und liefert daher nicht sieben Kalorien pro Gramm, sondern ungefähr fünf. All das bezieht das Kalorienmodell nicht mit ein.

Das Hauptprinzip des Abnehmens

Eine »Diät«, die zum Abnehmen führt, muss im Endeffekt weniger Energie liefern, als der Körper verbrennt. Nun ist das Kalorienmodell, wie wir gesehen haben, mit vielen Fehlern behaftet (eine Kalorie ist nicht gleich eine Kalorie!). Gerade weil nicht alle Kalorien gleich viel zählen oder dieselbe Funktion im Körper haben, muss eine Diät auf jeden Fall den Bedarf des Körpers an den sogenannten essenziellen (also lebenswichtigen) Nährstoffen decken. Dies sind: Proteine (Aminosäuren), Omega-3- und Omega-6-Fettsäuren, Vitamine und Mineralstoffe.

Die besten Proteinquellen sind tierische Nahrungsmittel wie Fisch und Meeresfrüchte, Geflügel, Milchprodukte und Fleisch, aber man kann auch durch eine Kombination von Nüssen und Körnern, Hülsenfrüchten und Getreide eine entsprechende Proteinqualität erreichen. Die beste Quelle für Omega-3-Fette ist fetter Fisch, für Omega-6-Fette sind es Nüsse und Körner. Vitamine und Mineralstoffe erhält man durch alle natürlichen Lebensmittel, egal ob tierisch oder pflanzlich.

Es gibt auch sogenannte bedingt essenzielle Nährstoffe, die der Körper entweder nicht in ausreichendem Maß erzeugen kann oder die derart bedeutende Funktionen haben, dass es dennoch wichtig ist, sie durch die Nahrung aufzunehmen. Solche bedingt essenziellen Nährstoffe finden sich unter anderem in Gemüse, Obst, Beeren, Kräutern, Gewürzen, Kaffee, Tee, Kakao, Nüssen, Olivenöl, Samenkörnern, Hülsenfrüchten und Vollkorn.

Der zentrale Punkt ist also, dass man auch dann, wenn man die aufgenommene Energie verringert, um abzunehmen, seinen Bedarf an lebensnotwendigen Nährstoffen decken muss, um nicht krank zu werden. Das heißt, Sie müssen die absolute Menge an Protein, Omega-3- und Omega-6-Fettsäuren, Vitaminen und Mineralstoffen konstant halten und die »Füllstoffe«, nämlich schnelle Kohlenhydrate (Stärke und Zucker) und nicht-essenzielle Fette, reduzieren.

Der Faktor X: Das Geheimnis des dauerhaft gesunden Gewichts liegt in Ihnen selbst

Das Durchschnittsgewicht der Menschen steigt langsam und stetig an und nichts scheint dagegen zu helfen. Das ist ein internationales Phänomen. Die letzten globalen Zahlen stammen aus dem Jahr 2014, und sie zeigen, dass KEIN einziges Land auf der Welt eine Verringerung der Anzahl der Übergewichtigen und Fettleibigen aufweist; im Gegenteil, die Zahl nimmt in fast allen Ländern zu.

Aber warum ist das so? Offenbar gibt es viele Ursachen, die die Übergewichts- und Fettsuchtepidemie erklären können, aber es gibt vielleicht etwas, das sich in ALLEN Ländern verändert hat, und das muss in den letzten 50 Jahren geschehen sein. Und warum brauchen manche ein Stück

Kuchen nur anzusehen, um zuzunehmen, während andere den ganzen Kuchen essen und schlank bleiben?

Das Kalorienmodell lässt einen wichtigen Faktor, der sich in uns allen findet, außer Betracht, und das sind unsere hundert Billionen Darmbakterien, der Joker und Faktor X, der ein ganz wichtiges Teil im Puzzle ist, das zum Übergewicht führt. Forscher entdecken ständig neue Hinweise auf die zentrale Rolle der Bakterien beim Entstehen von Übergewicht, was erklärt, warum das Modell der Kalorienbilanz nicht ausreicht.

Ich möchte Ihnen hier die Kenntnisse und Fähigkeiten vermitteln, die Sie benötigen, um Ihre Darmflora wieder ins Gleichgewicht zu bringen. Dieses Ziel erreichen Sie, wenn Sie den gesunden Darmbakterien Nahrung geben und gleichzeitig die schädlichen verringern. Wenn Sie meine Vorschläge umsetzen, wird ihr Essen nicht nur gut schmecken, es wird auch den Blutzucker und die Hormone im Gleichgewicht halten und für eine effektive Verbrennung sorgen, außerdem Ihr Immunsystem stärken und Ihrer Verdauung ganz allgemein guttun. Nicht zuletzt wird es sich auf Ihre Stimmung auswirken, und Ihr Gedächtnis und Ihre Konzentration werden sich verbessern. Möglicherweise werden Sie ausgewählte Nahrungsergänzungsmittel benötigen, entweder zeitweise oder dauernd, was von den Umständen abhängt. Dazu werden Sie konkrete Ratschläge bekommen.

Darm im Gleichgewicht – gesundes Gewicht

So hilft ein besseres Gleichgewicht in der Darmflora beim Abnehmen und Halten des neuen gesunden Gewichts:

1. **Günstige Darmbakterien bedeuten weniger Kalorien aus der Nahrung**
   Übergewichtige Menschen besitzen einen Typ von Darmflora, der mehr Kalorien aus der Nahrung zieht, als das bei schlanken Menschen der Fall ist. Der Großteil der Darmflora besteht aus zwei Hauptgruppen: Bacteroidetes (schlankmachend) und Firmicutes (dickmachend). Das Verhältnis zwischen den beiden Gruppen entscheidet, ob eine Einzelperson einen »schlanken Darmtyp« oder einen »übergewichtigen Darmtyp« besitzt.
2. **Günstige Darmbakterien bedeuten weniger Fett im Körper**
   Eine Darmflora im Ungleichgewicht führt zu einer generellen

Entzündung (sogenannte stumme Entzündung) und zu Insulinresistenz, die eine Reihe von körperlichen Reaktionen hervorrufen, was unter anderem in erhöhter Fettablagerung und Gewichtszunahme resultiert.

3. **Günstige Darmbakterien bedeuten weniger Hungergefühl und Lust auf Süßes**

   Eine ungünstige Darmflora und übermäßiges Wachstum von Candida-Pilzen können zu erhöhtem Appetit auf Süßes und unnormalem Hungergefühl führen, indem sie die Ausschüttung von Botenstoffen durch den Darm und das Gehirn beeinflussen (dazu mehr auf S. 44 in diesem Kap. und in Kap. 10). Durch ein gutes Gleichgewicht im Darm kann man dafür sorgen, dass der Appetit auf Süßes und falsche Ernährung verschwinden und man sich gleichzeitig besser gelaunt und weniger gestresst fühlt.

Für Ihre Gesundheit sind also die 100 Billionen Bakterien, die Sie in sich tragen, mindestens ebenso wichtig wie das, was Sie essen. Einige Studien haben sogar gezeigt, dass ungünstige Ernährung alleine nicht zu Übergewicht führt, solange der Darm im Gleichgewicht ist. Das ist nicht so zu verstehen, dass man sich ruhig falsch ernähren soll und dennoch erwarten kann, gesund zu bleiben, denn falsche Ernährung wird mit der Zeit dazu führen, dass der Darm aus dem Gleichgewicht gerät. Darum ist es wichtig, dass sowohl die Ernährung als auch der Darm ausgewogen bleiben.

So lässt sich die Darmflora testen

Wie weiß man, ob die eigene Darmflora im Gleichgewicht ist oder nicht? Wenn Sie unter Beschwerden wie Völlegefühl, Blähungen, Bauchzwicken, Verstopfung, Durchfall leiden, ist es sehr wahrscheinlich, dass Ihr Darm aus dem Gleichgewicht geraten ist. Das kann an Problemen mit der Flora selbst liegen oder andere Ursachen haben. Wenn Sie länger als einen Monat unter derartigen Beschwerden leiden, ist eine gründliche Untersuchung durch Ihren Hausarzt oder einen Gastroenterologen (einem Magen- und Darmspezialisten) geboten. Andere Erkrankungen sollten nämlich zuerst ausgeschlossen werden.

Doch auch wenn eine andere Erkrankung gefunden wird, wie zum Beispiel Morbus Crohn oder Colitis ulcerosa, können Störungen der Darmflora und andere funktionelle Magen- und Darmbeschwerden als beitragende Ursachen vorliegen.

Es gibt heute spezialisierte Labore, die auf Basis einer Stuhlprobe eine Untersuchung der gesamten Verdauungsfunktion sowie der Darmflora anbieten. Dabei erkennt man, ob die Nahrung normal aufgespalten und aufgenommen wird, ob eine chronische Entzündung im Darm vorliegt, ob übermäßiges Wachstum von krankheitserregenden Bakterien, Pilzen oder Parasiten besteht, und zu guter Letzt kann man mit Hilfe einer DNS-Analyse alle Bakterien im Darm kartieren und Ungleichgewichte erkennen. Ein solcher Test kann unter anderem das Verhältnis zwischen den »dickmachenden« Firmicutes- und den »schlankmachenden« Bacteroidetes-Bakterien feststellen. Auf dieser Grundlage erhalten Sie Ihren Fettsucht-Index. Außerdem ist zu erkennen, wie viele Milchsäurebakterien und Bifidobakterien vorhanden sind und ob man Nahrungsergänzungen benötigt oder mehr fermentierte Nahrung mit lebenden, gesunden Bakterien zu sich nehmen sollte.

Wenn Sie aber solche Untersuchungen nicht durchführen lassen wollen oder können, können Sie trotzdem versuchen, Ihre Darmflora durch Änderungen bei der Ernährung, wie später in Kap. 4 und 5 beschrieben, und durch Zugabe von Probiotika, Präbiotika und Verdauungsenzymen, wie in Kap. 7 erläutert, zu optimieren.

Der Darmfaktor

Wie schon erwähnt, gibt es drei Kategorien von Bakterien im Darm:

1. Freundliche, gute Bakterien
2. Neutrale Bakterien (zu viele oder zu wenige davon können dennoch problematisch sein)
3. Schädliche, krankheitserregende Bakterien (nicht zwangsläufig, wenn ihre Menge sehr gering ist)

Einfach ausgedrückt ist es wichtig, dafür zu sorgen, dass die Anzahl der freundlichen und neutralen Bakterien die der potenziell schädlichen weit übersteigt. Das bedeutet, seinen Darm im Gleichgewicht zu halten. Störungen des Gleichgewichts in der Darmflora nennt man »Dysbiose«; sie kann viele verschiedene Ursachen haben und gleichzeitig zu einer Vielzahl verschiedener gesundheitlicher Probleme wie etwa Übergewicht führen. Krankheitszustände wie Arthritis, Diabetes, Autismus, Parkinson, Autoimmunerkrankungen, Colitis ulcerosa, Morbus Crohn und andere werden mit ihr in Verbindung gebracht.

Günstige Darmbakterien führen zu weniger Hungergefühl und Verlangen nach Süßem

Vieles deutet darauf hin, dass die Darmbakterien unseren Appetit in hohem Maß steuern. Das basiert auf Forschungsergebnissen, die Folgendes zeigen:

1. Unser Verhalten und unser Lebensstil sind weitgehend für die Zusammensetzung der Darmflora verantwortlich. Das betrifft die Auswahl unserer Lebensmittel, aber auch Stress und zu wenig Schlaf, die einen bedeutenden Einfluss auf die Darmflora haben.
2. Unsere Darmbakterien prägen unser Verhalten durch die Unmengen von chemischen Stoffen, die sie produzieren. Diese wirken wie Hormone und Botenstoffe im Gehirn (darunter Serotonin, Dopamin) und beeinflussen Hungergefühl, Sättigungsgefühl und Verlangen nach bestimmten Nahrungsmitteln.

Bakterien im Gleichgewicht bedeuten weniger Kalorien

Ich habe bereits darauf hingewiesen, wie problematisch das Kalorienmodell ist, aber natürlich existieren Kalorien. Vieles hat Einfluss darauf, wie viele der Kalorien und der anderen Nährstoffe tatsächlich aus unserer Nahrung aufgenommen werden (sogenannte BioverfüGLarkeit). Dabei sind die Darmbakterien ein wichtiger Faktor, was früher nicht bekannt war.

Menschen mit Übergewicht haben eine andere Bakterienflora im Darm als schlanke. Sie haben mehr Firmicutes (dickmachend) und weniger Bacteroidetes (schlankmachend). Die Forschung hat gezeigt, dass mehr Firmicutes-Bakterien dazu führen, dass aus der Nahrung mehr Kalorien aufgenommen werden. Es geht dabei nicht um massive Unterschiede, aber genug, damit es zu Übergewicht führt, wenn es Tag für Tag geschieht.

Wie schon erwähnt, können 20 Extrakalorien pro Tag ein Kilo mehr Fett pro Jahr bedeuten. Eine wichtige Frage ist allerdings, ob das Übergewicht zur gestörten Darmflora führt oder die gestörte Darmflora zum Übergewicht; die typische »Huhn oder Ei«-Frage. Um das herauszubekommen, wurde Kot (und damit Darmbakterien) von übergewichtigen und schlanken Mäusen in schlanke Mäuse mit sterilem Darm verpflanzt. Und tatsächlich wurden bakterienfreie Mäuse, die eine »übergewichtige« Darmflora verpflanzt bekamen, übergewichtig, während die mit der »schlanken« Darmflora schlank blieben.

Günstige Darmbakterien führen zu weniger Fett im Körper

Hinweise auf die wichtige Rolle der Darmflora bei der Entwicklung von Übergewicht und Fettsucht liefern Studien, die die Darmflora von übergewichtigen und schlanken Personen verglichen haben. Bei Studien an Zwillingen, die beide entweder schlank oder übergewichtig waren, fanden die Forscher heraus, dass die Darmflora bei schlanken Menschen wie ein Regenwald voller unterschiedlicher Arten war, während die Darmflora Übergewichtiger weniger vielfältig war und relativ wenige dominierende Arten enthielt. Schlanke hatten tendenziell ein breiteres Spektrum an (schlankmachenden) Bacteroidetes. Um Ursache und Wirkung zu demonstrieren, führten die Forscher eine raffinierte Forschungsreihe mit sogenannten humanisierten Mäusen durch. Zunächst sorgten sie dafür, dass neugeborene Mäuse in einem sterilen Milieu aufwuchsen, sodass ihr Körper frei von Bakterien blieb (siehe oben erwähnter Versuch). Danach setzten sie in die Mäusedärme menschliche Bakterien ein, die von zwei Zwillingspaaren entnommen waren, von zwei übergewichtigen Frauen und zwei schlanken Zwillingsschwestern. Die Mäuse erhielten dieselbe gesunde Ernährung in denselben Mengen, aber die Mäuse mit den Bakterien von einem übergewichtigen Zwilling wurden schwerer und hatten mehr Körperfett als die Mäuse mit Mikroben von einem dünnen Zwilling. Wie erwartet hatten die fetten Mäuse auch eine weniger vielfältige Darmflora. Die Mäuse nahmen tatsächlich 60 % an Gewicht zu und entwickelten innerhalb von zwei Wochen eine Insulinresistenz, trotz reduzierter Futteraufnahme.

Dann fand man heraus, dass Mäuse, denen man die »fettmachende« menschliche Darmflora eingepflanzt hatte, nicht übergewichtig wurden, wenn man sie mit schlanken Mäusen zusammen hielt. Das geschah, weil die Mäuse über das Futter Darmbakterien austauschen, da sie in puncto Reinlichkeit nicht so anspruchsvoll sind wie Menschen. Es erwies sich also, dass sie von den schlanken Mäusen mehr »schlankmachende« Bacteroidetes-Bakterien bekamen und damit nicht übergewichtig wurden.

Kann Übergewicht an Bakterien im Mund liegen?

Es ist inzwischen wissenschaftlich erwiesen, dass Entzündungen bei Übergewicht/Fettsucht eine große Rolle spielen. Kann es sich bei der weltweiten Explosion der Anzahl Übergewichtiger wirklich um eine Epidemie auf Grund einer Infektion handeln?

Um diese Möglichkeit zu untersuchen, wurde die Zusammensetzung der Bakterien im Speichel übergewichtiger Frauen analysiert. Die Ergebnisse wurden mit denen gesunder, schlanker Frauen verglichen. 98,4 % der übergewichtigen Frauen wiesen ein hohes Niveau einer einzelnen Bakterienart (Selenomonas noxia) auf. Die Analyse dieser Daten deutet an, dass die Zusammensetzung der Speichelbakterien bei übergewichtigen Frauen verändert ist. Können Mundbakterien ein Teil der krankmachenden Prozesse sein, die zu Übergewicht und Fettsucht führen? Denn wir schlucken die Bakterien, die in der Mundhöhle wachsen, und diese können im nächsten Schritt die Zusammensetzung der Darmflora verändern. Es ist auch denkbar, dass Mundbakterien durch einen appetitanregenden Effekt auf unser Gewicht einwirken.

Übergewicht an sich ist wohl nicht der Faktor, der die Zusammensetzung der Darmflora verändert. Dagegen spielt die Ernährung eine große Rolle. Eine Ernährung mit vielen stark verarbeiteten Lebensmitteln ist mit einer weniger vielfältigen Darmflora beim Menschen in Verbindung gebracht worden. Forscher wiesen dieses komplexe Zusammenspiel zwischen Essen, Mikroben und Körpergewicht nach, indem sie »humanisierte« Mäuse (Mäuse mit menschlicher Darmflora) mit einem speziell zubereiteten Trockenfutter, bestehend aus viel Fett und wenig Obst, Gemüse und Ballaststoffen, fütterten. Mit dieser »westlichen Ernährung« wurden die Mäuse mit »fettmachenden« Bakterien von übergewichtigen Menschen selbst übergewichtig, auch wenn sie im gleichen Käfig wie schlanke Mäuse aufwuchsen.

Mehr Ballaststoffe bedeutet weniger Kalorien

Über dem spannenden Thema Darmbakterien sollten wir nicht vergessen, dass die Ernährung auch andere wichtige Auswirkungen hat. Proteine und Ballaststoffe tragen zu einem höheren Sättigungsgefühl bei, sodass man automatisch weniger isst. Einige Arten von Ballaststoffen (wasserlösliche von Gemüse, Obst, Hafer, Hülsenfrüchten) haben einen sogenannten präbiotischen Effekt, sie versorgen also die Darmbakterien mit Nahrung (mehr dazu in Kap. 4). Außerdem tragen Protein und Ballaststoffe zu einem stabilen Blutzuckerspiegel und weniger Insulin bei, was wiederum zu weniger Fetteinlagerung führt. Durch Ballaststoffe werden auch mehr Kalorien über den Stuhl wieder ausgeschieden; bei einer ballaststoffreichen Ernährung (30–45 g täglich) sind das bis zu 10 % mehr. In einer Studie fanden Forscher heraus, dass man über den Stuhl zwischen 8,5 und 13 Kalorien pro Gramm Ballaststoffe ausscheidet, was bei 30 g Ballaststoffen täglich zwischen 255 und 390 Kalorien sind und einem Stück Kuchen entspricht. Das liegt daran, dass Ballaststoffe die Aufnahme anderer Energie (Kohlenhydrate und Fett) aus der Nahrung zu hemmen scheinen.

Derzeit wird viel Forschung direkt am Menschen betrieben, um herauszufinden, ob Übergewichtige abnehmen können, indem ihnen »schlankmachende« Bakterien von schlanken Menschen verabreicht werden, entweder in Form eines Klistiers oder als getrockneter Stuhl in Kapselform. Das ist vielleicht nicht besonders appetitlich, aber enorm spannend.

Glücklicherweise gibt es bereits effektive Methoden zur Verbesserung der Darmflora. Darmbakterien können sich nämlich bei einer Ernährungsumstellung rasch verändern. Gute, schlankmachende Bacteroidetes gedeihen bei einer Ernährung mit vielen pflanzlichen Ballaststoffen gut, während die fettmachenden Firmicutes sich vermehren, wenn die Nahrung viel Zucker und Stärke, kombiniert mit Fett, enthält. Das Ungleichgewicht zwischen Bacteroidetes und Firmicutes befördert Übergewicht aber nicht nur durch erhöhte Kalorienaufnahme. Alle Darmbakterien produzieren als Resultat ihres Stoffwechsels viele chemische Substanzen, ebenso wie wir selbst verschiedene Stoffe und Abfälle produzieren. Durch Bakterien erzeugte Stoffe werden aufgenommen und wirken im Körper und Gehirn. Ungünstige Bakterien, die bei der typisch westlichen Ernährung gedeihen, produzieren Giftstoffe, die Entzündungen und Insulinresistenz fördern, was unter anderem zu erhöhter Fetteinlagerung, erhöhten Cholesterinwerten und Blutfetten sowie erhöhtem Blutdruck führt. Das erhöht wiederum das Risiko, an Herz- und Gefäßleiden, chronischen Entzündungen, Diabetes Typ 2 und diversen Krebsarten zu erkranken. Aber das ist noch nicht alles. Giftstoffe aus einer unausgewogenen Darmflora können die Schicht von Darmzellen (Enterozyten) schädigen, die sich im Darm und damit noch »außerhalb« des Körpers, der Blutbahn und des Lymphsystems befindet. Die Folge ist ein »durchlässiger Darm«, Leaky Gut, in der Fachsprache »erhöhte Darmpermeabilität« genannt.

Wenn der Darm durchlässig ist

Leaky Gut ist in der Bevölkerung ziemlich verbreitet. Vom Namen her könnte man annehmen, dass dieser Zustand nur das Verdauungssystem betrifft, aber tatsächlich kann er zu einer Reihe anderer Leiden und Krankheiten führen.

Er hängt mit Leiden wie Reizdarmsyndrom (RDS) zusammen, an dem ca. 17 % der Deutschen leiden, mit entzündlichen Darmleiden (Colitis ulcerosa und Morbus Crohn), entzündlichen Gelenkleiden und chronischen Hauterkrankungen wie Psoriasis. Mehr zu verschiedenen Problemen, die mit einem durchlässigen Darm in Zusammenhang stehen, in Kap. 12.

Was ist ein durchlässiger Darm?

Der Dünndarm verdaut und nimmt Nährstoffe auf, aber er fungiert auch als erster Aufpasser für das Immunsystem und als mechanische Barriere, die verhindert, dass Bakterien, Nahrungsproteine (Antigene) und andere große Moleküle in den Körper eindringen. Sowohl Malabsorption (verminderte Fähigkeit, Nährstoffe aufzunehmen) als auch erhöhte Darmpermeabilität (Leaky Gut) hängen mit einem chronischen Ungleichgewicht im Magen-Darm-System zusammen, wie viele Erkrankungen anderer Organe.

Bei einem durchlässigen Darm ist die Schleimhaut im Darmkanal vorübergehend oder dauerhaft geschädigt, und zwischen den Darmzellen entstehen übergroße Öffnungen. Das bedeutet, dass große Moleküle (oft Proteine), die mit der Nahrung in den Darm gekommen sind und normalerweise die Darmwand nicht passieren können, jetzt freien Zugang haben. Beispiele für solche Moleküle, die durch einen durchlässigen Darm eindringen können, sind Proteine wie Gluten, gesundheitsschädliche Bakterien, Viren und unvollständig verdaute Nahrungsproteine, aber auch giftige Schlacken von der Innenseite des Darms. All diese Partikel können durch eine durchlässige Darmschleimhaut ins Blut eindringen und Reaktionen des Immunsystems verursachen.

Ein erhöhter Anteil an Fremdstoffen und Bakterien im Blut sowie die Aufnahme von Toxinen (Giftstoffen) und Schlacken durch die Darmwand kann das Entgiftungssystem der Leber überlasten, was längerfristig unter anderem zu einem extrem sensiblen und hyperaktiven Immunsystem führen kann (mehr dazu auf S. 256 ff., Kap. 11).

Immunreaktionen auf Nahrungsproteine, die eine durchlässige Darmschleimhaut passieren, führen zur Bildung von großen Antikörpern (IgG), die sich anschließend in verschiedenen Geweben ablagern (einschließlich Muskeln, Gelenken und Herz), wo sie Entzündungsreaktionen hervorrufen.

Außerdem kann ein durchlässiger Darm eine wichtige Ursache von verminderter Aufnahme von Nährstoffen sein, was Unterernährung zur Folge hat. Bei gewissen Erkrankungszuständen im Dünndarm – wie etwa Glutenunverträglichkeit/Zöliakie, aber auch bei Lactoseintoleranz – kann ein durchlässiger Darm zulassen, dass potenziell schädliche große Moleküle leichter in den Körper gelangen, während die Aufnahme kleiner Moleküle (Nährstoffe, die normalerweise passieren können) verringert wird, da die Mikrozotten (Mikrovilli) der Darmoberfläche geschädigt sind.

In der Folge stehen dem Körper weniger Mikronährstoffe (Vitamine/Mineralstoffe) zur Verfügung, die bei der Entgiftung der Protein-Antigene helfen könnten, die nun das System überschwemmen. Außerdem führt verminderte Nährstoffaufnahme zu Störungen in der Bakterienflora des Dickdarms, was verschiedene Folgen hat, u. a. negative Auswirkungen auf die Verbrennung und die Immunabwehr.

Symptome bei Leaky Gut

- Blähungen
- Nahrungsmittelunverträglichkeiten, Stoffwechselprobleme
- Mattheit, verringerte Gedächtnisleistung, Unruhe/Angst
- Muskel- und Gelenkschmerzen
- Kopfschmerzen
- Hautprobleme
- Verdauungsbeschwerden (Durchfall, Verstopfung, Bauchzwicken)
- Gewichtszunahme
- Metabolisches Syndrom

Eines der wichtigsten Symptome, die auf Leaky Gut hinweisen könnten, ist eine Immunreaktion auf verschiedene Nahrungsmittel (Unverträglichkeit oder Überempfindlichkeit gegenüber Nahrungsmitteln). Teilweise verdaute Proteine können durch die Darmschleimhaut in das Blut sickern und eine Immunreaktion (eine Art verzögerter allergischer Reaktion mit diffuseren Anzeichen als bei einer gewöhnlichen Allergie) auslösen. Mehr dazu auf Seite 274 ff. in Kap. 12. Eine derartige allergische Reaktion kann zu einem oder mehreren der oben genannten Symptome führen. Unbehandelt kann sie ernsthaftere Beschwerden hervorrufen, zum Beispiel entzündliche Darmerkrankungen, Reizdarmsyndrom, Arthritis, Ekzeme, Psoriasis, Depression, Angstzustände, Migräne/Kopfschmerzen, Muskelschmerzen oder chronische Müdigkeit. Außerdem kann der entzündete Darm wichtige Vitamine und Mineralstoffe wie Zink, Eisen und Vitamin B12 nur vermindert aufnehmen. Vieles deutet auch darauf hin, dass Leaky Gut zu Autoimmunkrankheiten wie Diabetes Typ 1, rheumatoider Arthritis, Colitis ulcerosa, Morbus Crohn, Multipler Sklerose und anderen beiträgt.

Die Ursachen für Leaky Gut

Leaky Gut entsteht durch eine oder mehrere Ungleichgewichte im Verdauungssystem. Die wichtigsten Ursachen sind:

- Ungünstige Ernährung
- Chronischer Stress
- Toxische Überbelastung und verminderte Entgiftung
- Ungleichgewicht in der Darmflora (Dysbiose) einschließlich übermäßigen Bakterienwachstums im Dünndarm (SIBO)
- Verringerte Produktion von Magensäure oder Verdauungsenzymen
- Akute oder chronische Darminfektion
- Bestimmte Medikamente
- Häufiger und übermäßiger Alkoholgenuss

Die gewöhnlichsten Komponenten der Nahrung, die der Darmschleimhaut schaden können, sind Proteine aus Getreide und Milchprodukten, Zucker und Alkohol, aber prinzipiell kann jedes Nahrungsmittel Probleme verursachen.

Getreide enthält Proteine, die als natürliches Verteidigungssystem zum Schutz vor Schimmel und Parasiten fungieren, sogenannte Lektine. Sie sind für die Pflanzen wichtig, können uns jedoch schaden, denn sie haften sich an die Schleimhaut an, wo sie in großen Mengen Entzündungen und in der Folge Leaky Gut hervorrufen können.

Lektine finden sich in vielen Nahrungsmitteln, nicht nur in Getreide. Mit geringeren Mengen davon kann der Körper ohne weiteres umgehen, aber beim Verzehr großer Mengen an Nahrung, die reich an Lektinen ist (zum Beispiel Weizen, Reis, Dinkel und Soja) kann es zu Problemen kommen, deren Ausmaß von Person zu Person variiert.

Durch Fermentierung (Milchsäuregärung) oder Einweichen von Getreide wird der Gehalt an Lektinen reduziert und das Nahrungsmittel leichter verdaulich.

Gluten ist ein weiteres Protein im Getreide, das ebenfalls die Darmschleimhaut schädigen und erhöhte Permeabilität/Leaky Gut hervorrufen kann. Mehr zu Gluten steht in Kap. 6 und zu Problemen in Verbindung mit Gluten in Kap. 12.

Pasteurisierte und homogenisierte Milch und Milchprodukte (Käse, Butter, Joghurt und Ähnliches) können ebenfalls bei manchen einen durchlässigen Darm hervorrufen, und zwar durch ein Milchprotein namens Kasein. Die Pasteurisierung zerstört wichtige Enzyme in der Milch, die unter anderem für den Abbau von Lactose (Milchzucker) von entscheidender Bedeutung sind. Primäre Lactoseintoleranz ist genetisch bestimmt und kann durch einen Gentest festgestellt werden. Dabei ist die Produktion des Enzyms Lactase durch den Körper stark reduziert. Sekundäre Lactoseintoleranz kann bei einem entzündeten Darm entstehen, wodurch die Lactaseproduktion gehemmt wird (mehr dazu siehe S. 275 f., Kap. 12).

Auch Zucker kann für Störungen im Verdauungssystem sorgen. Er trägt unter anderem zum Wachstum von Hefen, Candida-Pilzen und potenziell schädlichen Bakterien bei, die den Darm besiedeln und weiter schädigen.

Andere Faktoren, die Leaky Gut verursachen können

Chronischer Stress schwächt mit der Zeit das Immunsystem, was wiederum die Abwehr von Eindringlingen wie pathogenen Bakterien und Viren schwächt und zu Entzündungen und durchlässigem Darm führen kann.

Giftstoffe. Wir kommen jedes Jahr mit über 80.000 Chemikalien und Giftstoffen in Berührung, und einige der schlimmsten Übeltäter bei der Entstehung von Leaky Gut sind Antibiotika, Pflanzenschutzmittel, Acetylsalicylsäure und NSAID (nichtsteroidale entzündungshemmende Medikamente wie Ibuprofen, Naproxen, Diclofenac usw.).

Das Gehirn. Ein durchlässiger Darm kann durch das Gehirn beeinflusst werden und es wiederum beeinflussen. Einzelne Nahrungsproteine, die ins Blut gelangen, können auf das Gehirn auf dieselbe Art wirken wie Opiate. Daher wird ein durchlässiger Darm auch mit psychischen Beschwerden wie Angst und Depression, aber auch Autismus und ADHS in Verbindung gebracht.

Alkohol erhöht die Durchlässigkeit des Darms für Fremdstoffe und kann daher allergische Reaktionen und Nahrungsmittelunverträglichkeiten verstärken sowie deren Häufigkeit erhöhen.

Dysbiose ist eine der wichtigsten Ursachen für durchlässigen Darm. Dabei handelt es sich um ein Ungleichgewicht zwischen nützlichen und schädlichen Bakterienarten im Darm. Bei vielen kann dieses Ungleichgewicht schon bei der Geburt per Kaiserschnitt beginnen oder weil die Mutter selbst keinen gesunden Darm hat.

Ein zu hoher Verbrauch an rezeptpflichtigen Antibiotika, narkotische Schmerzmittel und eine Ernährung mit zu wenig Ballaststoffen und guten probiotischen Bakterien tragen ebenfalls zu einem Ungleichgewicht zwischen guten und schlechten Bakterien bei. Einfach ausgedrückt kann ein Ungleichgewicht der Bakterien (besonders eine geringe Anzahl an Bifidobakterien) zur Bildung von Giftstoffen führen, die durchlässigen Darm und somit Entzündungen hervorrufen und Insulinresistenz und erhöhte Fetteinlagerung bewirken.

Wie testet man auf durchlässigen Darm?

Idealerweise erfolgt der Nachweis von durchlässigem Darm durch eine Gewebeprobe (Biopsie) vom Darm. Das ist aber nicht ganz einfach, und die Durchlässigkeit kann in einem kleineren Teil des Darms entstehen, was den Nachweis durch Biopsie stark erschwert. Außerdem kann Leaky Gut auftreten und verschwinden, besonders als Reaktion auf Alkohol und einzelne Nahrungsbestandteile, darunter Gluten (auch wenn man nicht unter Zöliakie leidet).

Es gibt verschiedene Tests, die einen durchlässigen Darm indirekt nachweisen. Dazu gehören Blutproben (Zonulin und IgG gegen Nahrungsproteine), Atemproben (Lactulose/Mannit) und Stuhlproben, die den ganzen Verdauungsprozess und die Darmflora im Blick haben. Mehr dazu in Kap. 12.

Was kann man tun?

Man kann sich durch all dies überwältigt fühlen, aber geben Sie nicht auf! Die gute Nachricht ist nämlich, dass man einen durchlässigen Darm heilen kann. In unserer Klinik gelten für die Behandlung zur Wiederherstellung einer gesunden und funktionierenden Verdauung fünf Hauptpunkte:

1. Problematische Nahrungsmittel streichen. Dazu führen wir Tests durch, um zu identifizieren, welche Lebensmittel Probleme verursachen. Oft finden wir, dass glutenhaltige Nahrungsmittel, Milchprodukte und Eier problematisch sind. Generell sind Zucker und raffinierte Kohlenhydrate ungünstig, besonders in Kombination mit viel Fett. Ebenso begünstigt häufiger und großer Alkoholkonsum einen durchlässigen Darm.

2. Diese Lebensmittel durch heilsame ersetzen (Nahrungsmittel wie buntes Gemüse, die reich an Antioxidantien und Ballaststoffen sind, Kaffee, Tee, Kakao, Kräuter, Gewürze).

3. Mit spezifischen Heilmitteln reparieren (Glutamin, Verdauungsenzyme, Zugabe von Magensäure, Vitamin A, Vitamin D, Omega-3 und Omega-6).

4. Mit guten Bakterien (Probiotika) ausgleichen und die guten Darmbakterien mit Nahrung versorgen (präbiotische Ballaststoffe).

5. Eventuell mit Nahrungsmitteln provozieren, von denen man annimmt, dass sie problematisch sind.

KAPITEL 4

Füttern Sie Ihre guten Darmbakterien

—————————•—————————

Zwei Gruppen von guten Bakterien sind besonders wichtig für unsere Gesundheit und sollten normalerweise in ausreichender Menge im Verdauungstrakt zu finden sein: **Bifidobakterien** und **Milchsäurebakterien**. Die günstigen Bakterien im Darm nennen wir im allgemeinen probiotisch oder Probiotika.

Damit diese Bakterien überleben und gedeihen können, brauchen sie Nahrung. Diese erhalten sie durch verschiedene Arten von pflanzlichen Ballaststoffen, die der Dünndarm nicht verdauen kann. Unverdaute Ballaststoffe wandern in den Dickdarm weiter und werden zu Nahrung für unsere Darmbakterien. Diese Arten von Ballaststoffen nennt man präbiotisch oder Präbiotika.

Probiotika

Probiotika (von griechisch pro + bios, was »für das Leben« bedeutet) sind Bakterien, die zu einem natürlichen Gleichgewicht der Mikroben im Darm beitragen. Der normale menschliche Verdauungstrakt enthält zwischen 300 und 1000 verschiedene Arten von Bakterien. Die gesundheitsfördernden probiotischen Bakterientypen vermindern das Wachstum von schädlichen Bakterien; sie unterstützen ein gesundes Verdauungssystem, helfen dem Immunsystem und verringern die Bildung von Substanzen durch schädliche Bakterien, die Entzündungen verursachen und damit Insulinresistenz hervorrufen oder verstärken und zu Übergewicht beitragen.

Die größte Gruppe der probiotischen Bakterien im Darm sind die Milchsäurebakterien, von denen die Lactobacillas, die man in unterschiedlichen Mengen in Kefir, Dickmilch, Joghurt mit Lebendkultur usw. findet, die bekanntesten sind. Die zweitgrößte Gruppe unter den Probiotika sind die Bifidobakterien, danach kommen Streptococcus thermophilus (nicht zu verwechseln mit krankheitserregenden Streptokokken) und Enterococcus faecium. Probiotika sind in bestimmten Nahrungsmitteln enthalten und auch als Nahrungsergänzungsmittel erhältlich.

Milchsäurebakterien spielen vor allem im Dünndarm, in der Harnröhre und bei Frauen auch im Gebärmutterhals und in der Vagina eine große Rolle. Sie produzieren Milchsäure sowie antibiotische und fungizide Stoffe, die diese Körperteile vor potenziell gesundheitsgefährdenden und teilweise sogar lebensbedrohlichen Infektionen durch Bakterien wie Salmonellen, bestimmte E.-coli-Arten und Staphylococcus aureus wie auch vor dem Pilz Candida albicans und anderen schützen.

Es gibt viele Arten von Milchsäurebakterien, darunter Lactobacillus brevis, der für die Aufnahme der Vitamine D und K notwendig ist, Lactobacillus rhamnosus, der bei Lactoseintoleranz hilft und besonders für Säuglinge und ältere Menschen nützlich ist, Lactobacillus plantarum, der neben seinen antibiotischen Eigenschaften auch beim Abbau von Nitraten hilft, die wir mit verarbeiteten Fleischprodukten wie Salami, Schinken, Würsten, Bauchspeck aufnehmen und die krebserregend sein können.

Auch die Bifidobakterien sind artenreich. Insgesamt sind 32 Arten identifiziert, die drei wichtigsten davon sind Bifidobacterium bifidum, B. infantis und B. longum. Bifidobakterien finden sich meist im Dickdarm und bei Frauen auch in der Vagina. Sie unterstützen die Schleimhäute beim Halten des normalen pH-Werts und schützen vor potenziell schädlichen Bakterien. Außerdem helfen sie bei der Aufnahme von Mineralstoffen wie Zink, Eisen, Magnesium und Kalzium. B. infantis hilft dem Körper bei der Produktion von Stoffen (Zytokinen), die schädliche Bakterien wie Shigellen, Salmonellen, Clostridien und andere vernichten.

Streptococcus thermophilus ist das wichtigste Bakterium bei der Produktion von Joghurt; es spaltet die Lactose (Milchzucker) beim Fermentierungsprozess, der Milch zu Joghurt macht.

Enterococcus faecium ist ein gesundes Darmbakterium, das gegen Durchfall hilft und Rotaviren und andere schädliche Mikroben abtöten kann. Außerdem kann es laut Forschungsergebnissen beim Reduzieren des sogenannten »schlechten« LDL-Cholesterins helfen.

Viele benutzen Probiotika, um Durchfall, Verstopfungen, Blähungen und Magenkrämpfen, die durch Antibiotika verursacht werden, vorzubeugen. Antibiotika töten »gute« (vorteilhafte) Bakterien zusammen mit den krankheitserregenden Bakterien. Eine Verringerung der günstigen Bakterien kann zu Verdauungsproblemen führen. Die Zufuhr von Probiotika durch die Nahrung oder durch Ergänzungsmittel kann dazu beitragen, verlorene günstige Bakterien zu ersetzen. Die Verringerung der günstigen Bakterien kann auch zu anderen Infektionen führen, wie etwa zu vaginalen Pilzinfektionen und Harnwegsinfektionen, und zu Symptomen wie Durchfall bei Darmerkrankungen.

Auch dafür können Probiotika verwendet werden:

- Chronischer Durchfall mit anderen Ursachen
- Unterstützende Vorbeugung gegen Infektionen im Verdauungstrakt, unter anderem bei Auslandsreisen
- Verbesserte Kontrolle der Immunreaktion (Entzündung), wie etwa bei chronisch-entzündlichen Darmerkrankungen und anderen Entzündungszuständen

Sind Probiotika sicher?

Die meisten Probiotika sind unter normalen Umständen schon im menschlichen Verdauungssystem vorhanden. Einige Probiotika werden schon seit sehr langer Zeit in der menschlichen Evolutionsgeschichte verwendet, zum Beispiel in fermentierten Nahrungsmitteln, insbesondere in fermentierten Milchprodukten wie Joghurt und Kefir. Diese scheinen keine Krankheiten zu verursachen. Allerdings muss noch genauer untersucht werden, inwiefern Probiotika-Zugaben bei Kindern, Senioren und Menschen mit geschwächtem Immunsystem unbedenklich sind. Bei allen Nahrungsergänzungsmitteln sollte man sich im Klaren darüber sein, dass sie als Nahrungsmittel und nicht als Arzneimittel reguliert sind. Besprechen Sie eventuell mit Ihrem Arzt, was Sie nehmen, einschließlich der spezifischen Bakterien in probiotischen Nahrungsergänzungsmitteln.

Wie kann die Darmflora repariert werden?

Natürlich fermentierte (vergorene) Nahrung ist eine hervorragende Quelle von Probiotika, oft zusammen mit Präbiotika. Probiotika sind die gesunden Bakterien und Präbiotika die speziellen Ballaststoffe, die für die Ernährung der Bakterien sorgen, damit diese gedeihen und sich vermehren können. Am besten beginnt man zuerst mit Probiotika und nimmt dann ein bis zwei Wochen später Präbiotika dazu. Präbiotische Ballaststoffe können nämlich das Wachstum von einigen ungünstigen Bakterien fördern, und in dem Fall können sich Ihre Beschwerden verstärken, falls die Darmflora nicht im Gleichgewicht ist. Wenn Sie Reizdarmsymptome haben, würde ich dringend empfehlen, diese zunächst genau untersuchen zu lassen, um dann herauszufinden, ob SIBO (übermäßiges Wachstum von Bakterien im Dünndarm, siehe S. 252 ff.) oder etwas anderes die Ursachen dafür sind. Diese sollten behandelt werden, bevor Sie anfangen, Probiotika und Präbiotika zu nehmen.

Hier sind einige Beispiele für Nahrungsmittel und Getränke, die Probiotika oder wertvolle Stoffe von guten Mikroben enthalten:

- Naturjoghurt (wenn er lebende Bakterienkulturen enthält)
- Kefir, Dickmilch
- Kimchi (fermentierter Kohl, wird in Korea viel verwendet)
- Sauerkraut
- Kombucha (fermentierter Tee)
- Käse (lang gereifte Sorten oder Rohmilchkäse)
- Roher Honig (nicht wärmebehandelt)
- SauerteiGLrot
- Miso, Tempeh, Natto (fermentiertes Soja)
- Rohmilch
- Roher Apfelweinessig

Neben Nahrungsmitteln, die Probiotika enthalten, können Sie diese auch in Form von Nahrungsergänzungsmitteln einnehmen.

Probiotische Bakterien brauchen Nahrung, um im Darm zu überleben, zu gedeihen und sich zu vermehren. Viele glauben, dass Probiotika, einmal als Nahrungsergänzung genommen, eine Ewigkeit im Darm vorhanden sein werden. Das ist nicht richtig. Probiotische Bakterien können im Darm einige Tage bis einige Wochen überleben, vorausgesetzt man nimmt auch Präbiotika. Daher sollte man lieber Nahrungsmittel, die Probiotika enthalten, in die alltägliche Ernährung integrieren, als einige wenige Tage große Dosen davon als Kur einzunehmen (außer man hat eben erst Antibiotika genommen).

Können Probiotika beim Abnehmen helfen?

Bei gewissen Arten von Probiotika scheint das zuzutreffen. Dazu wird derzeit viel geforscht, und ich kann vielversprechende Ergebnisse aus Japan nennen. Dort bekamen Übergewichtige mit erhöhtem Bauchfett entweder fermentierte Milch, die das Bakterium Lactobacillus gasseri enthielt, oder fermentierte Milch ohne dieses Bakterium, bei ansonsten gleicher Ernährung und Bewegung. Die Empfänger des probiotischen Bakteriums wiesen anschließend im Vergleich zur anderen Gruppe ein geringeres Gewicht und einen geringeren Taillenumfang auf.

In einer finnischen Studie bekamen schwangere Frauen in den vier Wochen vor dem Geburtstermin probiotische Nahrungsergänzung (Lactobacillus rhamnosus) oder ein Placebo. Die Kinder derjenigen, die die Bakterienergänzung erhielten, wurden in den ersten Lebensjahren nicht übergewichtig. Eine andere Studie zeigte, dass Schwangere, die in den letzten drei Monaten der Schwangerschaft und dann bis zum Abstillen täglich Lactobacillus rhamnosus und Bifidobacterium lactis einnahmen, den Blutzucker besser unter Kontrolle und ein besseres Insulinniveau hatten als die, die ein Placebo erhalten hatten.

Präbiotika

Präbiotika helfen dabei, im Verdauungstrakt ein Milieu zu schaffen, das das Wachstum günstiger Bakterien stimuliert. Diese guten Bakterien sind entscheidend für ein gesundes und ausgewogenes Verdauungssystem.

Präbiotika sind chemisch gesehen kohlenhydrathaltige Pflanzenfasern, die man entweder Oligosaccharide (wie etwa Oligofructose) oder Polysaccharide (wie etwa Inulin) nennt. Wir können diese Fasern nicht verdauen, aber unsere Darmbakterien können das. Präbiotika geben also unseren Probiotika Nahrung, sodass sie wachsen und stärker werden können.

Neben den guten Bakterien beherbergt unser Magen-Darm-Trakt auch potenziell gefährliche Bakterien, die Krankheiten verursachen können, wenn sie sich unkontrolliert vermehren. Solange der Verdauungsapparat mit mehr guten als schlechten Bakterien besiedelt ist, bleiben wir gesund. Denken Sie daran, Bakterien – gute wie schlechte – sind lebende Mikroorganismen. Sie brauchen Nahrung, um zu überleben.

Doch wenn man das zunehmende Vorkommen von Verdauungsproblemen wie Reizdarmsyndrom, SIBO, Colitis und Verstopfung betrachtet, scheinen unsere guten Bakterien den Kampf um die Kontrolle über den Verdauungsapparat zu verlieren. Die Zunahme von Verdauungsschwierigkeiten wird zum Großteil durch Lebensstilfaktoren wie ungesunde Ernährungsgewohnheiten, Antibiotika, Stress, Schlafmangel und Bewegungsmangel verursacht. Verarbeitete Lebensmittel mit viel raffiniertem Mehl und Zucker füttern unsere schlechten Bakterien, die Darminfektionen, Entzündungen und Übergewicht verursachen.

Es besteht eine gewisse Besorgnis darüber, dass auch Präbiotika die schlechten Darmbakterien ernähren, was zwar in klinischen Dokumentationen kaum Unterstützung findet, allerdings behaupten einige medizinische Experten, dass Fructooligosaccharide (FOS), eine langkettige Form von Präbiotika, sowohl gute als auch gewisse schädliche Mikroben ernähren. Sie meinen, dass das Risiko dafür erhöht ist, wenn das Verdauungssystem im Ungleichgewicht ist, wenn also mehr schlechte Bakterien als gute im Darm leben.

Es gibt Berichte über Leute, die Probleme mit Blähungen, Völlegefühl und Magenkrämpfen bekamen, nachdem sie verschiedene Arten von FOS zu sich genommen hatten. Das kann allerdings die Folge einer unausgeglichenen Darmflora sein oder von SIBO (bakterieller Überbesiedelung im Dünndarm), worunter rund 10 % der Bevölkerung leiden (mehr über SIBO siehe S. 252 ff.). Darum ist es, wie schon erwähnt, besser, mit Probiotika zu beginnen und Präbiotika erst ein bis zwei Wochen später dazu zu nehmen. Das Gleichgewicht der Mikroflora im Verdauungstrakt kann – bis zu einem gewissen Grad – darüber entscheiden, wie positiv oder problematisch eine Einnahme von FOS sein wird. Tatsächlich können FOS in den meisten Fällen nützlich sein, aber da wir alle unterschiedlich sind, können Einzelne negative Nebenwirkungen spüren.

Können Präbiotika beim Abnehmen helfen?

Eine Studie untersuchte die Wirkung der täglichen Einnahme von Präbiotika morgens und abends auf Übergewichtige. Man beobachtete eine bessere Appetitzügelung nach dem Frühstück und dem Abendessen und folglich reduzierte Nahrungsaufnahme. Die Forscher fanden eine Zunahme von zwei Hormonen, GLP-1 (Glucagon-like Peptide 1) und Peptid YY, die das Sättigungsgefühl erhöhen und den Appetit reduzieren. Gleichzeitig mit dem verringerten Appetit fand man auch erhöhte Fermentierungsaktivität im Darm der Versuchspersonen, was die präbiotische Wirkung nachwies.

Präbiotika und Probiotika: Sowohl als auch

Unter den Fachleuten wird viel diskutiert, ob nun Probiotika oder Präbiotika am besten sind, aber tatsächlich braucht man beide. Das eine ohne das andere begrenzt die Vorteile, die ein gesunder Verdauungsapparat mit sich bringt. Ich möchte noch einmal daran erinnern, dass der Körper zehnmal so viele Darmbakterien wie Zellen hat und dass diese entscheidend für Ihre Gesundheit und Ihr Gewicht sind.

Bis zu 80 % des Immunsystems liegen im Darm, und es wird durch ein Heer von Probiotika trainiert und gestärkt. Probiotika sind auch an der Verdauung der Nahrung beteiligt und sogar an der Produktion der Vitamine K und B12. Aber wie schon vorher angemerkt, sind Probiotika lebende Mikroorganismen und nicht autonom; sie brauchen Nahrung zum Überleben, und ohne Präbiotika sind sie nicht in der Lage, ihre wichtige Arbeit auszuführen.

Woher bekomme ich Präbiotika?

Für die regelmäßige und ausreichende Zufuhr von Präbiotika sind frisches Obst, rohes Gemüse, Hülsenfrüchte, ganze Körner, Samen und Nüsse die besten Quellen. Es wird empfohlen, täglich 5 g präbiotische Ballaststoffe zu sich zu nehmen, während die empfohlene tägliche Menge an allgemeinen Ballaststoffen bei gesunden Menschen 25–30 g und bei Diabetikern 40 g beträgt.

Zwar enthalten die meisten Gemüse, Früchte, Beeren, Nüsse, Samen und Hülsenfrüchte sowie Hafer und Roggen präbiotische Ballaststoffe, doch einige davon sind besonders reich daran. Hier ist eine Übersicht darüber, wie viel man jeweils essen muss, um 5 g Präbiotika aufzunehmen:

- Zichorienwurzel
  (am leichtesten ist es, reines Inulin zu verwenden)   10 g
- Topinambur   20 g
- Blanchierte Löwenzahnblätter   25 g
- Roher Knoblauch   35 g
- Roher Lauch   50 g

- Gekochte Zwiebeln   120 g
- Spargel   120 g
- Weizenkleie   120 g
- Bananen (je weniger reif, desto besser)   600 g

Natürlich kann man das kombinieren, denn es ist nicht einfach, täglich 35 g rohen Knoblauch zu essen!

Wenn man es nicht schafft, genug von den oben genannten Nahrungsmitteln in die alltägliche Ernährung zu integrieren, sollte man vielleicht präbiotische Nahrungsergänzungsmittel in Betracht ziehen. Davon gibt es einige, aber im Allgemeinen produzieren Inulin und Fructooligosaccharide (FOS) eine Menge Gas. Das ist weder gesundheitsschädlich noch gefährlich, aber es kann störend wirken. Man kann das vermeiden, indem man zu präbiotischen Nahrungsergänzungen greift, die auf Flohsamenschalen, Akaziengummi, Maisfasern oder Polydextrose basieren. Diese sind wasserlöslich und geschmack- und geruchlos. Einige gibt es auch in Kapselform. In Kap. 7 gebe ich Empfehlungen zu Nahrungsergänzungsmitteln.

Probiotische Lebensmittel

Hausgemachter Joghurt

1 l Voll- oder Halbfettmilch (möglichst in Bioqualität)
100 g Naturjoghurt (möglichst in Bioqualität)

1. Die Milch in einem Topf auf 45 °C erwärmen.
2. Den Topf in kaltes Wasser stellen und auf 42 °C abkühlen.
3. Den Joghurt dazugeben und gut umrühren.
4. Den Topf aus dem Wasser nehmen, zudecken und an einen kühleren Ort stellen, wo die Milch gleichmäßig abkühlen kann, zum Beispiel auf den Boden im Bad. Man kann den Topf auch in eine Decke einwickeln, um ihn gleichmäßiger abzukühlen. In dem Fall kann er auch bis zum nächsten Tag in der Küche stehen.
5. Nach sieben Stunden sollte die Milch eingedickt sein.
6. Gut umrühren und kühl stellen, damit sich die Milchsäurebakterien nicht weiterentwickeln.
7. Einen Teil des Joghurts zur Herstellung der nächsten Portion verwenden, am besten einmal pro Woche.

Wer keine gewöhnliche Milch mag oder verträgt, kann Milchalternativen (zum Beispiel aus Soja, Mandeln, Kokos, Hafer usw.) verwenden.

Um Joghurt von der Konsistenz von griechischem Joghurt zu erhalten, kann man 200 ml Milch durch Schlagsahne ersetzen und 30–50 g reines Molkenprotein zugeben. Um Klümpchenbildung zu vermeiden, sollte man das Molkenprotein zuerst in einer kleinen Menge Milch auflösen. Wenn der Joghurt noch dicker werden soll, kann man ihn für einige Stunden oder über Nacht in den Kühlschrank stellen.

Viel einfacher wird es mit einer Joghurtmaschine. Es gibt verschiedene Modelle auf dem Markt, die günstigsten sind für etwa 20 Euro zu haben.

Hausgemachte Crème fraîche

500 ml Schlagsahne (möglichst in Bioqualität)
250 ml Kefir oder Dickmilch (möglichst in Bioqualität)

1. In einer Glasschüssel die Sahne mit dem Kefir oder der Dickmilch vermischen, die Schüssel in einen Topf mit warmem Wasser stellen und die Mischung auf 30 °C erwärmen, dabei ein Bratenthermometer benutzen. Aus dem Wasserbad nehmen und zudecken, aber dabei wegen der Luftzufuhr einen Spalt offen lassen.
2. Die Schüssel bei Raumtemperatur stehen lassen, bis die Mischung steif geworden ist (ca. 8 Stunden).

Hausgemachter Kefir

Kefir schmeckt hervorragend als Getränk oder im Müsli, in Smoothies und in kalten Suppen. Man kann ihn auch in warmen Suppen, Eintöpfen und zum Backen verwenden, aber dabei sterben die guten Bakterien. Wird der Kefir abgeseiht, entsteht eine Joghurtvariante, die weit mehr gesunde probiotische Bakterien als gekaufter Joghurt enthält. So hat man ganz leicht das besondere Etwas für Dressings und Dips mit Kräutern und Gewürzen, für Käsekuchen mit Gelatine oder für Eis.

Sie können natürlich fertigen Kefir kaufen. Aber man kann auch versuchen, ihn selbst zu machen. Hausgemachter Kefir ist wirklich einfach herzustellen, wesentlich einfacher als Joghurt. Man braucht lediglich Kefirknollen, die man mittlerweile in verschiedenen Onlineshops bestellen kann (es gibt auch Facebook-Gruppen von Kefir-Freunden). Geliefert werden die Knollen in getrocknetem Zustand. Auch Personen mit Lactoseintoleranz vertragen in der Regel Kefir, da er das Enzym Lactase enthält, das Lactose abbaut.

Das braucht man:

- Kefirknollen
- Milch (möglichst in Bioqualität). Kuhmilch funktioniert gut, ebenso Ziegen- oder Schafsmilch. Man kann auch Hafer-, Mandel-, Kokos- oder Sojamilch verwenden.
- Schraubglas
- Küchenhandtuch oder Ähnliches und Einweckgummi
- Plastik- oder Holzlöffel
- Plastikschüssel und Plastiksieb

Wie macht man Kefir?

Man sollte immer daran denken, dass Kefirknollen kein Metall vertragen, denn das kann sie im schlimmsten Fall töten. Verwenden Sie daher Plastik oder Holz. Pro Liter Milch reichen ca. 5 Körner der Kefirknolle. Milch in ein großes, sauberes Glas geben und die Kefirkörner zugeben. Die Milch soll jetzt stehen und gären, dabei das Glas mit einem Küchenhandtuch zudecken und das Tuch mit einem Einweckgummi fixieren. Je länger der Kefir steht, desto dicker wird er. Gewöhnlich lässt man ihn 24 bis 48 Stunden stehen. Während dieser Zeit kann man die Milch einige Male umrühren. Anschließend den Kefir in den Kühlschrank stellen, wo er sich mehrere Tage lang hält. Er wird langsam saurer, je länger er im Kühlschrank steht. Je niedriger die Temperatur ist, desto langsamer verläuft der Gärungsprozess.

Übrigens kann man auch sogenannten Wasserkefir machen. Dazu brauchen Sie Ihre eigene Wasserkefirkultur, die Sie in verschiedenen Onlineshops bestellen können (suchen Sie im Internet nach »Wasserkefir«). Man vermischt Wasser und Zucker, gibt die Kefirkultur zu und befolgt die Anleitung. Wenn er fertig ist, kann er mit Geschmackszutaten wie Kräutern, Vanille, Obst- oder Gemüsesaft verfeinert werden.

Hausgemachter Kombucha

Kombucha ist ein sehr alter, traditioneller fermentierter Tee, der ursprünglich aus China kommt. Kombucha stellt man her, indem man zu einem süßen Tee eine Startkultur, einen sogenannten Kombucha-Pilz, hinzugibt und diesen einige Wochen gären (fermentieren) lässt. Während des Gärungsprozesses wird der Zucker von den Bakterien und Hefen im Kombucha-Pilz »aufgefressen«, wobei die probiotischen Bakterien Säure produzieren, sodass der fertige Kombucha säuerlich schmeckt.

Das braucht man:

- Große Schüssel oder Glaskanne
- Tuch zum Abdecken der Schüssel oder Kanne, das zum Beispiel mit einer Schnur befestigt wird
- Plastiksieb
- Extraschüssel zum Abseihen des Kombucha nach der Gärung
- Glasflaschen mit Bügelverschluss

Kombucha-Rezept für 2 Liter

2 Teebeutel, möglichst in Bioqualität, Rooibos oder Schwarztee
5 EL Zucker, möglichst in Bioqualität
2 l Wasser (davon 1 l Liter kochendes Wasser für den Teeaufguss)
Startkultur Kombucha-Pilz (der flache »Pfannkuchen«)
Etwas fertiger Kombucha als Starter

1. Zwei Teebeutel beliebiger Geschmacksrichtung in eine große Glasschüssel oder -kanne geben, dazu 5 gehäufte Esslöffel Zucker. Einen Liter kochendes Wasser darübergießen. Wenn der Tee fertig ist, einen Liter eiskaltes Wasser dazugeben.

2. Wenn man zum ersten Mal Kombucha macht, kann man die Flüssigkeit, in der der Kombucha-Pilz liegt, verwenden. Ansonsten kann einfach etwas Kombucha von der letzten Herstellung dazugegossen werden. Den Kombucha-Pilz auseinanderfalten und so auf den Tee legen, dass er an der Oberfläche schwimmt.

3. Ein sauberes Geschirrtuch mit einer Schnur an der Schüssel oder Kanne festbinden. Den Kombucha dann zum Gären an einen dunklen Ort mit Raumtemperatur stellen, zum Beispiel in einen Küchenschrank. Den Kombucha in diesem Zeitraum nicht bewegen, denn das kann die Bildung eines neuen Kombucha-Pilzes hemmen. Das Ganze 1–4 Wochen stehen lassen, abhängig von der Temperatur und davon, wie säuerlich er werden soll. Je länger er steht, desto säuer-

licher wird er. Wenn der Kombucha lange genug gestanden hat, hat sich ein neuer Pilz, auch Kombucha-Baby genannt, gebildet. Diesen kann man vorsichtig vom fertigen Kombucha entfernen und entweder beim nächsten Mal zwei Portionen machen oder ihn zusammen mit 100 ml des fertigen Kombuchas (als Starter) verschenken. Der Kombucha selbst wird durch ein Plastiksieb in eine saubere Schüssel abgegossen.

Nicht vergessen, einen kleinen Teil des fertigen Kombuchas in einem Schraubglas als Starter für die nächste Produktion aufzuheben (etwa 100 ml je Liter Kombucha). Danach den fertig fermentierten Kombucha in saubere Flaschen füllen und luftdicht verschlossen ein bis drei Tage stehen lassen, damit sich natürliche Kohlensäure bildet. Man kann ihn auch nachvergären lassen, zum Beispiel mit Beeren, Obst oder Ingwer, um verschiedene Geschmacksrichtungen zu erzeugen. Beim Nachvergären lässt man die Flaschen mit Kombucha für 24 Stunden mit etwas aufgeschnittenem Ingwer, Obst oder Beeren und eventuell Gewürzen, Vanille usw. darin stehen. Im Internet gibt es viele Kombucha-Rezepte, lassen Sie sich inspirieren.

Probiotika lassen sich auch durch Milchsäuregärung von Gemüse und Obst herstellen

Gemüse und Obst sind hervorragend zur Herstellung von Probiotika geeignet, und durch den natürlichen Prozess bleiben Vitamine und andere Nährstoffe zum großen Teil erhalten.

Die verschiedensten Gemüse können ganz einfach eingemacht werden, zum Beispiel Steckrüben, Rote Bete, Karotten, Weiß- und Rotkohl, Grünkohl, Brokkoli, Blumenkohl, Zucchini, Paprika, Sellerie, Rettich, Zuckererbsen, Zwiebeln und Bohnen. Früchte wie beispielsweise Äpfel, Birnen, Rosinen und getrocknete Beeren kann man zusetzen. Die meisten Gewürze und Kräuter kann man als Geschmackszusatz verwenden, zum Beispiel Knoblauch, Bärlauch, frischen Ingwer, getrockneten Dill, Lorbeer, Pfefferkörner, Koriander, Chiliflocken, Kreuzkümmel und Senfkörner. Der Phantasie sind keine Grenzen gesetzt. Dabei ist es wichtig, das Gemüse in seinem eigenen Saft einzumachen – dazu muss man es auspressen – und pro Liter Volumen ca. einen Esslöffel Meersalz zuzugeben, um Pilze und Schimmel zu vermeiden.

Sauerkraut

2,5 kg Weißkohl (Man kann viele verschiedene Wurzelgemüse, Zwiebeln und Kohl verwenden.)

3 EL Meersalz

1. Einige ganze Kohlblätter zur Seite legen. Den restlichen Kohl fein schneiden oder hobeln und mit Meersalz vermischen.
2. Die Mischung kräftig mit den Fäusten durchkneten, um den Saft zu einer Lake auszupressen; dazu kann man auch einen Kartoffelstampfer benutzen. Mit einem Drittel des Kohls beginnen, und nach und nach mehr Kohl zugeben, wenn man genug ausgepresst hat. Das Salz lässt den Saft leichter austreten.
3. Kohlgemisch inklusive Saft in große Einmachgläser geben. Den Kohl fest ins Glas drücken, damit der Gemüsesaft alles bedeckt.
4. Die beiseitegelegten Kohlblätter obenauf in die Gläser legen. Die Blätter festdrücken, sodass auch sie vom Saft bedeckt sind.
5. Die Gläser fest verschließen und in den Kühlschrank stellen – oder an einen anderen dunklen und kühlen Ort. Dort sollen sie mindestens zwei Wochen stehen, besser aber länger, um gute Bakterien zu erzeugen.
6. Danach kann man die ganzen Blätter entfernen und den Geschmack testen sowie prüfen, ob sich Schimmel gebildet hat. Ist das der Fall, kann man ihn einfach mit einem Löffel entfernen, das ist nichts Ungewöhnliches. Der Geschmack verändert sich mit der Zeit, wann das Sauerkraut gut genug ist, kann jeder selbst entscheiden.
7. Das Sauerkraut in den Kühlschrank stellen, wenn der Geschmack passt. Nun kann man täglich zu einer Mahlzeit eine kleine Menge davon essen. Beginnen Sie mit einem halben Teelöffel am Tag und erhöhen Sie die Menge dann schrittweise.

KAPITEL 5

Ausgewogene Ernährung für einen ausgewogenen Darm

•

In diesem Kapitel geht es um die Bedeutung einer Ernährung im Gleichgewicht und besonders von gesunden Fetten für den gesunden Darm. Warum hochglykämische Kohlenhydrate das Gleichgewicht im Darm stören und zu Beschwerden und Gewichtszunahme beitragen. Warum Proteine die beste Garantie gegen Heißhunger auf Süßes und ein besseres Sättigungsgefühl geben, und wie sie zu einem besseren Gleichgewicht beitragen zwischen den Bakterien, die Gewichtszunahme fördern, und denen, die sie hemmen. Wie ein gutes Gleichgewicht zwischen niedrigglykämischen (langsamen) Kohlenhydraten, gesundem Fett und Proteinen einen gesunden Darm, einen ausgeglichenen Hormonhaushalt, bessere Verbrennung und mehr Gesundheit schaffen kann. Und wie wichtig es ist, ausreichend Wasser zu trinken.

Dazu gehört auch ein praktischer Teil darüber, wie man die Ernährung zusammensetzen sollte, und einiges über Menge und Art der Nahrung, die man für genug Proteine, gesunde Fette, langsame Kohlenhydrate (die präbiotische Ballaststoffe liefern) und fermentierte Nahrungsmittel mit lebenden, günstigen Bakterien braucht.

Ernährung und Darm im Gleichgewicht – der Weg zu einer gelungenen Änderung des Lebensstils

Übergewicht und eine Darmflora im Ungleichgewicht sind Dinge, die Sie selbst beeinflussen können. Sie können Ihre Darmflora verändern, indem Sie sich ausgewogen in der richtigen Weise und Menge ernähren. So können Sie ein gutes Bakteriengleichgewicht und eine effektivere Verbrennung wiedererlangen, Heißhunger auf Süßes und quälende Hungergefühle loswerden und dauerhaft abnehmen.

Die typische Ernährung in unseren Breitengraden besteht immer noch aus zu viel Zucker, raffinierten Kohlenhydraten, ungesunden Fetten und zu wenig Gemüse, zu wenig gesunden Fetten, zu wenig Fisch und Meeresfrüchten, Nüssen, Samen und Hülsenfrüchten und damit zu wenig Ballaststoffen. Dazu gibt es zu wenig fermentiertes Essen mit lebenden, gesunden Bakterien. Eine solche Ernährung füttert die «feindlichen» Bakterien und hungert die «freundlichen» aus.

Sie wissen jetzt, dass die Zusammensetzung der Ernährung einen großen Einfluss auf die Zusammensetzung der Darmflora hat und dass diese wiederum beeinflusst, was man isst und wie gesund und schlank man ist. Die gesunden Darmbakterien helfen bei der Verdauung, produzieren lebenswichtige Vitamine und andere chemische Substanzen und neutralisieren Giftstoffe. All dies bestimmt, wie gut Ihre Ernährung ist, und alles fängt damit an, was Sie zu sich nehmen. Aber auch die gesundeste Ernährung kann nicht eine sehr gestörte Darmflora reparieren. Umgekehrt bedeutet ein Darm im Gleichgewicht nicht, dass man sich so ungesund ernähren kann, wie man will, denn das wird mit der Zeit die Darmflora zum Negativen hin verändern. Ernährung und gesunde Darmflora gehen Hand in Hand.

Eine Ernährung mit viel Zucker und Stärke aus raffinierten Kohlenhydraten, oft in Kombination mit viel Fleisch und ungünstigen Fetten und zu wenig Ballaststoffen, verzögert den Durchgang der Nahrung durch den Verdauungstrakt und trägt zu übermäßigem Wachstum von ungünstigen Darmbakterien bei, welche wiederum Giftstoffe produzieren, die die Verbrennung stören und Entzündungen und Insulinresistenz verursachen.

Die gute und die schlechte Nachricht: Veränderungen in der Darmflora als Auswirkung einer Ernährungsumstellung geschehen schnell. Die Zusammensetzung der Bakterien kann sich schon nach einem Tag verändern, wenn man von einer protein- und ballaststoffreichen zu einer fettarmen und zuckerreichen Kost übergeht. So bekommt man weniger schlankmachende Bacteroidetes-Bakterien und mehr dickmachende Firmicutes-Bakterien. Um ein dauerhaftes gesundes Gewicht zu erreichen, ohne ständig gegen die Gier nach Süßem und Heißhunger ankämpfen zu müssen, sollte man also die gesunden Bakterien füttern und die ungesunden aushungern.

Änderung des Lebensstils

Ernährung und Darm im Gleichgewicht, dieses Konzept hilft beim Erreichen einer optimalen Balance zwischen der Aufnahme von Kohlenhydraten, Proteinen und Fetten, und dazu bekommt man lebende probiotische Nahrung, die gesunde Bakterien enthält und viele präbiotische Ballaststoffe, die diesen beim Überleben und Vermehren helfen. Dadurch erreicht man auch ein stabileres Blutzuckerniveau und einen ausgeglicheneren Hormonhaushalt, bessere Steuerung des Appetits, verstärktes Sättigungsgefühl und eine erhöhte Verbrennung. Auch wird die Verdauung optimiert und Beschwerden wie Bauchzwicken, Völlegefühl, Verstopfung oder Durchfall verringern sich oder verschwinden gar.

Sie werden eine größere Auswahl natürlicher Nahrungsmittel genießen – Nahrungsmittel, an die sich der Mensch genetisch während Millionen Jahren der Evolution angepasst hat – und weniger raffinierte und verarbeitete Lebensmittel. Die Auswahl der Nahrungsmittel wird eine reichhaltige Versorgung mit essenziellen Aminosäuren und Fettsäuren, Vitaminen, Mineralstoffen, Antioxidantien und Ballaststoffen sowie gesunden Bakterien sicherstellen. Nichts ist verboten, aber wenn Sie eher ungünstige Kohlenhydrate und Fette essen, sollten Sie es in Maßen tun und die Auswirkung durch mehr gesunde Proteine und Fette und niedrigglykämische Kohlenhydrate ausgleichen.

Doch zuerst eine kurze Einführung in die Zusammensetzung unserer Ernährung.

Die Zusammensetzung der Ernährung: Proteine

Proteine – wichtig für den Körper, die Sättigung und die Verbrennung

Der größte Teil dessen, was wir beim Betrachten einer anderen Person sehen, besteht aus Proteinen. Haut, Haare, Muskeln, Bindegewebe. Ohne Proteine sind wir »nichts«.

Proteine sind nötig zum Erhalt einer normalen Muskelmasse, die für eine effektive Verbrennung äußerst wichtig ist. Alle Körperzellen bestehen unter anderem aus Proteinen, wie auch die meisten Hormone. Proteine regeln auch die Ausschüttung von Insulin und Glucagon, ein hormonelles Gleichgewicht, das unter anderem den Blutzucker stabilisiert. Außerdem stimulieren Proteine die Produktion von

Wachstumshormonen, die zur besseren Erhaltung der Muskelmasse beitragen.

- Proteine sind der Nährstoff, der am meisten sättigt.
- Proteine lassen mehr im Körper eingelagertes Fett verbrennen.
- Proteine dämpfen den Anstieg des Blutzuckers (den glykämischen Index, mehr dazu auf S. 81 ff.) nach einer Mahlzeit.
- Proteine führen zu einer erhöhten Ausschüttung des Hormons Glucagon und von Wachstumshormonen. Glucagon ist das Gegenstück zu Insulin, und darum sinkt das Insulinniveau und die Fettverbrennung steigt an. Die Wachstumshormone stimulieren unter anderem das Muskelwachstum und sorgen für die Reparatur des Körpers.
- Proteine lassen den Blutzucker nicht ansteigen, anders als leichtverdauliche Kohlenhydrate, und werden nicht in Fett umgewandelt oder wie Fett eingelagert. 25 % der Kalorien, die Sie in Form von Proteinen zu sich nehmen, werden beim Verbrennungsprozess in Wärme umgewandelt und können nicht eingelagert werden. So gesehen sind Proteine die »unschuldigsten« Kalorien, solange man es nicht übertreibt.
- Ein ausreichender Proteinkonsum verhindert eine Verringerung der Muskelmasse.

Wo sind Proteine enthalten?

Die meisten Proteine sind in schierem Fleisch, Geflügel, Fisch und Meeresfrüchten, in Eiern, Nüssen, Samen und in Milchprodukten enthalten. Milch und Joghurt enthalten Proteine, aber nicht so viel wie Frischkäse und Quark oder Skyr. Griechischer Joghurt hat mehr Proteine als andere Joghurtsorten. Man kann seinen Joghurt einfach mit Proteinen anreichern, indem man einige Löffel Frischkäse, Skyr oder Quark einrührt Joghurt, Kefir und Dickmilch enthalten probiotische lebende Bakterien, im Gegensatz zu Frischkäse, Quark oder Skyr. Brot und Getreideprodukte enthalten ebenfalls Proteine, aber diese Nahrungsmittel liefern gleichzeitig viele Kohlenhydrate und sollten darum nicht zur Erhöhung des Proteingehalts in der Ernährung genutzt werden.

Hülsenfrüchte werden oft wegen ihres hohen Gehalts an Proteinen hervorgehoben. Ihr Proteingehalt ist, mit Ausnahme von Sojabohnen, zwar bescheiden, wenn man sie mit Fleisch und Fisch vergleicht, aber höher als der aller Getreidesorten (Weizen, Roggen, Hafer, Roggen usw.).

Bemerkenswert ist, dass Mandeln und Nüsse mit Fleisch und Fisch konkurrieren können, wenn es um die Proteinmenge geht. Wenn man das Weizenmehl in Waffeln und Gebäck durch Sojamehl, Mandelmehl oder Nussmehl ersetzt, bekommt man mehr Protein und Ballaststoffe und gleichzeitig steigt der Blutzucker langsamer an (glykämischer Index und glykämische Belastung). Hier ist eine Übersicht über den Proteingehalt verschiedener Nahrungsmittel, pro 100 g und in Haushaltsmengen.

Nahrungsmittel	Protein (in g) pro 100 g	Haushaltsmenge Menge	Protein (in g)
FISCH UND SCHALENTIERE:			
Magerer und fetter Fisch	ca. 15	1 Dose Makrelen	15 (klein) 25 (groß)
Geräucherte Makrele und Räucherlachs	22		
Thunfisch	22–25	1 Dose	35
Flusskrebs	10		
Miesmuscheln	14		
Garnelen	23		
Hering/Sardinen	18	1 Dose	15
Rogen (in der Dose)	17	1 Scheibe	8
Fischpudding	8		
FLEISCH UND WURSTWAREN:			
Hähnchen, roh	18–26	1 Brustfilet	20
Pute, roh	28		
Hackfleisch, roh	20		
Gulasch, anderes schieres Fleisch, roh	20–22		
Gekochter/roher Schinken	18	1 Scheibe	2–3
Würstchen	*11*	*1 Stück*	*8*
Leberpastete	*10–12*	*1 EL*	*2*
Eier	*12*	*1 Stück*	*8*
MILCHPRODUKTE:			
Frischkäse	13		
Quark	12	1 Becher	30
Joghurt, leicht (0,1 %)	3–4	1 Becher	5
Naturjoghurt	4	1 Becher	6
Entrahmte Milch	3,5	200 ml/1 Glas	7
Magerer Schmelzkäse	20	1 EL	3–4
Sauermilchkäse	36		
Schnittkäse	27	1 Scheibe	3
NÜSSE UND SAMEN:			
Leinsamen	24	1 EL	4
Sonnenblumenkerne	20	1 EL	3
Nüsse	15–25	1 Handvoll	5–6
Getrocknetes Obst	*3–4*	*4 Aprikosen*	*1–2*

Nahrungsmittel	Protein (in g) pro 100 g	Haushaltsmenge Menge Protein	(in g)
HÜLSENFRÜCHTE:			
Erbsen, Bohnen, Linsen (gekocht)	4–6		
Sojabohnen (gekocht)	7–8		
Sojaflocken	35	100 ml	5–6
Sojamehl	37	1 EL	6
GETREIDEPRODUKTE:			
Haferflocken	12		
Low-Carb-Müsli, z. B. Zweiglein Bio Protein Low Carb Müsli	33		
Roggenvollkornbrot	*5*	*1 Scheibe*	*2–3*
Proteinreiches Brot, z. B. Mestemacher Eiweißbrot	22	1 Scheibe	11
GEMÜSE:			
Grünkohl, Rosenkohl, Brokkoli, Spinat, Zuckererbsen, Pilze, Spargel	ca. 3		

Achtung: Die kursiv geschriebenen Nahrungsmittel sind als Eiweißquelle nicht die optimale Wahl, da sie relativ viel Fett oder Kohlenhydrate enthalten.
Den Proteingehalt von verschiedenen Lebensmitteln kann man auch auf https://www.bmi-rechner.net/eiweiss-tabelle.htm erfahren.

Das sollte man über Proteine wissen

Der Körper kann pro Mahlzeit nur eine gewisse Menge Protein verwerten. Die ist individuell verschieden und hängt von der Körpergröße und dem Energieverbrauch ab. Als Faustregel gilt, dass rund 30 g reines Protein pro Mahlzeit ausreichen. In der Praxis bedeutet das, dass man die Proteinaufnahme für den Tag nicht »erledigen« kann, indem man zum Abendessen ein ganzes Hähnchen verputzt. Der Körper verwertet davon nur eine kleine Menge, und der Rest wird verbrannt oder als Fett eingelagert. Man sollte besser mehrere Mahlzeiten über den Tag verteilt zu sich nehmen, und dabei immer für genug Proteine sorgen. Essen Sie zum Beispiel einige Nüsse zum Obst als Zwischenmahlzeit, eine schöne Portion Hähnchen oder Thunfisch im Salat zu Mittag, ein gekochtes Ei zum Frühstück usw.

Den Eiweißkonsum sollte man von Tag zu Tag variieren, je nachdem, wie körperlich aktiv man ist. Je aktiver man ist, desto mehr Proteine benötigt der Körper.

Man sollte darauf achten, dass proteinreiches Essen nicht gleichzeitig zu viel weniger gesundes Fett enthält. Greifen Sie also zu proteinreichen UND weniger fetthaltigen Lebensmitteln.

Lebensmittel, die sich nicht so gut dazu eignen, den Proteinanteil an der Ernährung zu steigern, sind zum Beispiel Würstchen, Bauchspeck, Salami, Schinkenwurst, Leberpastete, Schnittkäse, Weich- und Blauschimmelkäse, Sahne, Sauerrahm, Hackfleisch und Frikadellen.

Proteine sind Nährstoffe, die sich aus 20 verschiedenen Aminosäuren zusammensetzen. Einige davon kann unser Körper selbst produzieren, die anderen müssen wir über die Nahrung aufnehmen. Diese Aminosäuren sind essenziell, und der Körper braucht sie, um zu funktionieren. Proteine sind also unverzichtbar für unsere Existenz, und wir nennen sie oft die Bausteine des Körpers.

Die größte Untersuchung überhaupt zum Thema dauerhafte Gewichtsreduzierung wurde von Prof. Arne Astrup aus Dänemark unter Teilnahme vieler europäischer Länder durchgeführt. Sie zeigte 2010, dass eine Ernährung mit mehr Protein und einem niedrigen glykämischen Index sich am besten zur Vorbeugung gegen Gewichtszunahme eignet und dass die ganze Familie und ganz besonders Kinder davon profitieren. Das Teller- und das Handflächenmodell, auf das wir in »Ernährung im Gleichgewicht in der Praxis – das kleine ABC und F« (S. 176 f.) zurückkommen, ist für die meisten ein guter Wegweiser, aber es könnte nötig sein, die Mengen anhand verschiedener persönlicher Faktoren zu justieren, besonders in Bezug auf körperliche Aktivität.

Wer nicht besonders körperlich tätig ist, rechnet so seinen Mindestbedarf an Proteinen aus: Körpergröße in Metern im Quadrat mal 23 ergibt den Proteinbedarf in Gramm. Sind Sie zum Beispiel 1,80 m groß, sieht die Rechnung so aus: 1,80 x 1,80 x 23 = 74,5 g pro Tag

Beachten Sie, dass es sich dabei um reines Protein handelt, nicht um die Nahrungsmenge. Gegrillte Hähnchenbrust ohne Haut enthält zum Beispiel 32 % Protein, rohe aber nur 25 %. Abhängig von der Größe enthält eine Hähnchenbrust also 30 bis 45 g Protein. Da Fleisch, Geflügel, Fisch und einige Nüsse (Mandeln, Cashewnüsse, Erdnüsse) rund 20–30 % Protein enthalten, muss man also 350 g davon essen, um 70 g reines Protein zu bekommen.

Die beiden Hauptkategorien der Proteinquellen sind tierisches und pflanzliches Protein. Tierisches Protein findet man in Milch und Milchprodukten, Eiern und allen Arten von Fleisch, Geflügel, Fisch und Schalentieren. Pflanzliche Proteine finden wir hauptsächlich in Nüssen und Hülsenfrüchten wie Bohnen, Linsen und Kichererbsen – und in geringerem Grad in anderem Gemüse. Soja ist eine gute Proteinquelle, die auch viele andere gesundheitsfördernde Eigenschaften besitzt.

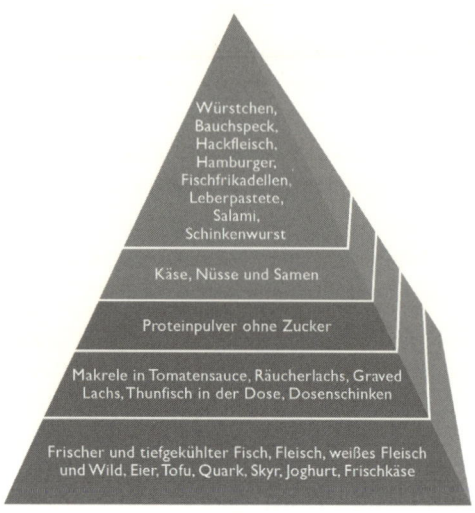

Proteinpyramide

Abhängig von Ihrem Aktivitätsniveau sollten Sie den Proteinkonsum

- um 10 % steigern, wenn Sie sich nur wenig bewegen, zum Beispiel ein 20- bis 40-minütiger Spaziergang zweimal pro Woche.
- um 20 % steigern, wenn Sie dreimal pro Woche mäßiges aerobes Training betreiben (schnelles Gehen, Radfahren, Langlauf, Rudern).
- um 30 % steigern, wenn Sie täglich aerob trainieren oder leichtes anaerobes Training oder Gewichtstraining betreiben.
- um 40 % steigern, wenn Sie fünfmal pro Woche zwei Stunden hart trainieren, einschließlich Gewichts- oder anaerobes Training.
- um 50 % steigern, wenn Sie extrem hart trainieren, einschließlich zwei Stunden Gewichtstraining auf zwei oder drei Einheiten verteilt.

Außerdem sollten Sie Folgendes beachten:

- 10 % extra pro Stunde hartes Training, das zwei Stunden pro Tag überschreitet.
- 10 % extra, wenn Sie stillen, 20 % extra, wenn Sie schwanger sind.
- 10 % extra, wenn Sie bei der Arbeit viel stehen, oder 15–20 %, wenn Ihre Arbeit körperlich anstrengend ist.

Achtung! Wenn Sie an einer chronischen Nierenerkrankung leiden (zum Beispiel an Nierenversagen oder nephrotischem Syndrom), sollten Sie mit

Ihrem Arzt sprechen, denn dann brauchen Sie vielleicht eine Diät mit eingeschränktem Proteinkonsum. Dasselbe gilt bei einer ernsteren Lebererkrankung wie Leberversagen oder chronischer Hepatitis. An dieser Stelle sollte angemerkt werden, dass ich in diesem Buch keine proteinreiche Diät empfehle. Der Proteinanteil ist etwas höher, als es die meisten gewohnt sind, was auf Kosten der Kohlenhydrate geht, aber die absolute Proteinmenge, die ich empfehle, ist nicht hoch. Man sollte nur eben ausreichend Protein essen.

Proteine sind Ihre besten Verbündeten im Kampf gegen den Heißhunger auf Süßes und quälende Hungergefühle, besonders wenn Sie damit anfangen, die schnellen Kohlenhydrate zu begrenzen. Proteine sättigen deutlich besser als Kohlenhydrate oder Fette, und sie sind sowohl für den Geldbeutel als auch für die Gesundheit sehr viel besser als billige und hochgradig verarbeitete kohlenhydratreiche Nahrungsmittel. Proteine tragen auch zu einem stabilen Blutzuckerniveau, ausgeglichenem Hormonhaushalt und zu höherer Fettverbrennung bei.

Proteine und Fettverbrennung

Essen Sie zu jeder Mahlzeit und Zwischenmahlzeit Proteine. Dadurch verbessern Sie die Fähigkeit des Körpers, Fett zu verbrennen, und Sie stillen den Hunger besser als nur mit Kohlenhydraten.

- Griechischer Joghurt oder Kefir/Dickmilch, Skyr oder Frischkäse zum Frühstück regen die Bildung des Hormons Glucagon an und erhöhen die Fettverbrennung.
- Kefir, Dickmilch und, in geringerem Maße, Joghurt versorgen Sie dazu mit probiotischen, guten Bakterien.
- Nüsse, Kerne und Samen sorgen für Proteine und gesunde Fette. Darum sollten Sie als kleine Mahlzeit zwischendurch eine Handvoll davon und etwas Obst essen.
- Bohnen, Linsen und Kichererbsen liefern sowohl Proteine als auch gesunde Kohlenhydrate; Sojabohnen und Sojaerzeugnisse wie Tofu haben einen besonders hohen Proteingehalt.

Gute Proteinquellen

Für eine Durchschnittsperson entsprechen die Beispiele auf den Seiten 76/77 der Größe einer Handfläche, und das ist die totale Proteinmenge zu jeder Mahlzeit. Man sollte möglichst zu Lebensmitteln greifen, die nicht hochgradig verarbeitet (wie zum Beispiel Würstchen) und keinen sehr hohen Temperaturen ausgesetzt worden sind (wie zum Beispiel beim Grillen oder Frittieren). Fisch und Schalentiere

Alle Fische und Schalentiere (normale Portionsgröße 100–125 g) sind hervorragende Proteinquellen und liefern 15 bis 20 g pro Portion. Fetter Fisch, den man mindestens zweimal und bis zu viermal pro Woche essen sollte, enthält viel Omega-3-Fette. Dazu gehören Sardinen, Hering, Makrelen, Lachs, Forellen und Thunfisch. Weiße Fische und Schalentiere haben in der Regel einen niedrigen Fettanteil und wenig Omega-3-Fette.

Eier

Eine Portion Protein entspricht sechs Eiweiß oder drei ganzen Eiern, aber den meisten wird das zu viel sein. Daher sollte man besser zwei Eier mit einer kleineren Menge einer anderen Proteinquelle verbinden. Eigelb enthält Arachidonsäure, eine Fettsäure, die gesundheitliche Probleme verursachen kann, wenn ihre Konzentration im Blut zu hoch wird oder man dagegen empfindlich ist. Bis zu sieben Eier in der Woche haben bei Studien keine gesundheitlichen Probleme gemacht. Das Cholesterin in Eiern spielt für unseren Cholesterinspiegel oder für das Risiko einer Herzerkrankung keine Rolle – das haben mehrere große Studien festgestellt.

Fleisch und Geflügel

Alle Mengen beziehen sich auf gekochte, gebratene oder zubereitete Speisen.

Beste Alternative (ca. 100 g):

Mageres Rindfleisch, Putenbrust oder -keule ohne Haut, Hähnchenbrust oder -keule ohne Haut, Entenbrust ohne Haut, Elch, Rentier, Kaninchen

Akzeptable Alternative (ca. 100 g):

Rinderhackfleisch unter 10 % Fett, mageres Lammfleisch, mageres Schweinefleisch, magerer Schinken

Schlechteste Alternative:

Bacon – 3 Scheiben – 75 g

Rindfleisch mit viel Fett – 90 g

Rinderhackfleisch mit mehr als 10 % Fett – 90 g

Wienerle oder Bratwurst – 1 Paar – 100 g

Lammleber – 90 g

Hähnchenleber – 90 g

Salami – 90 g

Merke: Leber ist ziemlich nährstoffreich, aber die Leber ist das Entgiftungsorgan des Körpers. Darum enthält Leber mehr Umweltgifte als Fleisch. Wenn Sie gern Leber essen, würde ich empfehlen, hin und wieder Kalbsleber zuzubereiten; je jünger das Tier ist, desto weniger Toxine.

Milchprodukte

Beste Alternative:
  Griechischer Joghurt, Frischkäse, Quark, Skyr – 100–150 g
  Kefir, Dickmilch – 200–250 g
  Proteinpulver – 30 g
Akzeptable Alternative:
  Magerer Käse, unter 10 % Fett – 90 g
  Ricotta – 90 g

Merke: Fette Käsesorten wie Emmentaler, Tilsiter, Gouda, Brie und Camembert kann man in kleineren Mengen als Zwischenmahlzeiten essen, aber immer zusammen mit niedrigglykämischem Gemüse oder Obst – *nicht* mit Kohlenhydraten mit einem mittelhohen GI wie Brot oder Crackern. Ein Käsestück von der Größe einer Streichholzschachtel wiegt rund 30–45 g und liefert 10–15 g Protein.

Quellen, die Proteine und Kohlenhydrate kombinieren

Beste Alternative:
  Vollmilch – 250 ml
  Dickmilch – 250 ml
  Bohnen, Linsen, Kichererbsen, Tofu – 150 g
  Naturjoghurt – 125 g
Akzeptable Alternative:
  Halbfettmilch, Sojamilch – 250 ml

Bohnen, Linsen und Tofu: Bohnen und Hülsenfrüchte (zum Beispiel Kidneybohnen, Cannellini- und Borlotti-Bohnen, rote, grüne und braune Linsen, Kichererbsen und frische oder tiefgefrorene Ackerbohnen [Saubohnen]) sind eine Quelle für Protein und gleichzeitig gesunde Kohlenhydrate. Im gekochten Zustand enthält eine Portion von 150 g ungefähr 12 g Protein.

Sojabohnen enthalten mehr Protein und Fett und weniger Kohlenhydrate als andere Bohnen, aber sie werden selten in Form von Bohnen gegessen. Eine 100-g-Portion Tofu enthält zwischen 8 und 12 g Protein.

Die Zusammensetzung der Ernährung: Kohlenhydrate

Proteine, Fette und Kohlenhydrate sind die drei Hauptgruppen der Makronährstoffe, die Energie für die Verbrennung liefern. Rein chemisch teilen wir Kohlenhydrate in drei Gruppen ein: Zuckerarten (einfache Kohlenhydrate), Stärke (komplexe Kohlenhydrate) und Ballaststoffe. Bei den ersten beiden ist die Energiezufuhr gleich (4 Kalorien/g), Ballaststoffe können dagegen nicht vollständig verdaut werden und liefern darum nur ca. 1–2 Kalorien/g.

Die meisten denken bei Kohlenhydraten an Brot, Getreideerzeugnisse, Reis und Nudeln, während Kartoffeln, Äpfel und Karotten meist zum Gemüse gerechnet werden. Aber Obst und Gemüse enthalten neben Wasser, Ballaststoffen, Vitaminen und Mineralstoffen auch Kohlenhydrate. Süße Lebensmittel wie Zucker, Honig, Kuchen, Kekse, zuckerhaltige Getränke, Saft, Milch und Eiscreme sind ebenfalls reich an Kohlenhydraten.

Welche Kohlenhydrate brauche ich, und wie viel davon?

Kohlenhydrate (mit Ausnahme von Ballaststoffen) sind wichtige Energielieferanten, aber auch wenn alle Kohlenhydrate Energie liefern, ist es nicht gleichgültig, welche man zu sich nimmt.

Bei den Proteinen (Aminosäuren) und bestimmten Fettarten (Fettsäuren) sind wir abhängig davon, täglich eine gewisse Menge zu uns zu nehmen, weil wir nicht alles, was wir benötigen, selbst produzieren können. Darum sprechen wir von bestimmten *essenziellen* Aminosäuren (bei den Proteinen) und Fettsäuren. Es gibt dagegen keine *essenziellen* Kohlenhydrate. Das bedeutet, dass der Körper tatsächlich alle Kohlenhydrate, die er braucht, selbst produzieren kann. Wir können also leben, ohne Kohlenhydrate zu essen. Das wäre aber nicht besonders sinnvoll, da viele der natürlichen Nahrungsmittel, die Kohlenhydrate enthalten, uns gleichzeitig mit wertvollen und gesunden Vitaminen und Mineralstoffen versorgen. Darum empfehle ich, die Menge an Kohlenhydraten in der Ernährung zu reduzieren und die gesunden Quellen zu wählen, aber nicht ganz darauf zu verzichten.

Der Körper, und besonders das Gehirn, bevorzugt auch Blutzucker als Energiequelle, vor allem weil wir nur minimale Mengen davon lagern können. Nachdem sie verdaut sind, gelangen mehr oder weniger alle Kohlenhydrate als Glucose (Traubenzucker) ins Blut, in geringerem Umfang auch als andere Zuckerarten wie Fructose und Galactose. Darum sprechen wir von Blutzucker. Die Glucose wird von allen Zellen und Organen aufgenommen und dient ihnen als Energie. Der Überschuss wird in der Leber und im Muskelgewebe als Glykogen gelagert. Das Gehirn ist stark von einem stabilen Blutzuckerspiegel abhängig und verbraucht ungefähr 75 % der Glucose, die im Blut zirkuliert. Wird der Blutzuckerspiegel zu niedrig, signalisiert das Gehirn Gefahr. Es fordert uns zum Essen auf, möglichst etwas Süßes oder Stärkereiches, denn damit steigt der Blutzucker am schnellsten wieder an.

Indem man die gesunden Kohlenhydratlieferanten wie Linsen und Bohnen, Gemüse und Obst auswählt und mit den zweckmäßigsten Sorten von Proteinen und Fettsäuren kombiniert, kann man den Blutzuckerspiegel stabil halten und so das Hungergefühl und Unbehagen wie auch den Drang nach Zucker reduzieren. Der glykämische Index (GI, siehe S. 81 ff.) und in noch höherem Maß die glykämische Last (GL, siehe S. 82 f.) eignen sich gut zum Bestimmen, welche Kohlenhydrate wertvoll sind und welche nicht.

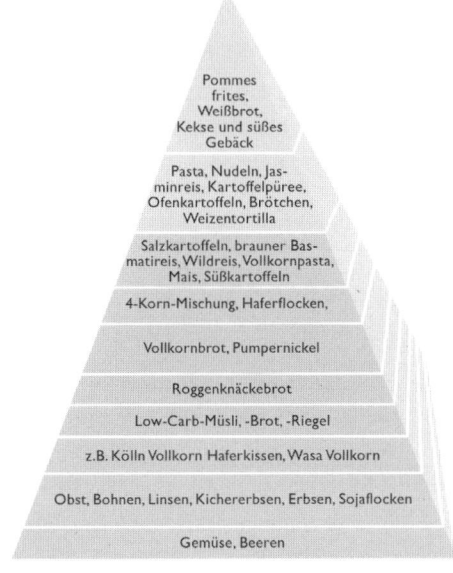

Kohlenhydratpyramide

Problematische Kohlenhydrate

Weniger günstige Kohlenhydrate (hochgradig verarbeitete mit hoher glykämischer Last) führen zu einem raschen Anstieg des Blutzuckers und regen die Bauchspeicheldrüse zur Produktion von großen Mengen an Insulin an. Wenn man raffinierte, hochglykämische Kohlenhydrate oft oder in großen Mengen isst, wird die Bauchspeicheldrüse gezwungen, als Reaktion auf den hohen Blutzuckerspiegel massenweise Insulin herzustellen. Falls die Energie, die diese Kohlenhydrate liefern, nicht durch ausreichende körperliche Aktivität verbraucht wird, sind die Glykogenlager in der Leber fast ständig gefüllt. Dadurch werden die überflüssigen Kohlenhydrate in Körperfett umgewandelt.

Leider ist es so, dass wir genau die hochglykämischen Kohlenhydrate bzw. Nahrungsmittel, die diese enthalten, am liebsten essen und trinken – Kartoffeln, besonders als Pommes frites, Erzeugnisse aus verarbeitetem Getreide, wie viele Brotsorten, Cornflakes, Torten, Kuchen, Kekse, Bier und Limo – also alles, was viel Stärke enthält und mit Zucker gesüßt ist. Indem wir weniger solche Nahrungsmittel konsumieren und sie mit der richtigen Menge an Protein, gesundem Fett und Ballaststoffen kombinieren, können wir verhindern, dass die Gesundheit Schaden nimmt.

Der Konsum von Kartoffeln und Weizen sollte eingeschränkt werden. Pasta aus Hartweizen, Hartweizenvollkorn und bestimmte Reissorten (besonders brauner Basmatireis und amerikanischer vorgedämpfter, langkörniger Reis) haben eine niedrigere glykämische Last (GL) als weißer Klebereis. Dennoch sollte man auch Pasta und Reis nur in Maßen essen, da sie viele Kohlenhydrate enthalten.

Weizen und Getreide

Der Grund, warum Weizen nicht besonders gesund ist, liegt in seiner heutigen Verarbeitungsweise. Das weiße Mehl (beinahe reine Stärke) wird von der Kleie und dem Keim getrennt – also von den Teilen des Weizens, die am meisten Proteine, Ballaststoffe, Vitamine und Mineralstoffe enthalten und die Aufnahme in den Körper verzögern. Andere Getreidesorten, wie steingemahlener Weizen, Roggen, Gerste und Hafer, und diverse alte Weizensorten wie Dinkel, Emmer und Khorasan-Weizen (Kamut) haben einen etwas höheren Nährwert und stammen in der Regel aus Bio-Anbau. Einige interessante Studien haben gezeigt, dass Urkornsorten wie Kamut bei Menschen mit Reizdarmsyndrom zu weniger Entzündungen und Magenbeschwerden führen als moderner Weizen. Es ist also nicht das Gluten im Weizen, das für viele Menschen problematisch ist, außer natürlich für die, die an Zöliakie leiden.

Nicht ausgerechnet Bananen

Obst und Gemüse mit hoher und mittlerer GL sind nicht ungesund – der glykämische Index sagt nur etwas über ihre Wirkung auf den Blutzucker aus. Trockenpflaumen eignen sich zum Beispiel besser als Wohlfühlessen als Kuchen und Popcorn. Dennoch ist es wichtig, sich darüber im Klaren zu sein, dass es immer auf die Menge ankommt. Wenn man hochglykämisches Obst weiterhin als Teil der Ernährung haben möchte, kann man das durchaus machen, aber es ist ratsam, besonders auf die Mengen zu achten. Bei Bananen etwa sollte man etwas vorsichtig sein – eine am Tag reicht.

Getränke und die kleinen Extras, auf die man verzichten sollte

Die folgenden Lebensmittel und Getränke enthalten viele ungünstige Kohlenhydrate und haben geringe oder gar keine ernährungsmäßigen Vorteile. Darum sollte man sie nur selten und in kleinen Mengen genießen.

Getränke: Die meisten Biersorten, auch alkoholfreies Bier, besonders dunkles malziges Bier (die beste Alternative ist leichtes Bier), Liköre, süße Weine, alle kohlensäurehaltigen Getränke mit Zucker, Fruchtnektar (Fruchtsaft ist besser, aber der Genuss von allen süßen Getränken sollte begrenzt werden).

Geschmackszusätze und Snacks: Saucen und Salatdressings aus der Flasche, süß eingelegte Gewürzgurken, Kuchen und Kekse, Eiscreme, Honig, Marmelade mit gewöhnlichem Zucker, Melasse, Sirup, Ahornsirup, Zucker (weiß und braun).

Wie ist das eigentlich mit Kohlenhydraten und GI?

Seit langem heißt es schon, dass wir bei Lebensmitteln mit viel Zucker vorsichtig sein sollen. Reis, Pasta, Kartoffeln und Brot dagegen sollten wir mehr essen. Es hieß, der Körper brauche das und das sei fettarm und damit gesund. Doch neues Wissen darüber, wie Ernährung unsere Gesundheit beeinflusst, lässt uns diese Ernährungsratschläge auf den Prüfstand stellen.

Reis, Pasta, Kartoffeln und feines Brot lassen den Blutzuckerspiegel ebenso hoch ansteigen wie Zucker. Es hat sich gezeigt, dass hoher und schwankender Blutzucker eine Reihe gesundheitlich ungünstiger Wirkungen nach sich zieht und schädlicher ist, als wir früher dachten. Wer eine Veranlagung zu Übergewicht, Diabetes und Herz- und Gefäßkrankheiten hat, aber auch wer mehr vom Fitnesstraining profitieren und im Alltag mehr Energie haben möchte, sollte daher wissen, welche Nahrungsmittel helfen, den Blutzucker stabil zu halten.

Der glykämische Index (GI) ist eine Methode, die Nahrungsmittel danach beurteilt, wie 50 g darin enthaltene Kohlenhydrate den Blutzucker beeinflussen. Traubenzucker (50 g) ist die Referenz mit einem GI von 100. Er geht bekanntermaßen »direkt ins Blut«. Der glykämische Index ist nur auf Lebensmittel, die Kohlenhydrate enthalten, anwendbar.

Lebensmittel, die fast ausschließlich aus Protein und Fett bestehen (zum Beispiel Fleisch, Fisch, Hähnchen, Schnittkäse, Butter, Speiseöle), haben keinen glykämischen Index, weil sie den Blutzucker nicht beeinflussen. Zu hohe Proteinaufnahme in einer Mahlzeit kann zwar auch auf den Blutzucker wirken, aber nur sehr schwach.

Lebensmittel, die pro 100 g sehr wenig Kohlenhydrate enthalten, haben in der Regel nur eine minimale Wirkung auf den Blutzucker, wenn man normale Portionen isst. Der exakte GI-Wert ist nicht so wesentlich, aber wir ordnen Lebensmittel nach niedrigem, mittlerem oder hohem GI ein. Beispielsweise sind Traubenzucker (GI = 100), normaler Zucker (GI = 68), Cornflakes (GI = 81) und Weißbrot (GI = 80) schnelle Kohlenhydrate.

Glykämische Last

Zu wissen, wie viel man von den verschiedenen Arten von Kohlenhydraten essen soll – wie viel mit hohem, niedrigem und mittlerem GI –, ist nicht leicht. Man kann das auf zwei Arten lösen. Entweder man vergisst alles, was mit dem GI zu tun hat, und achtet einfach darauf, ausreichend Fisch, Fleisch, Eier, reichlich Gemüse und Obst, genug gesundes Fett aus kaltgepressten Ölen, Nüsse und Samen zu essen und nur geringe Mengen an Reis, Pasta, Kartoffeln, Zucker und Brot. Eine etwas kompliziertere, aber genauere Methode läuft darauf hinaus, die glykämische Last einer Mahlzeit zu berücksichtigen. Dieser Begriff beinhaltet neben dem GI eines Nahrungsmittels auch dessen Gehalt an Kohlenhydraten und die verzehrte Menge. Eine Wassermelone etwa, die einen hohen GI hat, hat keinen hohen GL-Wert, weil Wassermelonen verglichen mit anderen Nahrungsmitteln mit entsprechendem GI pro 100 g sehr wenig Kohlenhydrate enthalten. Die GL ist daher viel interessanter, weil sie Aussagen über die gesamte Last des Blutzuckers trifft. Solange man allerdings nur zu niedrigglykämischen Lebensmitteln greift, muss man nicht an den GL-Wert denken, weil die glykämische Last in diesem Fall immer niedrig sein wird.

GI und GL sagen etwas darüber aus, wie Kohlenhydrate den Blutzucker beeinflussen, doch beim Essen geht es um mehr als die Auswirkungen auf den Blutzucker. Der Gehalt der Nahrung an Antioxidantien, Proteinen, Fetten und Vitaminen gehört zu den zahlreichen anderen und wichtigen Faktoren, die für die Wirkung der Nahrung auf den Körper von Bedeutung sind.

Eine nützliche GI-Übersicht

Niedriger GI: Nüsse, Hülsenfrüchte, Gemüse, Beeren, Milch, Joghurt, Vollkorngetreide, Fruchtzucker (Fructose)

Mittlerer GI: All-Bran-Flakes, Äpfel, Birnen, Orangen, Haferflocken, Roggenvollkornbrot, Pumpernickel, Pasta, Reis, Eis, Popcorn, Schokolade

Hoher GI: Traubenzucker, Baguette, Bier, Cornflakes, Zucker, Brot, Kartoffelpüree, Pommes frites, Ofenkartoffeln, Müsli, Honig, Reiswaffeln, Süßigkeiten, Waffeln, gekochte Kartoffeln

Haben Sie nach jeder Mahlzeit ein erhöhtes Blutzuckerniveau? Das ...

... erhöht den Blutdruck

... erhöht den Insulinspiegel, und das wiederum ...

... erhöht die Fetteinlagerung, das Cholesterin, Entzündungen usw.

... erhöht Triglyceride im Blut

... erhöht das Risiko von Übergewicht, Diabetes und Herz- und Gefäßerkrankungen

... erhöht den »oxidativen Stress« und damit den Bedarf an Antioxidantien

... belastet Nieren, Nerven und Netzhaut

... verbindet sich mit mit den Proteinen des Körpers, was den Alterungsprozess beschleunigt.

Wie verwerte ich Kohlenhydrate am besten?

Die Insulinproduktion steigt an, wenn man verdauliche Kohlenhydrate isst. Je mehr Insulin man im Blut hat, desto mehr Fett wird eingelagert und desto weniger Fett wird verbrannt. Insulin erhöht auch das Cholesterin und den Blutdruck. Ein hoher Insulinspiegel schränkt den Zugang zu den Fettreserven während einer Trainingseinheit ein und bewirkt, dass einem schneller die Energie ausgeht. Nahrungsmittel, die die Insulinproduktion nur wenig stimulieren, sind daher günstig. Genau das sind Nahrungsmittel mit niedriger GL. Je öfter der Körper einem hohen Insulinspiegel (auf Grund von Nahrung mit hoher GL) ausgesetzt ist, desto schlechter wirkt das Insulin (als Blutzuckersenker). Wir sagen, die Insulinsensitivität hat sich verschlechtert. Die Bauchspeicheldrüse reagiert darauf und versucht, dies durch die Ausschüttung von noch mehr Insulin zu kompensieren. Allerdings hat sich nur die blutzuckersenkende Wirkung verschlechtert. Die fetteinlagernde Wirkung ist unverändert.

Ich empfehle, möglichst wenig Nahrungsmittel mit hoher GL zu sich zu nehmen (und wenn man abnehmen möchte, möglichst gar keine) und sich hauptsächlich an Nahrungsmittel mit niedriger GL zu halten. Wenn man günstige Kohlenhydrate isst und sie mit der richtigen Menge an Proteinen, ungesättigten Fetten und Ballaststoffen kombiniert, kann man viele gesundheitlichen Schäden verhindern.

Zucker und Süßes

Ist in einem Buch wie diesem überhaupt Platz für Süßes? Die Antwort ist Ja. Die meisten Menschen möchten Freude beim Essen verspüren, und süße Nahrungsmittel – in Maßen genossen – können die Lebensqualität erhöhen. Es ist allerdings entscheidend, welches Süßungsmittel man verwendet. In der Natur kommen fünf grundlegende und häufige Zuckerarten vor: Glucose (Traubenzucker), Fructose (Fruchtzucker), Lactose (Milchzucker), Saccharose (Haushaltszucker) und Maltose (Malzzucker); und alle haben verschiedene Auswirkungen auf den Blutzucker.

Die Daumenregel besagt, dass maximal 5 % der täglichen Energiezufuhr von Zuckerzusätzen stammen soll (WHO-Empfehlung). Bei einer Energieaufnahme von 2000 Kalorien entspricht das 25 g beigemischtem Zucker am Tag. Das sind fünf Teelöffel oder 12,5 Zuckerwürfel.

Zucker kommt in vielen Lebensmitteln natürlich vor, und auch darauf sollte man achten, damit die Gesamtzufuhr von Zuckerarten nicht zu hoch wird. Um einige konkrete Beispiele zu nennen: Ein Becher mit 125 g Naturjoghurt enthält 7 g natürlichen Zucker (in Form von Lactose), während ein Glas mit 200 ml Fruchtsaft ungefähr 20 g natürliche Zuckerarten enthält. Isst man dagegen 100 g frische Erdbeeren, nimmt man nur 4,9 g natürlich vorkommenden Zucker auf – zusammen mit gesunden Ballaststoffen und Vitamin C.

Wenn man den Empfehlungen in diesem Buch zur Phase-2-Ernährung (siehe Kap. 8) folgt, wird man im Schnitt 12 g zugesetzten Zucker pro Tag zu sich nehmen, weit weniger als die 50 g, die der maximalen Empfehlung entsprechen. In der Phase-1-Ernährung (siehe Kap. 6) ist die Menge der zugesetzten Zuckerarten fast null.

Gesünder ohne Zucker

Dass Zucker schlecht für die Gesundheit ist, ist nicht neu. Das zunehmende Auftreten von schweren Krankheiten wie Diabetes Typ 2 und Fettsucht zeigt das. Weit weniger Menschen sind sich darüber im Klaren, dass eine hohe Blutzuckerbelastung auch ein wesentlicher Risikofaktor bei der Entwicklung von Herz- und Gefäßerkrankungen und mehreren häufigen Krebsarten ist. Darum ist es vorteilhaft, dass es mehrere gute Alternativen für einen süßen Geschmack gibt.

Viele Produkte tragen die Aufschrift »Ohne Zuckerzusatz«, ohne darauf hinzuweisen, dass andere Süßungsmittel wie zum Beispiel Traubensaft- oder Apfelsaftkonzentrat enthalten sind. Eine derartige Etikettierung kann irreführend sein. Nur durch die Verwendung von Fruchtsaftkonzentrat zum Süßen wird das Lebensmittel nicht gesünder. Ich bin der festen Überzeugung, dass wir die gesamte Blutzuckerbelastung durch die Nahrung betrachten müssen, nicht nur den Zuckerzusatz alleine. Für den Körper spielt es am Ende keine Rolle, ob der Zucker, den wir aufnehmen, zugesetzt ist oder nicht.

Achtung! Kuchen enthalten in der Regel nicht nur Zucker, sondern feines Weizenmehl und Fett. Auch wenn man den Zucker im Kuchen durch gesündere Süßungsmittel ersetzt, ist da immer noch das Weizenmehl, das den Blutzucker kräftig stimuliert, eigentlich stärker als der Zucker. Besser sind Desserts auf der Grundlage von Milch, Joghurt, Obst, Gelatine, Eiern und Mandel- oder Nussmehl.

Reduzieren und variieren

Tatsache ist, dass wir keine zusätzlichen Süßstoffe – ob natürlich oder künstlich – für gute Gesundheit, einen Darm im Gleichgewicht oder normalen Blutzucker brauchen. Ideal wäre natürlich, wenn wir mit den Süßstoffen auskommen könnten, die wir zu uns nehmen, wenn wir Obst, Beeren, ungesüßte Milchprodukte und gewisse Gemüsesorten essen. Aber realistisch gesehen mögen die meisten hin und wieder etwas besonders Süßes. Und es ist in Ordnung, das Essen zu süßen, wenn es nicht zu viel und zu oft ist. Denn was zählt, ist das, was wir oft machen, nicht das, was gelegentlich passiert. Und dabei kommt es ganz wesentlich darauf an, welches Süßungsmittel wir verwenden.

Es gibt viele günstigere Süßungsmittel als gewöhnlichen Zucker, aber sie unterscheiden sich beträchtlich. Die unterschiedlichen Eigenschaften der verschiedenen Süßstoffe sollte man aus dem Blickwinkel der Gesundheit betrachten, aber auch im Hinblick auf die Backtechnik. Es ist ohnehin keine schlechte Idee, dabei ein bisschen zu variieren und nicht immer das Gleiche zu verwenden, denn zu viel von einer Sache ist selten gut. Es lohnt sich auch, mehrere Süßungsmittel gleichzeitig zu verwenden, da sie zusammen ein volleres und süßeres Geschmackserlebnis bieten können, ohne dass man insgesamt so viel süßen muss.

Ich empfehle Süßungsmittel, die den Blutzucker nicht belasten, am liebsten natürliche Süßstoffe wie Erythrit (unter vielen Markennamen erhältlich), Stevia-Extrakt, Fructose, Xylitol, Tagatose, Isomalt und Oligofructose (eine Art süßer Ballaststoff). Aber auch künstliche Süßstoffe wie Sucralose (Splenda u. a.), Acesulfam-K, Saccharin (Natreen u. a.) und Aspartam (ich weiß, darüber wird viel Schlechtes geschrieben) in kleinen Mengen sind meiner Meinung nach eine bessere Alternative als Zucker.

Das Problem mit den meisten Süßstoffen ist, dass sie nicht immer wie Zucker schmecken oder sich genauso verhalten wie Zucker. Eine Mischung aus 40 % Erythrit und 60 % Fructose kann dagegen den Zucker in allen Zusammenhängen eins zu eins ersetzen und schmeckt auch so. Sie liefert 40 % weniger Kalorien als Zucker und führt zu einem sechsmal geringeren Anstieg des Blutzuckers (die GL/100 g beträgt 11,4 gegenüber Zucker mit 78).

Vergleich der Eigenschaften unterschiedlicher Süßstoffe

Produkt		Zucker	Fructose	Erythrit	Stevia (reiner Extrakt)	60 % Fructose, 40 % Erythrit
Geeignete Verwendung	Weizengebäck	Ja	Ja	Ja (aber kühlender Geschmackseffekt)	Nein	Ja
	Cremedesserts	Ja	Ja	Ja	Ja	Ja
	Eis	Ja	Ja	Wird zu hart	Nein	Ja
	Marmelade (gleiche Wirkung wie Zucker)	Ja	Ja	Nein	Nein	Ja
	Karamellisieren	Ja	Ja (zu stark, wird zu braun)	Nein (gibt weder Farbe noch Karamellgeschmack)	Nein	Ja
	Gibt Volumen	Ja	Ja	Ja	Nein	Ja
	Für Baiser	Ja	Nein (wird nicht trocken genug)	Ja	Nein	Ja
	Süßstoff für Heißgetränke	Ja	Ja	Ja	Ja	Ja
	Süßstoff für Kaltgetränke	Ja	Ja	Nein (kristallisiert)	Nein	Ja
	Vorhandene Rezepte müssen angepasst werden	Nein	Ja	Ja	Ja	Nein
Süßungseffekt im Vergleich zu Zucker		100 %	130–150 %	65–70 %	200-mal so süß (gilt für reinen Extrakt)	100 %
Natürlich		Ja	Ja	Ja	Ja	Ja
Löslichkeit in kalten Flüssigkeiten		Gut	Gut	Schlecht	Schlecht	Gut
Beigeschmack		Nein	Nein	Nein	Ja (bitterer Nachgeschmack)	Nein
Kühlender Geschmackseffekt		Nein	Nein	Ja	Nein	Nein
Ballaststoffquelle		Nein	Nein	Nein	Nein	15 % (ballaststoffreich)
Kalorieninhalt pro Gramm		4	4	0	0	2,4 (40 % weniger als Zucker)
GL (Blutzuckerbelastung) pro 100 g		68	19	0	0	9,85

Diese Übersicht hilft bei der Auswahl von Kohlenhydratlieferanten

Ersetzen Sie	durch (bessere Wahl)	oder am besten (beste Wahl)
Brot (grob oder fein)	• Pumpernickel • Roggenvollkornbrot	• Kohlenhydratreduziertes, protein- und ballaststoffreiches
Feines/helles Knäckebrot Reiswaffeln	• Wasa Roggen Traditionell • Wasa Rustikal • Ryvita multigrain	• Britisches glutenfreies Low-Carb-Knäckebrot • Wasa Roggen Vollkorn • Wasa Fit & Vital Ballaststoffe
Cornflakes	• -	• Seitenbacher Dinkelflakes
Süßes Müsli/ Getreidemischung	• Konzelmanns Beeren Muesli Low Carb	• Ackerlust Bio Kohlenhydratreduziertes Lower Carb Fitness Müsli – glutenfrei
Fruchtjoghurt	• Naturjoghurt	• Griechischer Joghurt, Kefir, Quark, Skyr
Pommes frites Ofenkartoffeln Kartoffelpüree	• Salzkartoffeln	• Erbsen • Bohnen • Linsen • Kichererbsen
Jasminreis	• Basmatireis, möglichst braun • Parboiled Langkornreis	• Wildreis
Pasta	• Vollkornpasta	• Proteinreiche, kohlenhydratarme Pasta
Marmelade	• Leichte Marmelade (mit weniger Zucker)	• Hausgemachte Marmelade mit einer Mischung aus 60 % Fructose und 40 % Erythrit
Plunder Süßes Gebäck	• Hausgemachter Nusskuchen mit einer Mischung aus 60 % Fructose und 40 % Erythrit und frischen Beeren	• Früchte und Nüsse
Kartoffelchips	• Popcorn (hausgemacht mit Butter)	• Rohe, ungesalzene Nüsse aller Art
Bier, Likör, Drinks mit Zucker	• Leichtbier • Drinks mit zuckerfreiem Soda	• Trockener Weißwein • Rotwein
Getränkesirup	• Sirup mit Stevia oder künstlichem Süßstoff	• Wasser • Mineralwasser
Limonade, Cola	• Limonade/Cola mit künstlichem Süßstoff	• Wasser • Mineralwasser
Zucker Honig	• Agavensirup (auch Agavendicksaft) • Kokoszucker	• Mischung aus 60 % Fructose und 40 % Erythrit
Gewöhnliche Schokolade	• Schokolade mit 70 % Kakao • Schokolade mit Maltitol	• Schokolade mit 86 % Kakao • Schokolade mit Erythrit/Stevia
Süßigkeiten, Gummibärchen usw.	• Zuckerfreie Süßigkeiten	• Getrocknete Aprikosen, Feigen, Pflaumen

Die Zusammensetzung der Ernährung: Ballaststoffe

Auch wenn Ballaststoffe (eine teilweise verdauliche Form von Kohlenhydraten) wenig Energie liefern, spielen sie doch eine sehr wichtige Rolle für die menschliche Gesundheit. Fast alle Ballaststoffe in unserer Ernährung stammen aus Gemüse, Obst, Hülsenfrüchten und Nüssen. Es gibt unlösliche und wasserlösliche Ballaststoffe. Die wasserlöslichen sorgen dafür, dass andere Nährstoffe richtig verdaut werden. Unter anderem werden Kohlenhydrate langsamer aus dem Darm aufgenommen, und der Blutzucker steigt gleichmäßiger über einen längeren Zeitraum an. Außerdem senken wasserlösliche Ballaststoffe das Cholesterin und sind präbiotisch, das heißt, sie fördern einen gesunden Darm. Wasserlösliche Ballaststoffe kommen unter anderem in Bohnen und Linsen, Haferflocken und groben Getreideprodukten, Gemüse, Obst und Beeren vor.

Unlösliche Ballaststoffe, die in großen Mengen in ganzen Körnern vorkommen, steigern das Volumen der Nahrung und tragen so dazu bei, dass der Darm besser funktioniert. Man nimmt auch an, dass mehr Ballaststoffe einzelnen Krebsarten wie Dickdarmkrebs vorbeugen können, aber das kann auch an anderen Stoffen in Obst und Gemüse liegen.

Darum sind wasserlösliche Ballaststoffe so wichtig für den Körper

1. Sie verzögern die Aufnahme von Zucker und Stärke aus der Nahrung – damit steigen Blutzucker und Insulin weniger an und weniger Fett wird eingelagert.

2. Sie erhöhen die Ausscheidung von energiehaltiger Nahrung im Stuhl (ca. 8–12 Kalorien/g Ballaststoffe).

3. Sie ernähren die gesunden Darmbakterien, die Ballaststoffe spalten und kurzkettige Fettsäuren produzieren. Diese schützen den Darm vor Entzündungen und Krebs und stimulieren die Verbrennung.

Die heutige Ernährung enthält wesentlich weniger Ballaststoffe als die Nahrung unserer Ahnen in der Steinzeit. Die meisten Bewohner der westlichen Welt nehmen weit weniger als 20 g Ballaststoffe täglich zu sich, während die offizielle Empfehlung 30 g und 40 g für Diabetiker lautet. Wenn man den Empfehlungen im Buch (Phase-2-Ernährung) folgt, nimmt man täglich durchschnittlich 34 g Ballaststoffe zu sich. Eine einfache Methode zur Steigerung des Ballaststoffverbrauchs ist, jeden Tag mindestens zwei Portionen Obst und Beeren und mindestens drei bis vier Portionen Gemüse zu essen. Auch wenn man Kartoffeln und Brot zum Beispiel durch Linsen und Bohnen ersetzt, bekommt man ausreichend Ballaststoffe. Denken Sie daran, dass Sie zu mehr Ballaststoffen auch mehr Wasser trinken sollten, um eine gute Darmfunktion sicherzustellen.

Inzwischen gibt es nicht wenige Produkte mit zusätzlichen Ballaststoffen. Ein Beispiel ist Joghurt und Brot oder Pasta, wo ein Teil des Mehls oder Zuckers durch *Inulin* oder einen anderen Ballaststoff ersetzt worden ist. *Inulin* ist ein natürlicher Ballaststoff, der aus der Zichorienwurzel gewonnen wird, und es wird heute dazu benutzt, bei zahlreichen Lebensmitteln den Ballaststoffanteil zu erhöhen. Solche Lebensmittel werden oft »funktionelle Lebensmittel« genannt, da sie mit etwas versetzt werden, was von Natur aus nicht vorhanden ist, um eine spezifische gesundheitliche Wirkung zu erzeugen.

Es kann sich auch lohnen, über eine zusätzliche Einnahme von Ballaststoffen nachzudenken, besonders wenn man für einen kürzeren Zeitraum die Aufnahme von Kohlenhydraten und damit auch von Vollkorn stärker einschränkt. Mehr zu präbiotischen Ballaststoffen und präbiotischer Ballaststoffergänzung siehe Kap. 7.

Die Zusammensetzung der Ernährung: Fette

Fette

In Kombination mit Antioxidantien aus pflanzlicher Nahrung und Aminosäuren aus Protein unterstützen essenzielle Fettsäuren unsere Verteidigungsmechanismen gegen chronische Krankheiten wie Diabetes, Herzerkrankungen, Krebs und Entzündungszustände.

Gesunde Fette sind deine Freunde

Natürliche Fette sind nicht schädlich. Es geht darum, die richtige Sorte auszuwählen: hauptsächlich pflanzlich und – ebenso wichtig – minimal verarbeitet. Omega-3-reiches Fett von fettem Fisch, kaltgepresste Pflanzenöle (native Öle) und Nüsse, Samen und Avocado sind wichtige Bestandteile einer Ernährung, die Ihnen dabei helfen kann, natürlich schlank und gesund zu sein. Gesunde Fette im Essen führen nicht nur dazu, dass die Mahlzeit eine niedrigere GL (also einen niedrigeren Anstieg des Blutzuckers) verursacht, sie tragen auch zu einer besseren Energiebilanz bei. Die essenziellen Fettsäuren sind ganz entscheidend für Gesundheit und effektive Verbrennung, und sie tragen dazu bei, dass Fett verbrannt wird.

Künstlich hergestellte Transfette, die in teilweise gehärteten Pflanzenölen vorkommen (und in vielen importierten Margarinesorten und vielen Fertiggerichten verwendet werden) sind eindeutig gefährlich, davon sollte man sich also ganz fernhalten.

Gesättigtes Fett ist nicht essenziell, und große Mengen davon sind nicht wünschenswert, weil es gesünderes Pflanzenfett verdrängen kann. Das bedeutet aber nicht, dass gesättigtes Fett gefährlich oder schädlich wäre. Es ist weder nötig noch wünschenswert, gesättigtes Fett aus einer gesunden Ernährung auszuschließen – in der Realität ist es unmöglich, da alle natürlichen Fettquellen gesättigtes Fett in unterschiedlichen Mengen enthalten. Im Übrigen sind überflüssiger Zucker und überflüssige Stärke die größten Lieferanten von gesättigtem Fett im Körper, weil sie zu 100 % in gesättigtes Fett umgewandelt und eingelagert werden. Einige spezielle Arten von gesättigtem Fett (mit vielen sogenannten kurzkettigen Fettsäuren), die unter anderem in Kokosfett und Butter vorkommen, haben positive Eigenschaften für die Gesundheit. Darum gibt es auch unter den gesättigten Fetten große Unterschiede. Manchmal essen wir etwas nur, weil es »gut« ist, auch wenn wir wissen, dass es nicht gesund ist. Wir wissen alle, dass ein guter Kuchen oder ein guter Käse viel zum Wohlbefinden beitragen können. Solange man sich die meiste Zeit an gesunde Ernährung hält, kann man sich ab und zu einen solchen Leckerbissen gönnen, und vor allem: ohne Schuldgefühle.

Was ist Fett?

Fett enthält mehr Energie pro Gramm (9 Kalorien) als irgendein anderer energiereicher Nährstoff. Fetthaltige Nahrungsmittel sind unter anderem eine wichtige Quelle für die fettlöslichen Vitamine A, D, E und K. Einige Fettsäuren sind wichtig, weil sie Bausteine für Stoffe sind, die zum Immunsystem gehören und Entzündungsreaktionen dämpfen. Andere sind ganz entscheidend für das Funktionieren des Stoffwechsels, da wir die richtige Art von Fett aus der Nahrung brauchen, um Fett zu verbrennen. Übergewichtigen Menschen mangelt es oft an essenziellen Fettsäuren, oder das Verhältnis zwischen den verschiedenen Typen, die sie aus der Nahrung aufnehmen, ist ungünstig, und sie besitzen zu viel eingelagertes gesättigtes Fett (entweder direkt aus der Nahrung oder aus überflüssigen Kohlenhydraten umgewandelt). In Verbindung mit Antioxidantien beeinflussen Fettsäuren unsere Verteidigungsmechanismen gegen Krebs, andere wiederum wehren Krankheiten wie

Diabetes und Herzleiden ab. Darum ist es nicht egal, welche Fette man zu sich nimmt.

Was ist der Unterschied zwischen gesättigtem und ungesättigtem Fett?

Alle fetthaltigen Nahrungsmittel enthalten sowohl gesättigte als auch ungesättigte Fettsäuren, aber sie werden oft entweder als gesättigt oder ungesättigt beschrieben, je nach dem Verhältnis der Fettsäuren. Butter wird zum Beispiel meist als gesättigtes Fett bezeichnet, weil sie aus 60–65 % gesättigtem und 30–35 % ungesättigtem Fett besteht.

Ungesättigte Fette werden in zwei Hauptgruppen eingeteilt – einfach und mehrfach ungesättigt. Der menschliche Körper kann gesättigte und einfach ungesättigte Fettsäuren herstellen, aber bestimmte mehrfach ungesättigte Fettsäuren nicht. Einige davon sind allerdings für die Gesundheit von großer Bedeutung, und wir können sie nur aus der Nahrung beziehen. Diese nennt man *essenzielle Fettsäuren*, und man bezeichnet sie gern als Omega-3- und Omega-6-Fettsäuren. Omega-3-Fettsäuren (Alpha-Linolensäure, EPA und DHA) und Omega-6-Fettsäuren sind feste Bestandteile aller Zellmembranen. Das Gehirn und das Nervensystem bestehen hauptsächlich aus diesen essenziellen Fettsäuren. Sie sorgen dafür, dass die Nerven im Gehirn und an den Synapsen (Verbindungen) zwischen den Nerven elektrisch isoliert sind, damit die Signalübertragung schnell geht. Eine andere essenzielle Omega-3-Fettsäure, die man sich merken sollte, ist DPA. Seehundöl, Krillöl, Tran und Fischöl enthalten alle die Fettsäuren DHA und EPA, aber Seehundöl enthält dazu mehr von der wichtigen Fettsäure DPA. DPA ist auch von Natur aus in Muttermilch enthalten und für die Ernährung und Entwicklung von Säuglingen von entscheidender Bedeutung. Seehundöl ist die einzige bekannte natürliche Quelle, die reich an DPA ist, dem heilsame Wirkung bei Herz- und Gefäßerkrankungen und Arterienverkalkung zugeschrieben wird. Eine japanische Studie legt nahe, dass eine der Hauptfunktionen von DPA darin besteht, Venen und Arterien weich und geschmeidig zu halten, was Problemen im Blutkreislauf vorbeugt und damit die Entwicklung von Herz- und Gefäßkrankheiten verhindern kann. Die Fettsäure DPA ist möglicherweise zehnmal so effektiv bei der Heilung geschädigter Blutgefäße wie die Fettsäure EPA. Depression und viele Nervenkrankheiten, darunter Multiple Sklerose, werden mit einer geringen Zufuhr von Omega-3-Fettsäuren in Verbindung gebracht.

Welche Art von Fett brauche ich?

Die westliche Ernährung enthält durchwegs zu viel Omega-6-Fettsäuren und zu wenig Omega-3-Fettsäuren. Dieses Ungleichgewicht ebnet den Weg für chronische Entzündungen, die die Ursache vieler schmerzhafter und lebensbedrohlicher Krankheiten sind. Omega-6-Fettsäuren sind auch essenziell, aber heute nehmen wir weit mehr zu uns als nötig, besonders durch die Verwendung billiger Pflanzenöle wie Soja- und Sonnenblumenöl, sowie durch Margarine, für die diese Öle ein Rohstoff sind.

Essenzielle Fettstoffe

Alle natürlichen Fettquellen enthalten eine Mischung aus gesättigtem, einfach und mehrfach ungesättigtem Fett. Die Unterschiede liegen im Verhältnis der drei Typen. Wenn Sie kaltgepresste Öle verwenden und täglich eine Handvoll rohe Nüsse, Kerne oder Samen essen, und dazu drei- oder viermal in der Woche 150 g fetten Fisch essen oder 1–2 Teelöffel Tran einnehmen, ist Ihre Versorgung mit essenziellen Fetten weitestgehend gesichert.

Ihr Körper braucht in erster Linie ungesättigtes Fett, einfach ungesättigtes ebenso wie mehrfach ungesättigtes. Gesättigtes Fett sollten Sie möglichst nicht zu viel zu sich nehmen. Indem man überflüssige Kohlenhydrate reduziert, wird auch das gesättigte Fett im Körper reduziert. Ganz verzichten sollte man auf industrielle Transfettsäuren, künstlich hergestellte Fette, auch als gehärtete/hydrierte (oder teilweise gehärtete/hydrierte) Pflanzenfette bekannt. Sie kommen in vielen Margarinesorten vor und in anderen Pflanzenfettsorten für Gebäck, die viel in der Lebensmittelindustrie eingesetzt werden. Viele importierte Fertiggerichte und halbfertige Lebensmittel enthalten beträchtliche Mengen an Transfettsäuren. Schauen Sie deshalb immer auf das Etikett, um Lebensmittel zu vermeiden, die die Zutat »(teilweise) gehärtete Pflanzenfette« enthalten.

Die verschiedenen Fettsäuren, die in der Natur vorkommen, kann man in tierische und pflanzliche Fette einteilen. In der Regel hat pflanzliches Fett einen hohen Anteil an ungesättigten Fettsäuren (sowohl einfach als auch mehrfach ungesättigt). Es gibt aber Ausnahmen: Kokosöl hat einen sehr hohen Gehalt an gesättigtem Fett, ist aber trotzdem ein gesundes Lebensmittel. Die besten Lieferanten von Pflanzenfett sind pflanzliche Öle, Nüsse, Samen und Avocado.

Tierische Fette findet man unter anderem in Milch, Fleisch, Käse und Eigelb – sie bestehen großteils aus gesättigten Fettsäuren, aber in geringerem Maß auch aus ungesättigten. Ähnlich wie tierisches Fett bestehen Kokosmilch und Kakaobutter (in Schokolade) hauptsächlich aus gesättigtem Fett. Butter und Käse in Maßen schaden nicht. Probleme gibt es dann, wenn man den Konsum von gesättigten Fetten übertreibt und sie mit Nahrungsmitteln mit hoher GL kombiniert.

Fisch ist die Ausnahme unter den tierischen Fetten. Fetter Fisch ist nämlich sehr reich an mehrfach ungesättigten Fettsäuren. Lachs, Makrele, Sardine und Hering sind fette Fischarten, die viel mehrfach ungesättigte Omega-3-Fettsäuren enthalten. Diese sind sehr wertvoll und tatsächlich von großer Bedeutung für die Gesundheit. Nicht jeder Fisch hat viel Fett. Weiße Fische wie Köhler, Kabeljau und Scholle sind ziemlich mager, aber dennoch sehr gesund.

Bestimmte pflanzliche Nahrungsmittel wie etwa Leinsamen und Walnüsse enthalten ebenfalls viel Omega-3-Fettsäuren.

CLA, eine natürlich vorkommende Fettsäure, ist in den letzten Jahren in den Fokus geraten, und sie hat möglicherweise eine positive Wirkung auf die Fettverbrennung. Sie kommt in kleinen Mengen in Rind-, Lamm- und Ziegenfleisch vor sowie in Milchfett von Wiederkäuern, die mit Gras gefüttert werden. CLA findet man auch in wild lebenden Wiederkäuern wie Elch oder Rentier. Zu den gesundheitlichen Auswirkungen von CLA wird viel geforscht. Es ist noch zu früh zu sagen, ob man von der Einnahme von CLA als Nahrungsergänzung profitiert. Mein Rat lautet darum, sich direkt aus der Nahrung mit CLA zu versorgen. CLA ist in Fett aus Milch und Milchprodukten (Vollmilch, Joghurt, Kefir, Dickmilch, Quark, Butter, Crème fraîche, Sauerrahm, Käse) enthalten, vor allem in Bioprodukten von grasenden Tieren. Milchprodukte aus Schafs- und Ziegenmilch weisen mehr CLA auf.

Wie viel Fett brauche ich?

Mindestens 30 % (aber ruhig mehr) Ihrer gesamten Energiezufuhr *sollte* aus gesundem und minimal behandeltem Fett kommen, und zwar möglichst auf Kosten von Zucker und Stärke. Bei einer 70 kg schweren, wenig aktiven Person sind das 60–75 g Fett pro Tag. Auf vier bis fünf Mahlzeiten verteilt sind das moderate Mengen.

Rund 2 % davon sollten aus Omega-3-Fettsäuren bestehen (fetter Fisch, oder pflanzliche Quellen wie Leinsamen und Nüsse) und 3–6 % aus Omega-6-Fettsäuren (die in den meisten Pflanzenölen, Samen und Nüssen vorkommen). Gesättigte Fettsäuren (tierisches Fett, Milchprodukte, Schokolade) sollten 10–15 % ausmachen, während der Rest – also die größte Menge – einfach ungesättigte Fettsäuren sein sollten (Olivenöl, Rapsöl, Mandeln, Avocado).

Wenn Sie körperlich sehr aktiv sind und Ihr Energiebedarf bei 4000 Kalorien liegt, sollten Sie die Fettzufuhr entsprechend erhöhen (und dabei vor allem zu einfach ungesättigtem Fett greifen). Sportler machen oft den Fehler, dass sie zu wenig Fett und zu viele Kohlenhydrate essen, was negative Auswirkungen auf die Leistung und das Tempo der Erholung hat.

Besonders zu wenig mehrfach ungesättigtes Fett (speziell Omega-3-Fett) kann schädlich sein und außerdem das Abnehmen erschweren.

Wenn Sie Öl kaufen, achten Sie darauf, dass »kaltgepresst« oder »nativ« auf dem Etikett steht. Das bedeutet, dass es so natürlich wie möglich ist und nicht wärmebehandelt oder chemisch behandelt worden ist, um das Öl auszupressen.

Ein kleiner Fett-Guide

Omega-9, einfach ungesättigtes Fett

Einfach ungesättigtes Fett kann aus verschiedenen einfach ungesättigten Fettsäuren bestehen. Manche werden Omega-7 genannt, andere Omega-9. Der Körper kann sie selbst herstellen, weshalb sie nicht wie die mehrfach ungesättigten Omega-3 und Omega-6 essenziell sind. Allerdings produziert der Körper nicht immer genug davon, sodass man sie auch mit der Nahrung aufnehmen sollte. Omega-9 ist ein einfach ungesättigtes Fett, das für die Gesundheit besonders wertvoll zu sein scheint.

Mandeln, Avocados, Paranüsse, Cashewnüsse, Haselnüsse, Macadamianüsse, Oliven, Erdnüsse, Pekannüsse und Pistazien haben einen hohen Gehalt an einfach ungesättigtem Omega-9-Fett. Das ist die Fettsorte, von der man am meisten konsumieren sollte. Olivenöl und Rapsöl bestehen hauptsächlich aus einfach ungesättigtem Fett. Natives Olivenöl enthält daneben natürliche Antioxidantien, was es sowohl geschmacklich als auch im Hinblick auf die gesundheitliche Wirkung auszeichnet. Rapsöl hat einen neutraleren Geschmack und enthält im Gegensatz zu Olivenöl Omega-

3-Fettsäuren, daneben Phytosterine (die das Cholesterin senken) und Antioxidantien. Um die Vorteile von beiden zu genießen, kann man Olivenöl und Rapsöl im Verhältnis 2:1 mischen.

Kaltgepresste Nuss- und Avocadoöle haben einen feinen Geschmack, der ausgezeichnet zu Salaten und Gemüse passt. Andere Öle mit viel einfach ungesättigtem Fett sind spezielle natürliche Varianten von Sonnenblumen- und Distelöl (Saflöröl), die mit »High Oleic« bezeichnet sind und anstelle von Olivenöl verwendet werden können. Sie sind nicht zu verwechseln mit gewöhnlichem Sonnenblumen- oder Distelöl, die sehr viel Omega-6 enthalten und fast immer raffiniert oder behandelt sind.

Omega-6, mehrfach ungesättigtes Fett

Fett aus Mais, Nachtkerzen, Traubenkernen, Hanfsamen, Kürbiskernen, Sesam, Sojabohnen, Sonnenblumenkernen und Saflorsamen (Färberdistelsamen) enthält viel mehrfach ungesättigtes Omega-6-Fett. In den letzten 50 Jahren hat sich die Ernährung in der westlichen Welt mehr von den Omega-3-Fettsäuren in Richtung Omega-6-Fettsäuren verschoben, als für die Gesundheit gut ist. Das liegt an unserem hohen Verbrauch von Pflanzenmargarine und raffinierten Pflanzenölen sowie an der Phobie vor gesättigtem Fett. Dieses Ungleichgewicht verursacht ernsthafte gesundheitliche Probleme. Der Anteil der Omega-6-Fette sollte nur zwei- bis viermal so hoch sein wie der von Omega-3-Fetten, in der Praxis ist der Anteil oft 20- bis 30-mal so hoch.

Die meisten Öle, die man im Supermarkt bekommt, sind raffiniert – also mit hohen Temperaturen und viel chemischen Stoffen behandelt, um möglichst viel Öl herauszupressen. Infolgedessen enthalten diese Öle viele giftige Nebenprodukte in variierenden Mengen. Wenn man ein solches Öl nur ab und zu zum Braten verwendet, ist es kaum gefährlich, denn dann kann der Körper mit den Giftstoffen umgehen. Wenn man allerdings täglich diesen Giftstoffen ausgesetzt ist, wie das bei vielen Konsumenten von Fast Food und Fertiggerichten der Fall ist, sammeln sich die Giftstoffe in den Zellen an. Das kann zu Leiden wie Herzkrankheiten und Krebs führen. Solche Öle werden oft in der Margarineherstellung eingesetzt, und die Verarbeitung führt zur Bildung schädlicher Stoffe, die eine Reihe von gesundheitlichen Problemen nach sich ziehen können, zum Beispiel Herzkrankheiten.

Ich empfehle, kein Sonnenblumen-, Mais- und Sojaöl und andere raffinierte Öle und Margarine mehr zu verwenden und stattdessen zu

kaltgepressten oder nativen Ölen überzugehen – hauptsächlich Oliven-
und Rapsöl. Achten Sie außerdem darauf, nicht zu oft Gebratenes zu
essen. Die herrlichen rohen Nüsse und Samen, aus denen diese Öle gewonnen werden, brauchen Sie aber nicht zu meiden. Ganz im Gegenteil, ich rate dazu, täglich eine Handvoll gemischte Nüsse und Samen
zu essen.

Omega-3, mehrfach ungesättigtes Fett
Die meisten von uns nehmen im Verhältnis zu Omega-6-Fettsäuren
zu wenig Omega-3-Fettsäuren zu sich und sollten die Zufuhr deshalb erhöhen. Die beste Quelle für diese Fettsäuren ist fetter Fisch wie
Lachs, Forelle, Sardine, Makrele, Hering und Thunfisch (aber nicht
aus der Dose), sowie Tran als Zusatz. Die Omega-3-Fettsäuren aus
dem Fischöl heißen EPA und DHA. Diese kann der Körper direkt
verwerten, während pflanzliche Omega-3-Fettsäuren (Alpha-Linolensäure oder ALA) im Körper erst zu EPA und DHA umgewandelt
werden müssen.

In der Pflanzenwelt sind Leinsamen und Leinöl mit ganzen 58 % gesundheitlich wertvollen Omega-3-Fettsäuren (ALA) die beste Quelle dafür. Rapssamen und Sojabohnen, Walnüsse und Kürbiskerne liefern ebenfalls Omega-3.

Omega-3-Fettsäuren sind wichtig für die Pigmentbildung in den roten Blutkörperchen (Hämoglobin), für Zellwachstum, normale Zellteilung
und auch für die Wundheilung. Man braucht sie auch, um Protein zu verbrennen und Mineralstoffe derart umzubauen, dass der Knochenbau stabil bleibt.

Eine optimale Omega-3-Zufuhr ist außerdem sehr günstig für das
Herz. Omega-3- und Omega-6-Fettsäuren werden beide für den Transport von Cholesterin im Körper benötigt. Omega-3 kann die Konzentration von Triglyceriden im Blut um ganze 65 % senken – also effektiver
als jedes Medikament, und das ohne Nebenwirkungen. Es kann lebensbedrohliche Herzrhythmusstörungen verhindern und dadurch das Risiko eines plötzlichen Herztodes durch Herzinfarkt senken. Außerdem wirkt es
leicht blutverdünnend, indem es die Blutplättchen weniger klebrig macht.
Dadurch sinkt die Gefahr von Thrombosen, die Herzinfarkte und Gehirn-
schläge verursachen können.

60 % des Trockengewichts des Gehirns bestehen aus Fett; ein Drittel davon sind Omega-3 und Omega-6 (zu gleichen Teilen). Der Fötus

braucht Omega-3 zur Entwicklung des Gehirns und ist abhängig davon, dass die Mutter Omega-3 zu sich nimmt. Mangel an Omega-3 während der Schwangerschaft kann auch die Ursache für Wochenbettdepressionen sein. Omega-3 kann dazu beitragen, dass Kinder schneller lernen und sich besser konzentrieren. Die Forschung hat gezeigt, dass die Intelligenz (definiert als Lernfähigkeit) steigen kann, wenn man für ausreichende Zufuhr von Omega-3-Fettsäuren sorgt. Damit nicht genug, Omega-3 dämpft auch Depressionen und verbessern die Stimmung. Zudem haben neuere Forschungen gezeigt, dass eine erhöhte Aufnahme von Omega-3 die Symptome von Schizophrenie schwächen kann. Außerdem hat man entdeckt, dass Omega-3-Fettsäuren die kognitive Funktion bei Patienten mit Alzheimer und Altersdemenz verbessern. Schließlich hat sich eine hohe Zufuhr von Omega-3-Fettsäuren auch bei Multipler Sklerose (MS) und der Parkinson-Krankheit als günstig erwiesen.

Omega-3 kann bei der Vorbeugung gegen Leaky-Gut-Syndrom und Nahrungsmittelallergien helfen und wirkt sich positiv bei Reizdarmsyndrom, Morbus Crohn und Colitis ulcerosa aus. Omega-3 wirkt sättigend und appetitzügelnd.

Außerdem bewirkt Omega-3, dass weniger Histamine gebildet werden (was gut bei Asthma und Allergien ist), und dämpft andere Mechanismen, die durch Entzündungsreaktionen hervorgerufen werden. Es wirkt sich auch sehr positiv auf die Gelenke aus und lindert die Symptome bei chronischer Arthritis.

Omega-3- und Omega-6-Fettsäuren sind daneben für das Fortpflanzungssystem von Männern und Frauen gleichermaßen sehr wichtig und können PMS (Prämenstruelles Syndrom) vorbeugen (teilweise aufgrund der entzündungshemmenden Wirkung von Omega-3).

Omega-3-Fettsäuren schützen die Zellen vor dem Austrocknen und sind damit hervorragende »essbare Kosmetik«, indem sie die Haut geschmeidig, glatt und samtig machen. Trockene Haut ist oft ein Anzeichen für einen Mangel an Omega-3-Fettsäuren, und im Winter braucht man mehr von diesen Fetten.

Darüber hinaus schützt Omega-3 das Erbmaterial (DNS) vor Schäden. Unsere Zellen benützen Omega-3- und Omega-6-Fettsäuren zur Bildung von »Sauerstoffkügelchen«, die infektiöse Eindringlinge wie Bakterien und Viren abtöten. Indem sie das Immunsystem stärken und für normale Zellteilung sorgen, verhindern sie außerdem das Wachstum von Geschwülsten.

Was ist mit gesättigtem Fett? Tierfett, Kokosfett und Palmöl?

Viele von uns essen mehr Fett, als sie benötigen, zum Großteil in Form gesättigter Fette aus Milchprodukten (Milch, Butter, Sahne und Käse), Fleisch, Torten, Kuchen und Keksen. Zusätzlich nehmen wir viel verarbeitetes Fett durch das Kochen, Gebratenes, Bratenfond und Saucen auf.

Gesättigtes Fett ist nicht essenziell und darum in größeren Mengen unerwünscht, da es das gesündere Pflanzenfett verdrängt. Das bedeutet allerdings nicht, dass es gefährlich oder schädlich wäre. Auch wenn es nicht essenziell ist, wie das bei Omega-3 und -6 der Fall ist, kann der Körper in manchen Situationen mehr verschiedene gesättigte Fettsäuren brauchen, als er selbst produzieren kann. Das trifft vor allem auf die gesättigten Fettsäuren in Butter und Kokosfett zu, Sie haben wichtige Eigenschaften und sind antimikrobiell, krebsvorbeugend und immunstimulierend. Darum spricht man auch von bedingt essenziellen Fettsäuren, sowohl bei den gesättigten als auch bei den einfach ungesättigten. Es ist weder nötig noch wünschenswert, gesättigte Fettsäuren aus einer gesunden Ernährung auszuschließen – tatsächlich ist es ganz unmöglich, denn alle natürlichen Fettquellen enthalten unterschiedliche Mengen an gesättigtem Fett. Einige bestimmte Arten von gesättigtem Fett (mit vielen sogenannten kurzkettigen und mittelkettigen Fettsäuren), die unter anderem in Kokosfett und Butter enthalten sind, wirken sich positiv auf die Gesundheit aus.

Eine der Hauptquellen für gesättigtes Fett ist allerdings der Körper selbst, indem er den Überschuss an Kohlenhydraten wie Zucker, Brot, Kartoffeln, Reis und Pasta zu Fett macht. Wenn man nicht körperlich aktiv ist, kann der Körper die Energie aus diesen Kohlenhydraten nicht verwerten. Er wandelt Zucker und Stärke in gesättigtes Fett um und lagert es im Körper ein. Der Prozess wird durch das Hormon Insulin gesteuert, und die Ausschüttung von Insulin steigt rasch an, wenn wir hochglykämische Kohlenhydrate essen.

Fast Food wie Hamburger, Pizza und Brote mit Butter oder Margarine, Käse und Schinken sind noch schlimmer. Sie liefern nicht nur eine Menge Fett, sondern das Fett kommt auch noch zusammen mit hochglykämischen Kohlenhydraten. Für Leute mit einer Veranlagung zu erhöhter Insulinproduktion und Insulinresistenz ist das der schnellste Weg zu Fettsucht, Diabetes und Herz- und Gefäßerkrankungen.

Zu viel gesättigtes Fett im Körper (nicht nur in der Nahrung) kann in Verbindung mit Bewegungsmangel zu hohen Konzentrationen von LDL-Cholesterin (dem »schlechten« Cholesterin) führen. Dadurch wird das

LDL-Cholesterin beschädigt (oxidiert). Auf dem Weg durch die Arterien kann sich das oxidierte LDL-Cholesterin an Verletzungen in der Arterienwand festsetzen und Entzündungen hervorrufen, die zur Bildung der cholesterin- und kalkhaltigen Plaque beitragen und somit die Adern verstopfen. Rauchen, Stress, niedrige Zufuhr von Antioxidantien (aus Gemüse, Nüssen, Hülsenfrüchten, Obst und Beeren) und eine hohe Zufuhr von hochglykämischen Kohlenhydraten tragen alle nachgewiesenermaßen zu dieser Oxidation im Blut bei.

Fett aus rotem Fleisch und Eigelb enthält außerdem Arachidonsäure, eine Omega-6-Fettsäure. Ein Überschuss dieses Stoffes führt zur Bildung von Entzündungsstoffen, was zu erhöhtem Blutdruck, gesteigerter Tendenz zur Blutgerinnung und Thromboserisiko führt, wie auch zu diversen Entzündungszuständen.

Zu viel gesättigtes Fett im Körper, nicht notwendigerweise aus der Ernährung, hat auch die indirekte Auswirkung, dass die Insulinkonzentration im Blut sich erhöht. Es wirkt nämlich auf die Zellmembranen der Muskelzellen und macht sie weniger geschmeidig und insulinresistenter. Insulinresistenz führt zu Entzündungen und fördert die Fetteinlagerung, speziell rund um die Taille.

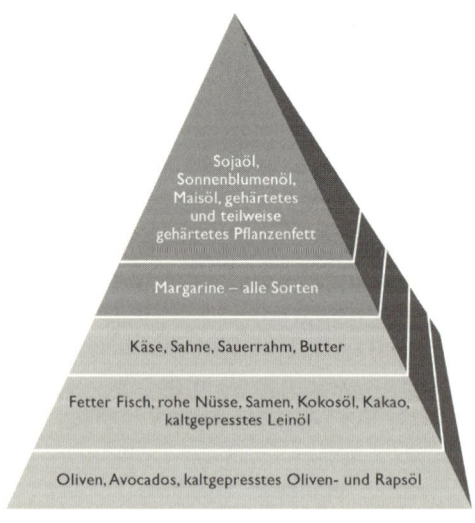

Pyramide der Fette und Öle

Fette und Öle
Die angegebenen Mengen können zu jeder Mahlzeit verzehrt werden. Sportler und Menschen mit körperlich anstrengender Tätigkeit sollten die Fettzufuhr erhöhen, vor allem von ungesättigtem Fett. Das hat sich als leistungssteigernd erwiesen.

Beste Alternativen
Mandeln, gehackt – 4 TL
Mandeln, Cashewnüsse, Haselnüsse – 10–12 Stück
Avocado – 3 EL oder ¼–½ Avocado
Olivenöl, nativ – 1 TL
Rapsöl, Avocadoöl, kaltgepresst – 1 TL
Macadamianüsse – 3–5 Stück
Vinaigrette: 1 TL Olivenöl und 2 TL Essig (Balsamico)
Oliven – 9 Stück
Natürliche Erdnussbutter (ohne Zusatz von Zucker oder Pflanzenfett) – 2 TL
Erdnüsse, Pistazien – 18 Stück
Sesampaste (Tahina) – 2 TL
Walnüsse – 6–8 halbe
Gemahlene Leinsamen – 3–4 TL
Paranüsse – 2
Pinienkerne, Kürbiskerne, Sonnenblumenkerne – 2 EL

Akzeptable Alternativen
Mayonnaise – 1 TL (möglichst mit kaltgepresstem Raps- oder Olivenöl hergestellt)
Sesamöl – 1½ TL (möglichst kaltgepresst)
Schlagsahne – 2 EL
Schmand – 1 EL
Sauerrahm – 2 EL
Doppelrahmkäse – 3 TL

Schlechte Alternativen (zu viel Omega-6)
Alle Margarinesorten, einschließlich leichter Varianten – 1 TL (aber möglichst gar nicht)
Maisöl – 1 TL (nicht zum Braten geeignet)
Sojaöl – 1 TL (nicht zum Braten geeignet)
Sonnenblumenöl – 1 TL (möglichst kaltgepresst)

Die richtige Wahl von Fetten und Ölen

Die obige Liste zeigt die Gesamtmenge an Fett, die man zu jeder Mahlzeit essen sollte, um Protein und Kohlenhydrate auszugleichen (indem man die

Handflächenmethode anwendet). Die wertvollsten Ölsorten sind kaltgepresstes natives Olivenöl, kaltgepresstes Rapsöl und kaltgepresstes Avocadoöl. Diese Öle sollte man beim Kochen erst ganz zum Schluss hinzufügen – auch wenn sie über einen kurzen Zeitraum mittelhohe Temperaturen überstehen – oder in Salaten und/oder kalten Gerichten verwenden.

Die meisten raffinierten Pflanzenöle, die man im Supermarkt bekommt und die im Imbiss und Ähnlichem verwendet werden, sind billig und durch Heißpressung hergestellt. Dabei wird das Öl hohen Temperaturen ausgesetzt, was gesundheitsschädlich sein kann. Denken Sie daran, dass Braten und besonders Frittieren die wertvollen mehrfach ungesättigten Fettsäuren in diesen Ölen zerstört und zur Bildung von schädlichen, krebserregenden Nebenprodukten führt. Das gilt besonders für Sonnenblumenöl, Maisöl und Sojaöl. Indem man Fertiggerichte und verarbeitete Lebensmittel isst, nimmt man zu viel Omega-6-Fettsäuren und Transfette auf. Wenn man bei hohen Temperaturen braten möchte, sollte man Pflanzenöle mit viel mehrfach ungesättigtem Fett sowie Margarinesorten, die mehrfach ungesättigtes Fett enthalten, vermeiden. Benutzen Sie dazu lieber Butterschmalz, vielleicht auch zusammen mit Olivenöl oder Rapsöl, reines Kokosöl oder Ghee (aber nicht billiges Ghee aus teilweise hydriertem Pflanzenöl). Das ist hitzebeständiger und enthält keine künstlichen Fettsäuren.

Margarine ist ein stark verarbeitetes Erzeugnis, das ich nicht empfehle, auch nicht die Sorten, die das Cholesterin senken, indem sie die Aufnahme von Cholesterin aus dem Darm reduzieren. Auch wenn sie wirklich den Cholesterinspiegel senken, hat sich nie erwiesen, dass sie das Risiko von Herzkrankheiten vermindern, und das ist es, was zählt. Wenn Sie zwischen etwas höherem Cholesterinspiegel und geringerem Risiko von Herzkrankheiten einerseits und niedrigem Cholesterin und höherem Risiko andererseits wählen müssten, was würden Sie nehmen? Greifen Sie zu natürlichem Fett, und dazu gehört Margarine nicht!

Nüsse, Kerne und Samen

Sie enthalten die Energie und die Nährstoffe, die eine Pflanze braucht, um das erste Blatt und die erste Wurzel zu bilden, bevor sie stark genug ist, Energie aus der Erde und der Sonne aufzunehmen. Protein und Fett sind lebenswichtig, und Nüsse, Kerne und Samen enthalten eine Menge von beidem. Der Fettanteil in verschiedenen Sorten von Nüssen, Kernen und Samen variiert zwischen 5 % und bis zu 75 %; auch innerhalb einer bestimmten Nuss- oder Samensorte variiert die Menge der verschiedenen Nährstoffe von Ort zu Ort und Jahr zu Jahr. Ganze Nüsse und Samen enthalten wichtige Vitamine, Mineralstoffe und Antioxidantien wie Vitamin E, dazu Ballaststoffe und gesundes Fett. Nehmen Sie frische, rohe Nüsse, Kerne und Samen, keine gerösteten und gesalzenen.

Ihr größter Nachteil ist, dass der hohe Gehalt an mehrfach ungesättigtem Fett (Omega-3 oder Omega-6), den viele Nüsse und Samen aufweisen (zum Beispiel Walnüsse und Sonnenblumenkerne), sie schnell ranzig werden lässt. Am besten bewahrt man sie im Gefrierschrank auf, wo sie sich monatelang halten.

Welches Fett wofür?

Salate: Nehmen Sie natives Olivenöl, Rapsöl oder Walnussöl, die sind wertvoll und verleihen dem Salat einen guten Geschmack. Wenn Sie $^2/_3$ Oliven- oder Rapsöl mit $^1/_3$ Leinöl mischen, wird die Mischung auch reich an Omega-3.

Dips/kalte Saucen: Nehmen Sie Naturjoghurt, eventuell leichten, oder Quark anstatt von Sauerrahm und Crème fraîche.

Smoothies: Naturjoghurt, eventuell leicht, oder Quark (Magerstufe).

Saucen: Man kann unglaublich viele gute Saucen mit gesundem Fett machen. Probieren Sie Saucen auf Basis von Öl, Knoblauch und verschiedenen Kräutern, die Sie mit dem Stabmixer zu einem Pesto verarbeiten, oder püriertes Gemüse wie Tomaten und Oregano, Avocado und Koriander, gekochte Karotten, Kreuzkümmel und Thymian oder Koriander, gerne mit etwas Knoblauch, Nüsse/Mandeln und natives Olivenöl.
Hähnchen oder Fisch, bei niedriger Temperatur im Ofen gebraten, behalten den herrlichen Bratensaft, der nichts zusätzlich braucht, um saftig und gut zu werden. Vermeiden Sie Tütensaucen und Saucen auf Basis von Sauerrahm und Sahne.

Im Ofen braten: Versuchen Sie einmal, das Fleisch bei schwacher Hitze über längere Zeit in einer Form zu braten, eventuell fest in Aluminiumfolie eingepackt. So bleiben die guten Bratensäfte erhalten.

In der Pfanne braten: Braten Sie mit so wenig Fett wie möglich. Nicht weil das Essen fettarm sein soll, sondern weil hohe Temperaturen dem Fett schaden. Nehmen Sie lieber Olivenöl oder Rapsöl anstatt Margarine oder Butter. Das Fett nicht stark erhitzen, denn dann wird sogar das gesündeste Olivenöl gesundheitsschädlich. Wenn man den Geschmack von Butter mag, kann man es sich erlauben, zum Öl einen Teelöffel Butter zu geben.

Frittieren: Frittieren sollte man ganz vermeiden. Wenn Sie doch hin und wieder einmal frittieren, müssen Sie zu hitzebeständigem Fett wie Kokosfett oder Butterschmalz greifen und nicht zu Olivenöl. Wenn Öle stark erhitzt werden, bilden sich gesundheitsschädliche Stoffe.

Ich empfehle in der Küche folgende Fette

Für kalte Gerichte, zum Beispiel Salate, oder in Eintöpfen (aber dann direkt vor dem Servieren, damit das Fett nicht längerer Hitze ausgesetzt ist):

- Kaltgepresstes Olivenöl
- Kaltgepresstes Rapsöl (Omega-3-Quelle)
- Kaltgepresstes Leinöl (gute Omega-3-Quelle)

Zum Braten bei niedrigen Temperaturen (bis zu 100 °C), wie beim Braten von Omelette oder Rührei, und als Kochfett bei Gekochtem oder Gedämpftem:

- Kaltgepresstes Olivenöl
- Kaltgepresstes Rapsöl

Geeignet zum Braten bei mittlerer Temperatur (bis zu 150 °C, kurzzeitig bis zu 200 °C), wie zum Beispiel im Wok:

- Kaltgepresstes Olivenöl
- Kaltgepresstes Rapsöl
- Butterschmalz

Geeignet zum Braten bei hohen Temperaturen (über 150 °C über längere Zeit), wie beispielsweise beim Braten von Steaks oder Frittieren:

- Kaltgepresstes Kokosfett, wenn Kokosgeschmack erwünscht ist
- Filtriertes Kokosfett, wenn ein neutraler Geschmack erwünscht ist
- Palmöl
- Schweineschmalz
- Butterschmalz

Wie warm wird es in der Bratpfanne?

Das ist schwer zu sagen, aber die normale Brattemperatur ist schätzungsweise 250 °C. Man kann zu starkes Erhitzen der Pfanne vermeiden, indem man den Herd nie höher als auf mittlere Hitze stellt und ein bisschen Wasser zum Fett in die Pfanne gibt. Wenn das Wasser sprudelt, beträgt die Temperatur 100 °C und man kann mit dem Braten beginnen.

Daran sollten Sie auf jeden Fall denken

Dämpfen, Kochen und Niedrigtemperatur-Garen im Ofen sind dem Braten in der Pfanne vorzuziehen. Wenn Sie trotzdem hin und wieder etwas bei höherer Temperatur braten wollen, sollten Sie an die Ratschläge zum Braten denken!

Getränke

Was und wie viel – wir trinken, hat eine enorme Bedeutung für die Gesundheit und das Wohlbefinden. Unser Körper ist schließlich auf Wasser und Nahrung aufgebaut. Darum wäre es keine gute Idee, der Qualität und der Menge dessen, was wir trinken, keine Bedeutung beizumessen. Wenn wir unsere Nahrung verbrennen, um Energie zu erzeugen, brauchen wir auch Wasser – grob gerechnet einen Liter Flüssigkeit pro 1000 Kalorien Energie. Da wir im Schnitt zwischen 2000 und 2500 Kalorien am Tag verbrauchen, benötigen wir 2 bis 2,5 Liter Wasser (ungefähr acht große Gläser).

Wasser ist für den Körper, was Öl für das Auto ist: ganz entscheidend.

Du bist, was du trinkst

Wasser ist für den Körper der gesündeste und wichtigste Flüssigkeitslieferant. Daneben versorgen uns Obst und Gemüse mit Flüssigkeit. Wer viel Brot, Reis, Pasta, Kartoffeln, Zucker und Fleisch und wenig Gemüse und Obst isst, gibt dem Körper möglicherweise nicht genug Wasser.

Wie viel Wasser oder Flüssigkeit man tatsächlich braucht, um gesund zu bleiben, hängt davon ab, wie hoch der Grundumsatz ist, wie viel Bewegung man bekommt, wie hoch die Außen- und Innentemperatur ist und was und wie viel man isst. Außerdem muss man beachten, dass einige Getränke wie Kaffee, Schwarztee, Cola und andere kohlensäurehaltigen Getränke wassertreibend wirken. Darum kann es nötig sein, dies mit mehr Wasser zu kompensieren, um den Flüssigkeitshaushalt ausgeglichen zu halten. Zwei Liter, oder acht große Gläser, sind das Minimum für die meisten Erwachsenen.

Fruchtsaft

Fruchtsaft liefert uns Vitamine, Mineralstoffe und etwas Ballaststoffe, und ein Glas am Tag dürfte für die meisten kein Problem sein, aber Saft hat einen hohen Gehalt an einfachen Zuckern und Energie. Es ist viel gesünder, eine oder zwei Portionen Obst am Tag zu essen, als ein Glas Saft aus den gleichen Früchten zu trinken.

Die Energie, die man braucht, sollte man essen, nicht trinken.

Zuckerhaltige Getränke

Eine Dose mit 330 ml Cola oder ein ähnliches zuckerhaltiges Getränk enthält zwischen sechs und neun Teelöffel Zucker und führt dem Körper Energie in großen Mengen, aber völlig ohne Nährwert zu. Das Getränk schafft nicht einmal ein Sättigungsgefühl, aber es stellt eine enorme glykämische Last dar.

Wenn man unbedingt Limonade trinken möchte, sollte man zu einer leichten greifen.

Milch

Milch und Milchprodukte sind für die Gesundheit nicht entscheidend, aber in Maßen genossen können sie Teil einer ausgewogenen Ernährung sein, vorausgesetzt der Körper verträgt sie. Milch und Milchprodukte sind hervorragende Lieferanten erstklassiger Proteine und verschiedener Vitamine und Mineralstoffe, unter anderem Kalzium. Aber auch hier gilt: Essen Sie Milchprodukte (möglichst fermentierte, die gesunde, lebende Bakterien enthalten), aber trinken Sie sie nicht gegen den Durst.

Kaffee

Gehören Sie zu denen, die befürchten, über den Tag verteilt zu viel Kaffee zu trinken? Trinken Sie ihn mit gutem Gewissen. Neuere Forschungen haben gezeigt, dass mehrere Tassen des belebenden Getränks am Tag einer Reihe von Krankheiten vorbeugen und sie verzögern können.

Kaffee gegen Thrombosen: Interessante Forschung der Universität Trondheim hat gezeigt, dass Kaffee das Thromboserisiko beeinflusst. In ihrer Doktorarbeit fand die Ärztin Kristin F. Enga heraus, dass die, die täglich zwischen drei und sechs Tassen Kaffee trinken, ein um 30 % geringeres Risiko von Thrombosen in den Beinen und in der Lunge haben als die, die überhaupt keinen Kaffee trinken. Die Vermutung lautet, dass die Antioxidantien im Kaffee dafür verantwortlich sind.

Kaffee für das Herz: Eine griechische Forschergruppe ist vor Kurzem zu dem Schluss gekommen, dass die Antioxidantien im Kaffee (konkret im Kaffee griechischer Art) zu einem gesünderen Herz beitragen. Die Studie zeigte, dass die Arterien bei denen, die täglich eine bis zwei Tassen trinken, dehnbarer sind als bei der Vergleichsgruppe, die gar keinen Kaffee trinkt.

Gerade bei älteren Menschen mit hohem Blutdruck kann Kaffee steifen Gefäßen entgegenwirken. Weniger elastische Blutgefäße wiederum können zu Herz- und Gefäßkrankheiten führen.

Kaffee gegen Diabetes: In den letzten Jahren sind mehrere Studien zum Zusammenhang zwischen hohem Kaffeekonsum und niedrigerem Risiko von Diabetes Typ 2 durchgeführt worden. Eine amerikanische Studie von 2010 folgte gut sieben Jahre lang einer Gruppe amerikanischer Indianer, um zu sehen, welche Wirkung hoher Kaffeekonsum haben könnte. In dieser Bevölkerungsgruppe kommt Diabetes gewöhnlich häufig vor. Verglichen mit den Kaffee-Abstinenten hatten die Studienteilnehmer, die 12 oder mehr Tassen Kaffee am Tag tranken, ein um 67 % reduziertes Risiko, im Lauf des Untersuchungszeitraums an Diabetes zu erkranken.

Viele Studien haben einen möglichen Zusammenhang zwischen Kaffeegenuss und dem Diabetes-Typ-2-Risiko untersucht. Die letzte systematische Durchsicht aller Studien zu diesem Thema wurde 2014 an der Harvard-Universität durchgeführt (Ding et al.). Verglichen mit denen, die gar keinen Kaffee tranken, hatten diejenigen, die eine Tasse am Tag tranken, ein um 8 % niedrigeres Risiko, an Diabetes Typ 2 zu erkranken, und diejenigen, die sechs Tassen tranken, sogar ein um 36 % niedrigeres Risiko. Zwischen koffeinhaltigem und entkoffeiniertem Kaffee bestand dabei kein wesentlicher Unterschied, was darauf hindeutet, dass es nicht das Koffein ist, das Diabetes Typ 2 vorbeugt. Vermutlich handelt es sich um Polyphenol-Antioxidantien. Daher könnte es eine gute Strategie sein, koffeinhaltigen Kaffee zu trinken, wenn man einen Wachmacher braucht, und ansonsten koffeinfreien.

Wussten Sie …

… dass Kaffee eine reiche Quelle für Antioxidantien ist? Kaffee ist reich an Polyphenolen, den Antioxidantien, die in der menschlichen Ernährung am häufigsten vorkommen und gesundheitsfördernde Eigenschaften besitzen. Polyphenole findet man auch in dunkler Schokolade, Rotwein, grünem Tee, Olivenöl und dunklen Beeren.

… dass Raucher mehr Kaffee vertragen? Das liegt daran, dass Tabakrauch Stoffe enthält, die den Abbau von Koffein verstärken. Außerdem hat das mit der Genetik zu tun. Einige haben in der Leber mehr Enzyme von der Sorte, die Koffein abbaut, andere weniger. Je öfter und je mehr Kaffee man trinkt, desto mehr verträgt man, weil die Leber dann mehr Enzyme herstellt.

Die Schattenseiten von Kaffee

- Hoher Kaffeekonsum kann bei manchen zu Herzrasen, übersäuertem Magen und Schlafstörungen führen.
- Kaffee enthält den Fettstoff Cafestol, der den Cholesterinspiegel ansteigen lassen kann. Das betrifft vor allem Zubereitungsarten, bei denen der Kaffee in der Kanne gekocht wird. Bei Filterkaffee wird das Fett aufgefangen. Es gibt allerdings keine Hinweise darauf, dass dieser Cholesterinanstieg das Risiko von Herzkrankheiten verschärft. Im Gegenteil ist gezeigt worden, dass 3–5 Tassen Kaffee am Tag das Risiko um 15–21 % senken können. Vier Tassen Kaffee am Tag können die Sterblichkeit durch alle Ursachen um 16 % senken, also das Leben verlängern.

Tee

Die Art der Behandlung der Teeblätter entscheidet über die spezifischen Eigenschaften der vier Haupttypen von Tee: weißer, grüner, schwarzer und Oolong. Weißer Tee ist am wenigsten behandelt und enthält die meisten Antioxidantien, grüner Tee ist ein bisschen behandelt und enthält am meisten Koffein, aber auch viele Antioxidantien. Oolong und Schwarztee enthalten weniger Koffein und weniger Antioxidantien.

Grüner Tee wird aus den Blättern der Pflanze Camellia sinensis, einer immergrünen Pflanze, gemacht. Er enthält viele Antioxidantien und hat daneben eine positive Wirkung auf das Immunsystem, was am Alkylamin liegt, das dazu beiträgt, die Zahl der infektionsbekämpfenden Blutzellen zu erhöhen. Eine Untersuchung hat gezeigt, dass Personen, die grünen Tee tranken, rund 32 % weniger Erkältungs- und Grippesymptome zeigten als die Personen in der Kontrollgruppe.

Drei Tassen grüner Tee am Tag haben sich auch als das Risiko von Herzproblemen mindernd herausgestellt. Andere Studien aus unter anderem den USA, Deutschland, China und Japan haben gezeigt, dass der Konsum von grünem und schwarzem Tee (ca. fünf Tassen am Tag) das Krebsrisiko reduzieren kann, und zwar als Folge des hohen Gehalts an Flavonoiden (einer Gruppe von Polyphenolen mit antioxidativen Eigenschaften).

Eine Tasse grüner Tee enthält 30 bis 40 % Polyphenole, während gewöhnlicher schwarzer Tee zwischen 3 und 10 % enthält. Studien der

Penn State University in den USA haben die Wirkung von grünem Tee untersucht und gezeigt, dass einer der Stoffe im Getränk Gewichtszunahme verringert – besonders bei Personen, die viel Fett essen. Den Forschern zufolge ist es der Stoff Epigallocatechingallat (EGCG), der sich als günstig für das Gewicht erwiesen hat, weil er die Stärkespaltung hemmt.

Um mehr aus Ihrer nächsten Tasse Tee zu machen, können Sie Orangen- oder Zitronensaft dazugeben. Eine Studie hat gezeigt, dass Zitrussaft die einzigartigen Antioxidantien des grünen Tees verstärkt, was diese Kombination noch gesünder als erwartet macht. Untersuchungen haben die Wirkung unterschiedlicher Zusätze in Getränken im Hinblick auf Katechine, natürlich vorkommende Antioxidantien im Tee, verglichen. Die Ergebnisse lassen vermuten, dass die Kombination von grünem Tee mit Zitrussaft oder Vitamin C die Menge der Katechine, die vom Körper aufgenommen werden können, steigert. Die Studie zeigte, dass Zitrussaft das Katechin-Niveau mehr als verfünffachte. Ascorbinsäure, also Vitamin C, die zur Verlängerung der Haltbarkeit fertiger Getränke eingesetzt wird, erhöhte die Aufnahme der beiden am häufigsten vorkommenden Katechine sechsmal beziehungsweise 13-mal.

Alkohol

Begrenzen Sie den Konsum von Alkohol auf eine oder zwei Einheiten täglich. Der übermäßige Genuss von Alkohol stellt ein großes gesundheitliches Risiko dar. Ein hoher Alkoholkonsum führt unter anderem zu Übergewicht, weil die Fettverbrennung der Leber weitgehend zum Stillstand kommt. Solange Alkohol im Blut ist, möchte die Leber lieber ihn als Fett verbrennen. Außerdem trägt Alkohol zur Fettsucht bei, weil er dem Körper »leere« Kalorien liefert (die keine gesunden Nährstoffe enthalten, aber fast ebenso viel Energie wie Fett).

Alkoholkonsum in Maßen kann allerdings auch positive Auswirkungen auf die Gesundheit haben. Es hat sich gezeigt, dass eine oder zwei Alkoholeinheiten pro Tag – was bei Frauen einem Glas Wein entspricht und bei Männern zwei – das Risiko von Herzkrankheiten und Diabetes deutlich reduzieren können. Aber es scheint diese tägliche Menge zu sein, die günstig ist. Trinkt man die entsprechende Menge, also 7 oder 14 Einheiten, gesammelt am Wochenende oder täglich eine größere Menge als oben genannt, steigt das Risiko von unter anderem Gehirnschlag (Gehirnblutung) und Leberschäden.

Kein Getränk ist besser als Wasser!

Superfood für Supergesundheit

Nicht jedes Essen ist gleich. Einige Nahrungsmittel enthalten viele wichtige Nährstoffe, die der Körper braucht und die sich als lebensverlängernd erwiesen haben, indem sie das Risiko von Krebs und Herzkrankheiten verringern. Das verdanken sie zum großen Teil ihrem hohen Gehalt an Mikronährstoffen, Vitaminen, Mineralstoffen, essenziellen Fettsäuren, Antioxidantien und anderen wichtigen pflanzlichen Nährstoffen. Lebensmittel, die viel Gesundheit pro Kalorie geben, sind als »Superfood« bekannt geworden. Leider ist der Begriff synonym geworden mit teuren und exotischen Lebensmitteln aus fernen Ländern, die nicht selten als Extrakte oder in Pulverform verkauft und als Wundermittel vermarktet werden. Da vergisst man leicht, dass es im Supermarkt um die Ecke haufenweise Superfood gibt und dass viel Gesundheit darin steckt, kleine, aber wichtige Schritte zu machen und zu mehr natürlichen und unverarbeiteten Lebensmitteln aus der Gemüseabteilung und von der Frischwarentheke zu greifen, bevor man dem letzten Schrei aus der »Superfood«-Welle nachrennt. Damit es kein Missverständnis gibt, an diesen exotischen »Superfoods« ist nichts verkehrt, und Sie können sie ruhig ausprobieren, mit ihnen experimentieren und sie in Ihre Ernährung einbauen. Aber es ist eben auch viel Gesundheit im gewöhnlichen Superfood aus dem nächsten Lebensmittelgeschäft. Wenn Sie Beispiele für solches Superfood brauchen, denken Sie an so gut wie alle Gemüse, Beeren, Obstsorten, Nüsse und Samen, aber auch an Kakao, Tee, Kaffee, Gewürze und Kräuter!

Antioxidantien

Stellen Sie sich Ihren Körper als einen Kamin vor, in dem ein Feuer brennt, solange wir leben. Wir verbrennen Nahrung und Sauerstoff genauso wie der Kamin Holz und Sauerstoff. In diesem Prozess entstehen zufällige Funken. Das falsche Holz, zu viel Luft oder vielleicht der Zusatz von Öl, all das kann die Anzahl der Funken erhöhen. Wenn diese Funken nicht aufgefangen werden, kann es zu einem Brand kommen. Darum verwendet man einen Funkenschutz.

Die »Funken« in unserem Körper sind freie Radikale und der »Funkenschutz« die Antioxidantien. Antioxidantien fangen überflüssige freie

Radikale ein und machen sie unschädlich. Einige Beispiele für Antioxidantien sind Vitamin C, Vitamin E, Beta-Carotin (Provitamin A), Glutathion und Bioflavonoide. Nicht zuletzt spielen Stoffe wie Coenzym 10 (Q10), Superoxid-Dismutase (SOD), Mineralstoffe wie Magnesium, Selen, Zink, Mangan und Kupfer sowie Proteinbestandteile wie die Aminosäuren Methionin, L-Cystein und Taurin eine wichtige Rolle im antioxidativen System des Körpers. Sowohl eine niedrige Zufuhr von diesen Stoffen durch falsche Ernährung als auch ein hoher Verbrauch durch schädliche Umwelt und ungünstigen Lebensstil kann zu einem Mangel an Antioxidantien und damit zu vorzeitiger Alterung oder zu Krankheit führen.

Besteht die Antwort darauf in Antioxidantien als Nahrungsergänzungsmittel? Es ist ganz entscheidend, sich darüber im Klaren zu sein, dass die verschiedenen Antioxidantien voneinander abhängig sind, um optimal zu funktionieren. Vitamin E braucht zum Beispiel genug Vitamin C. Darum ist es sehr wichtig, von den meisten Antioxidantien genug zu bekommen, möglichst durch eine ausgewogene und natürliche Ernährung, die reich an Obst, Gemüse, Hülsenfrüchten, ganzen Körnern und Nüssen ist sowie an Protein von hoher Qualität wie Fisch, Hähnchen, Wild und anderes Fleisch.

Das bedeutet nicht, dass es nutzlos ist, Antioxidantien in Form von Nahrungsergänzungsmitteln einzunehmen. Das Trio Vitamin C, Vitamin E und Beta-Carotin (Provitamin A), eventuell zusammen mit Selen, ist eine vernünftige Absicherung im Kampf gegen freie Radikale. Zusammen mit einer ausgewogenen, natürlichen Ernährung können sie Krankheiten wie Krebs, Herzkrankheiten, Diabetes und anderen vorbeugen.

Zahlreiche Antioxidantien sind bereits bekannt, und mit dem Fortschritt der Forschung werden ständig neue entdeckt. Es wird viel über Antioxidantien in verschiedenen Nahrungsmitteln und ihre Bedeutung für die Gesundheit geschrieben. Die für den Körper wichtigsten Antioxidantien stellt er allerdings selbst her. Das erklärt, warum Völker wie etwa die Inuit, die keine herkömmliche pflanzliche Nahrung mit vielen Antioxidantien essen konnten, ausgesprochen gesund waren, bis sie westliche Ernährung und westliche Gewohnheiten (nicht zuletzt Alkoholmissbrauch) übernahmen.

Solange der Körper die nötigen Bausteine erhält, stellt er seine Antioxidantien selbst her. Der Körper und die Zellen werden kontinuierlich durch Pflanzenschutzmittel, Chemikalien in der Nahrung, Hormone und hormonähnliche Stoffe, Luftverschmutzung, Chlorwasser, Strahlung, Plastik, Antibiotika, Fluor, Schwermetalle, Medikamente und anderes verunreinigt, was den Bedarf an endogenen Antioxidantien erhöht.

Proteine sind nicht nur die Bausteine des Körpers im Allgemeinen, sie sind auch sehr wichtig für das Immunsystem und nicht zuletzt für unser eigenes antioxidatives System, also die Antioxidantien, die der Körper selbst herstellt. Diese sind wichtiger als das, was wir mit dem Essen aufnehmen, zum Beispiel durch Beeren, Kaffee, Tee, Gewürze, Schokolade, Kräuter, Gemüse und Obst.

Auch die Bedeutung von schwefelhaltiger Nahrung ist wenig bekannt, obwohl Schwefel für den Körper einer der wichtigsten Nährstoffe und ausgesprochen wesentlich für das antioxidative System ist. Schwefel erhalten wir aus Aminosäuren (Protein), aber auch aus Knoblauch, der Zwiebelfamilie und der Kohlfamilie. Selen ist ein anderer für das antioxidative System bedeutsamer Nährstoff. Beispiele für einige der wichtigsten sogenannten endogenen Antioxidantien sind Glutathion, Superoxid-Dismutase (SOD) und Alpha-Liponsäure (auch einfach Liponsäure).

Glutathion gehört vielleicht zu den allerwichtigsten Stoffen im Körper, es wird oft »Super-Antioxidans« genannt. Es ist ein zentraler Stoff, um gesund zu bleiben und Alterung, Krebs, Herzkrankheiten, Demenz und anderem vorzubeugen. Glücklicherweise produziert der Körper sein eigenes Glutathion. Das Problem ist, dass Giftstoffe aus schlechter Ernährung, Umweltverschmutzung, Schwermetalle wie Quecksilber, Medikamente (besonders Paracetamol), Stress, Traumen, Alterung, Infektionen und Strahlung allesamt dazu beitragen, das Glutathion im Körper aufzubrauchen. Das liefert uns Zellschäden durch oxidativen Stress, freie Radikale, Infektionen und Krebs schutzlos aus. Auch die Leber wird überbelastet und geschädigt, was sie daran hindert, ihren Aufgaben bei der Entgiftung nachzukommen.

Glutathion ist schwefelhaltig und wirkt wie »Fliegenpapier«, auf dem sich all die schädlichen Stoffe im Körper festsetzen, einschließlich freier Radikale und Giftstoffen wie Quecksilber und anderen Schwermetallen. Normalerweise wird Glutathion im Körper wiederverwertet – außer wenn die toxische Belastung zu hoch wird. Damit Glutathion wieder »aufgeladen« werden kann, ist unter anderem Vitamin C aus der Nahrung nötig, wie auch pflanzliche Antioxidantien und ein anderes endogenes Antioxidans namens Alpha-Liponsäure. Glutathion gibt es auch als Nahrungsergänzungsmittel; mehr dazu in Kap. 7.

Glücklicherweise können wir selbst einiges tun, um das Glutathion im Körper zu erhöhen, hier sind vier Beispiele dafür, was man sofort machen kann:

- Die Zufuhr von schwefelhaltiger Nahrung erhöhen, wie etwa von Knoblauch, Zwiebeln, Kohl, Brokkoli, Grünkohl, Rosenkohl, Blumenkohl und Brunnenkresse.
- Nahrung mit Molkenprotein zu sich nehmen, einem guten Lieferanten von Cystein und Aminosäuren, den Bausteinen für die Glutathion-Bildung. Beispiele dafür sind Milch, Dickmilch und Joghurt.
- Bewegung erhöht das Glutathion-Niveau und trägt damit zu einem besseren Immunsystem, zur Entgiftung und Verbesserung des antioxidativen Systems bei. Beginnen Sie langsam und steigern Sie sich auf bis zu 30 Minuten aerobes Training pro Tag, wie etwa schnelles Gehen oder Joggen. 20–30 Minuten Krafttraining dreimal pro Woche sind auch zu empfehlen.
- Schlafen Sie gut und ausreichend. Wenn man schlecht oder zu wenig schläft, steigt die Bildung freier Radikale im Körper an und der Bedarf an Antioxidantien steigt.

Die Regenbogen-Ernährung

Diese Liste zeigt Ihnen, welche Lebensmittel besonders reich an Anti-Alterungs-Antioxidantien sind. Die einfachste Weise, diese Stoffe zu erhalten, ist, natürlich bunte Nahrung zu essen. Die verschiedenen Farben sind nämlich Pigmente, die verschiedene Arten von Antioxidantien enthalten. Darum bietet die Regenbogen-Ernährung den besten Schutz.

Essen Sie etwas:
Oranges, wie Karotten, Kürbis, Süßkartoffeln oder Orangen. Karotten enthalten auch Pektin, das Giftstoffe entfernt, und Orangen sind eine hervorragende Quelle für Vitamin und Folsäure.
Rotes, wie Tomaten und rote Zwiebeln. Tomaten enthalten krebsvorbeugendes Lycopin (auch Lycopen oder Leukopin) und sind ebenfalls eine gute Vitamin-C-Quelle. Rote Zwiebeln sind besonders reich an Quercetin, einem stark entzündungshemmenden Stoff, der unter anderem allergische Überempfindlichkeit reduzieren helfen kann.
Gelbes, wie gelbe Zucchini, Kurkuma oder Senf. Kurkuma enthält das natürlich schmerzstillende Curcumin, das auch Krebs vorbeugen kann.
Grünes, wie Spargel, Avocado, Artischocken, Spinat, Brokkoli oder Erbsen. Sie sind erwiesenermaßen förderlich für die Gesundheit.

Regionale Lebensmittel

Falls Sie schon einmal eine Orange direkt vom Baum gegessen haben oder eine Tomate, die direkt in der Sonne gereift ist, wissen Sie, wie viel besser die schmecken als die, die man im Supermarkt bekommt. Was man beim Essen nicht merkt, ist die Tatsache, dass sie auch vollgestopft mit Vitaminen sind. Importiertes Obst und Gemüse hat meist eine lange Reise hinter sich, bevor es bei uns im Einkaufswagen landet. In der Regel wird es relativ unreif geerntet und kalt gelagert, bis es zum Verbraucher gelangt. Nach dem Kauf liegt es oft noch einige Tage im Kühlschrank, bevor es gegessen wird. Durch diese lange Reise gehen viele Vitamine und Mineralstoffe verloren. Es werden sehr viele Lebensmittel importiert, und vieles davon ist nötig, um das ganze Jahr hindurch eine reiche Auswahl sicherzustellen, nicht zuletzt an Obst und Gemüse. Aber es steht außer Frage, dass Obst und Gemüse aus heimischer und natürlicher Produktion im Hinblick auf den Nährstoffgehalt für die Gesundheit am besten ist. Je kürzer der Weg vom Feld auf den Tisch ist und je mehr natürliche Lebensmittel angebaut werden – ohne Spritzmittel, Chemikalien und Kunstdünger –, desto besser.

Gut und gefroren

Viele denken, dass tiefgefrorenes Gemüse von schlechterer Qualität ist als frisches, aber das muss nicht so sein. Nach der Ernte wird es rasch gereinigt, blanchiert und eingefroren und ist beim Verzehr von höchster Qualität. Dieser Prozess ist viel besser als Kühllagerung und sorgt dafür, dass Vitamine und Mineralstoffe erhalten bleiben. Aber unabhängig von der Produktionsmethode ist vor allem wichtig, dass Sie viel davon essen. So ist der Effekt für Ihre Gesundheit am größten – und gut schmeckt es ja auch.

Zentrale Begriffe rund um Ernährung und Darm im Gleichgewicht

Insulinresistenz

Insulinresistenz ist ein Schlüsselbegriff beim Thema Ernährung und Darm im Gleichgewicht. Es handelt sich um einen erblichen Zustand, der dazu führt, dass das Insulin nicht gut genug ausgenützt wird; in der Folge steigt die Insulinmenge im Blut an. Als Konsequenz nimmt man zu und hat Schwierigkeiten damit, das Gewicht zu reduzieren.

Die Ursache für Insulinresistenz ist unter anderem eine Kombination aus wenig körperlicher Bewegung und falscher Ernährung. Erbliche Faktoren wie hoher Blutdruck, hoher Cholesterinspiegel, Diabetes, Herzkrankheiten und gewisse Krebsarten schaffen zwar die Voraussetzung, aber die Umgebung entscheidet letztlich, ob man insulinresistent wird oder nicht! Auch Rauchen und hoher Alkoholkonsum tragen dazu bei. Aber resignieren Sie bei der Diagnose Insulinresistenz nicht. Versuchen Sie stattdessen, sie als Motivation zu begreifen, ab sofort wirklich etwas für Ihre Gesundheit zu tun.

Wie kann man herausfinden, ob man insulinresistent ist? Die einfachste Art ist die, in den Spiegel zu schauen. Wenn der Bauch rund ist, während der Rest des Körpers normal aussieht, haben Sie wahrscheinlich die Veranlagung zu erhöhter Insulinproduktion und vielleicht bereits eine Insulinresistenz entwickelt. Wenn Sie unter Übergewicht und Fettsucht leiden, sind Sie fast sicher insulinresistent. Ein Test kann das bestätigen.

Stelle deinen Lebensstil um, und du veränderst dein Leben.

Hormongleichgewicht

Hormone haben viele Aufgaben. Sie regulieren unter anderem den Blutzucker, steuern den Appetit und sind ganz entscheidend dafür, dass wir gut auf Stress reagieren können. Darum werden verschiedene Formen von Ungleichgewicht bei der Hormonproduktion in der Regel zu Krankheiten führen – und zu Übergewicht. Durch richtige Ernährung sorgt man auch für ein gesundes Hormongleichgewicht.

Stress

Stress hat viel Einfluss darauf, wie wir uns ernähren: Wir überspringen Mahlzeiten oder greifen zu einfachem Essen. Die kohlenhydratreichen Nahrungsmittel, die wir dabei meist wählen, lassen den Blutzucker allerdings in die Höhe schnellen, worauf er bald wieder wie ein Stein fällt. Leider interpretiert der Körper einen fallenden Blutzuckerspiegel (der auch beim Überspringen von Mahlzeiten eintritt) schnell als Stresssituation und schüttet daraufhin noch mehr Stresshormone aus. Wir sollten versuchen, diesen Teufelskreis von chronischem Stress möglichst schnell zu durchbrechen!

Wir können damit beginnen, indem wir natürliche Lebensmittel in ausgewogenen Mahlzeiten zu uns nehmen.

KAPITEL 6

Phase 1: Gewichtsabnahme

Jetzt haben wir gesehen, wie wichtig es für Ernährung und Darm ist, das Gleichgewicht zu halten, um Gewicht zu verlieren und zu halten. Je nachdem, wie stark übergewichtig Sie sind, können Sie entweder mit Phase 1 (Gewichtsabnahme) oder direkt mit Phase 2 (Kap. 8, »Langfristig schlank und gesund«) beginnen.

Wer sollte mit Phase 1 beginnen?

Menschen mit hohen Insulinwerten oder hohem BMI (Body-Mass-Index), profitieren am meisten von der Phase-1-Ernährung. Auch die, die einen Stillstand in der Gewichtsreduktion erleben, können von einer zeitlich begrenzten Phase-1-Kost profitieren. Nicht geeignet ist Phase-1 für Schwangere, Menschen mit Typ-1-Diabetes, mit Nieren- oder Leberversagen oder mit schweren Herzrhythmusstörungen, instabiler Angina Pectoris oder Menschen mit Essstörungen oder psychischen Erkrankungen.

Wie lange sollte ich der Phase-1-Diät folgen?

Die Phase-1-Diät erstreckt sich normalerweise über drei bis sechs Wochen. Konzipiert ist dieses Programm so, dass Sie nach Phase 1 langsam mit der Aufnahme von gut verdaubaren Kohlenhydraten bis zu einem Niveau fortfahren, welches Ihr Gewicht, Ihre Darmgesundheit und Ihr Blutzuckergleichgewicht stabilisiert. Wenn Sie ein massiveres Gewichtsproblem haben, kann es sinnvoll sein, immer wieder Phase-1- und darauffolgende Phase-2-Zeiträume in Ihren Alltag einzubauen.

Stellen Sie sich darauf ein, dass sich diese Ernährungsweise stark von dem unterscheidet, was Sie normalerweise essen würden, dass sie mehr Vorbereitung und Zeit zum Zubereiten benötigt. Daher ist es wichtig, dass Sie motiviert sind, sich die Zeit zum Kochen zu nehmen, und bereit sind, eine Zeit lang anders zu leben, um die positive Wirkung der Phase-1-Diät zu erleben.

Faustregel

Wenn Sie bis zu 10 % übergewichtig sind, Ihr BMI also unter 27,5 liegt, können Sie direkt mit Phase 2 beginnen, wenn Sie nicht noch schneller abnehmen möchten. Wollen Sie dies, können Sie Phase 1 anwenden, bis Sie einen BMI von 25 erreichen, und dann zu Phase 2 übergehen.

Haben Sie einen BMI von über 27,5, empfiehlt es sich, Phase 1 anzuwenden, bis Sie einen BMI von 27,5 erreichen, dann können Sie zu Phase 2 wechseln. Phase 2 ist als Ihr neuer Ernährungsstil zu verstehen, den Sie für den Rest Ihres Lebens verfolgen sollten. Dies wird wesentlich einfacher sein, wenn Sie schon einmal Ihren Darm ins Gleichgewicht gebracht haben.

Body-Mass-Index

Der Body-Mass-Index (BMI) gilt als allgemeiner Hinweis auf Ihren Gewichtsstatus. Er berücksichtigt die Körpergröße, jedoch nicht, wie das Körpergewicht verteilt ist. Eine Person, die über viel Muskelmasse verfügt, kann einen als Übergewicht definierten BMI aufweisen, was aber nicht bedeutet, dass diese Person abnehmen sollte.

So berechnen Sie Ihren BMI

Die Formel lautet:

Ihr Körpergewicht in Kilo geteilt durch Ihre Körpergröße (in Metern) mit sich selbst multipliziert.

Jemand, der 100 kg wiegt und 1,80 m groß ist, bekommt einen BMI von 31 (1,8 m x 1,8 m = 3,24; 100 kg: 3,24 = 30,86) heraus.

Definition von Übergewicht und Fettleibigkeit

BMI 19–25: Normalgewicht   BMI 35–40: Adipositas Grad 2
BMI 25–30: Übergewicht   BMI über 40: Adipositas Grad 3
BMI 30–35: Adipositas Grad 1

Die Phase-1-Ernährung umfasst den Verzehr von weniger als 50–60 g verdaulichen Kohlenhydraten, ausreichend Protein und einen mäßigen Genuss von gesundem Fett. Wenn Sie dem Körper nur diese geringe Menge an Kohlenhydraten zuführen, wird keine Glucose (Traubenzucker) als Brennstoff für die Zellen mehr verfügbar sein. Stattdessen wird überschüssiges Fett aus den Speichern als Brennstoff für die Zellen herangezogen, wobei die generelle Fettverbrennung zusammen mit ausreichend Protein zusätzlich den Appetit hemmt.

Folgendes wird während der Phase 1 weggelassen:

- Zucker und zuckerhaltige Speisen und Getränke
- Brot, Grieß, Mehl und Süßgebäck
- Reis, Kartoffeln, Nudeln
- Einige Wurzelgemüsesorten
- Fruchtsaft und einige Obstsorten
- Bohnen und Linsen
- Milch

Stattdessen sollten Sie zu sich nehmen:

- Gemüse, maßvoll Früchte und Beeren
- Viele proteinreiche Lebensmittel wie Fisch, Schalentiere, Fleisch, Eier und wenig Käse
- Mäßig gesundes Fett aus Ölen, Avocados, grünen Oliven, Nüssen und Samen

Zweck der Phase 1

Eine zu hohe Insulinproduktion (Hyperinsulinämie) stimuliert die effektive Fetteinlagerung und verursacht Hunger auf Süßes und andere Lebensmittel. In Phase 1 führen Sie Ihrem Körper kaum Kohlenhydrate zu und der Insulinspiegel in Ihrem Blut sinkt. Sie werden bemerken, dass Ihr Verlangen nach Süßem abnimmt und Sie sich satt und wohl fühlen, auch wenn Sie eine zweifellos andere Ernährung pflegen, als Sie gewohnt sind. Zusätzlich funktioniert Ihre Fettverbrennung effektiv.

Was passiert im Körper?

Nach Beginn von Phase 1 werden die Glykogenspeicher des Körpers (Zuckereinlagerungen) geleert, wodurch man auch viel Wasser verliert. Der Gewichtsverlust, den man in den ersten Tagen erlebt, ist größtenteils auf Wasserverlust zurückzuführen, denn erst danach beginnt die effektive Fettverbrennung. Während dieser Phase werden keine Muskeln abgebaut, weil Sie Ihren Proteinbedarf mit ausreichend Fisch, Fleisch und Eiern decken. Der persönliche Bedarf an Protein variiert und hängt von Geschlecht, Gewicht und Aktivitätsniveau ab und muss individuell berechnet werden (siehe unten).

Es kann 2–4 Tage dauern, in Phase 1 hineinzukommen, da der Zucker in der Leber abgebaut werden muss, bevor die effektive Fettverbrennung beginnt. In diesen einleitenden Tagen können Sie eine Art »Kohlenhydraentzug« in Form von Müdigkeit, Unbehagen, starkem Hunger und Schwindel erleben, weil der Körper einerseits keinen Zugriff auf die gewohnte Menge an Kohlenhydraten hat und weil Sie andererseits die optimale Fettverbrennung noch nicht erreicht haben. Es ist wichtig, dass Sie es an diesen Tagen ruhiger angehen lassen können, dass Sie viel trinken und darauf achten, die Ergänzungsmittel, die in Kap. 7 beschrieben werden, und genügend proteinreiche Nahrung (Fleisch, Fisch, Eier, Käse) zu sich zu nehmen. Nach den Einstiegstagen wird das Unbehagen verschwinden, und die meisten Menschen fühlen sich dann voller Kraft und Energie.

Wie viel und wie schnell Sie Gewicht verlieren, ist individuell und hängt davon ab, wie konsequent Sie die Prinzipien der Methode befolgen, wie viel Bewegung Sie haben und nicht zuletzt auch von Ihren Genen. Bereits nach 5 % Gewichtsverlust, ausgehend vom Startgewicht, haben Sie Ihrer Gesundheit einen enormen Gefallen getan. Das Ziel ist keine superschnelle, sondern eine dauerhafte Gewichtsreduktion.

Wenn Sie beim Beginn von Phase 1 stark übergewichtig sind, könnten Sie eine Gewichtsreduktion von 2–3,5 kg während der ersten Woche erleben. Nur bis zu einem Kilo davon ist Fett, der Rest ist Wasserverlust. Nach der ersten Woche liegt eine gesunde Gewichtsreduktion bei ca. einem Kilo pro Woche. Wenn Sie nach einer Woche Hunger oder einen Energieeinbruch erleben, essen Sie wahrscheinlich nicht genug. Erhöhen Sie die Mengen oder essen Sie einen zusätzlichen Snack, aber achten Sie immer darauf, die Bestandteile der Mahlzeiten im Gleichgewicht zu halten.

Die fünf wichtigsten Regeln für die Gewichtsabnahme in Phase 1

1. Essen Sie täglich drei Mahlzeiten und 1–2 Zwischenmahlzeiten.
2. Essen Sie zu jeder Mahlzeit und Zwischenmahlzeit Eiweiß, denn es gibt Ihnen ein angenehmes Sättigungsgefühl und einen stabilen Blutzucker.
3. Essen Sie täglich organische Lebensmittel (Gemüse, Beeren und fermentierte Lebensmittel), um Ihren Darm ins Gleichgewicht zu bringen.
4. Essen Sie zu jeder Mahlzeit und Zwischenmahlzeit gesundes Fett (meist aus Nüssen, Samen, Olivenöl, Avocado oder Fisch).
5. Vermeiden Sie alle Lebensmittel mit Zucker- und Stärkezusatz und wählen Sie Kleie (zum Beispiel Weizen-, Reis- oder Dinkelkleie, wenn Sie Gluten vermeiden wollen), um das Nützliche des Getreides ohne Stärke zu bekommen.

Der Unterschied zwischen Phase 1 und Phase 2 liegt in erster Linie in der Menge von Zucker und Stärke, die Sie zu sich nehmen. Dies gilt sowohl für Zucker- und Stärkezusatz als auch für Zucker und Stärke aus Obst, Getreide, Mehl, Reis, Nudeln, Kartoffeln und einigen anderen Wurzelgemüsen.

1. **Essen Sie täglich drei Mahlzeiten und 1–2 Zwischenmahlzeiten.**
   Essen Sie mindestens drei größere Mahlzeiten (Frühstück, Mittag- und Abendessen) und zwei Zwischenmahlzeiten. Überspringen Sie keine Mahlzeit! Dies würde die Verbrennung und Leistungsfähigkeit reduzieren. So würde auch die Muskelmasse allmählich weniger und Sie lagerten bei der nächsten Mahlzeit mehr Fett ein. Vorzugsweise sollten Sie alle drei bis vier Stunden essen. Planen Sie im Voraus, um immer alles zur Hand zu haben, was für ausgewogene Mahlzeiten benötigt wird.

2. **Essen Sie zu jeder Mahlzeit und Zwischenmahlzeit Eiweiß.**
   Lassen Sie Protein Bestandteil jeder Mahlzeit und Zwischenmahlzeit sein, denn so verbessern Sie die Fähigkeit des Körpers, Fett zu verbrennen und den Hunger effektiver zu stillen.

Gute Eiweißquellen:

- Unbehandeltes Fleisch/Huhn/Fisch/Schalentiere
- Eier
- Hüttenkäse/Quark/Skyr naturell (Frischkäsesorten, die effektive Mikroorganismen enthalten)
- Naturjoghurt, Kefir, Sauermilch
- Käse (sollte nicht die einzige Proteinquelle einer Mahlzeit sein, da er ziemlich viel Fett enthält)
- Milch (sollte nicht die einzige Proteinquelle einer Mahlzeit sein, da sie Milchzucker enthält)
- Nüsse, Kerne und Samen liefern sowohl Proteine als auch gesunde Fette, daher sollten Sie eine kleine Handvoll davon als Snack wählen, am besten kombiniert mit Obst. Sie können auch zuckerfreies Proteinpulver verwenden, entweder aus Molke oder vegan (Soja, Erbsen, Mandeln, Nüsse, Samen), um Smoothies zu machen. Vergessen Sie aber nicht die Grenze von maximal 30 g Protein pro Mahlzeit.
- Mehr über Protein und verschiedene proteinreiche Lebensmittel siehe Kap. 5, siehe S. 69–78. Sie können den Proteingehalt von verschiedenen Lebensmitteln auch online nachschlagen.

Ihr Proteinbedarf

Natürlich müssen Sie nicht genauestens ausrechnen, wie viel Gramm Protein Sie benötigen, Sie können jedoch eine einfache Faustregel anwenden: Jede Mahlzeit sollte ungefähr die Menge Protein enthalten, die in Größe und Dicke Ihrer Handfläche (ohne Finger) entspricht. Wenn Sie es ganz genau nehmen wollen, bekommen Sie gleich eine Berechnungsmethode mit auf den Weg.

Ihr Eiweißbedarf hängt unter anderem von Ihrer Körpergröße und der Intensität und Dauer Ihrer sportlichen Betätigung ab. Kinder im Wachstum sowie schwangere und stillende Frauen haben einen erhöhten Proteinbedarf, ebenso wer viel Sport treibt. Mit der folgenden Formel können Sie Ihren persönlichen Proteinbedarf ausrechnen.

Größe (in Metern) x Größe (in Metern) x 23 = Ihr täglicher Proteinbedarf (in g) im Ruhezustand

Abhängig von Ihrer körperlichen Aktivität können Sie die Werte wie folgt erhöhen:

- Um 10 %, wenn Sie gemäßigt trainieren, zum Beispiel ein paarmal pro Woche 30–40 Minuten spazieren gehen
- Um 20 %, wenn Sie dreimal pro Woche moderates aerobes Training betreiben (schnelles Gehen, Radfahren, Rudern).
- Um 30 %, wenn Sie täglich aerob oder mit leichten Gewichten trainieren
- Um 40 %, wenn Sie fünfmal wöchentlich insgesamt maximal zwei Stunden täglich hart trainieren, einschließlich Krafttraining
- Um 50 %, wenn Sie ein- oder zweimal täglich insgesamt maximal zwei Stunden hart trainieren, einschließlich Krafttraining

Darüber hinaus müssen Sie noch Folgendes berücksichtigen:

- Zusätzliche 10 %, wenn Sie bei der Arbeit phasenweise lange stehen
- Zusätzliche 15–20 % bei körperlich anstrengender Arbeit
- Zusätzliche 10 %, wenn Sie stillen
- Zusätzliche 20 %, wenn Sie schwanger sind

Wenn Sie Ihren Aktivitätsfaktor mit Ihrem Proteinbedarf im Ruhezustand multiplizieren, kommen Sie auf Ihren tatsächlichen Proteinbedarf. Wenn Sie ein niedriges Aktivitätsniveau vorweisen, wird der Proteinbedarf natürlich ziemlich niedrig sein. Je mehr Sie sich bewegen, desto höher wird Ihr Proteinbedarf sein, da auch Ihr Aktivitätsfaktor und Ihre Muskelmasse (fettfreie Körpermasse) zunehmen.

AKTIVITÄT	AKTIVITÄTSFAKTOR
Sitzend	1,0
30–40 Minuten ein paar mal pro Woche spazieren gehen	1,1
Dreimal pro Woche moderates aerobes Training (schnelles Gehen, Radfahren, Rudern)	1,2
Täglich aerobes Training oder Training mit leichten Gewichten	1,3
Fünfmal wöchentlich insgesamt maximal zwei Stunden täglich hartes Training, einschließlich Krafttraining	1,4
Ein- oder zweimal täglich insgesamt maximal zwei Stunden hartes Training, einschließlich Krafttraining	1,5
Phasenweises langes Stehen	1,1
Körperlich anstrengende Arbeit	1,2
Schwangerschaft	1,1
Stillen	1,2

Ihr Proteinbedarf:

_____	Ihre Größe in Metern
x _____	Ihre Größe in Metern
= _____	Gramm täglicher Ruheproteinbedarf
x _____	Aktivitätsfaktor
x _____	zusätzlich: körperliche Arbeit, Schwangerschaft, Stillzeit
= _____	Gramm täglicher Proteinbedarf
geteilt durch: _____	Mahlzeiten pro Tag
= _____	Gramm Protein pro Mahlzeit (mindestens)

Denken Sie daran, dass Ihr Körper nur ungefähr 30 g Protein pro Mahlzeit für den Muskelaufbau und die Versorgung von Körperproteinen verwerten kann, weswegen man die Einnahme auf mehrere tägliche Mahlzeiten verteilen muss. Mehr als ca. 30 g pro Mahlzeit werden in Blutzucker und Fett umgewandelt, was bedeutet, dass viele kleinere Mahlzeiten Ihre Verbrennung zusätzlich erhöhen.

Es gibt mehrere gute Gründe für eine ausreichende Proteinzufuhr:

* Protein ist der Nährstoff, der am stärksten sättigt.
* Protein senkt den glykämischen Index/die glykämische Last einer Mahlzeit.
* Protein erhöht die Fettverbrennung (durch Glucagon).
* Eine solide Proteinzufuhr verhindert, dass die Muskelmasse abgebaut wird und die Verbrennungskapazität dadurch sinkt.
* Eine gute Beziehung zwischen protein- und ballaststoffreichen Kohlenhydraten sorgt für mehr gewichtsreduzierende Bacteroidetes Darmbakterien und weniger gewichtsfördernde Firmicutes Darmbakterien.

Essen Sie jeden Tag Lebensmittel in Bioqualität

Organische Lebensmittel unterstützen Sie mit Nährstoffen, Enzymen, präbiotischen Ballaststoffen und probiotischen, gesunden Bakterien. Im Prinzip geht es in Phase 1 um drei Lebensmittelgruppen:

* Fermentierte Lebensmittel (Probiotika) und präbiotische Ballaststoffe

- Gemüse, das über der Erde wächst (enthält wenig Stärke)
- Früchte und Beeren mit geringem Zuckergehalt

Durch die Einnahme dieser Lebensmitteltypen zu jeder Mahlzeit und Zwischenmahlzeit sorgen Sie für die kontinuierliche Zufuhr von gesunden Bakterien, präbiotischen Ballaststoffen aus Gemüse und Früchten und anderen wichtigen Nährstoffen, während Sie Ihren Blutzucker- und Insulinspiegel nicht erhöhen und damit eine mögliche Fetteinlagerung verhindern. Es handelt sich außerdem um Lebensmittel mit einer geringen Energie-, aber hohen Nährstoffdichte.

Fermentierte Lebensmittel und präbiotische Ballaststoffe

Sie sollten jeden Tag mindestens eine Portion fermentierten Essens zu sich nehmen. Hierbei handelt es sich um leicht Verdauliches, das viele gesunde Bakterien (Lactobakterien und Bifidobakterien) enthält. Hier finden Sie einige Beispiele für Speisen und Getränke, die Probiotika oder nützliche Substanzen aus guten Mikroben beinhalten:

- Naturjoghurt
- Kefir (aus Milch oder alternativen Milcherzeugnissen wie Sojamilch, Mandelmilch, Kokosmilch etc. – oft darf das Wort »Milch« für diese nicht benutzt werden, weswegen die Produkte »Drink« genannt werden, achten Sie aber darauf, dass kein Zucker zugesetzt wurde.)
- Kimchi (fermentierter Kohl, Nationalspeise Koreas)
- Sauerkraut
- Kombucha (fermentierter Tee, siehe S. 63 ff.)
- Käse (gut gelagerte Sorten oder Käse aus nicht pasteurisierter Milch)
- Rohhonig (nicht erhitzt)
- SauerteiGLrot
- Miso, Tempeh, Natt (fermentiertes Soja)
- Sauergemüse wie eingelegte Salzgurken, Rote Bete, Wurzelgemüse
- Oliven
- Rohkakao
- Kuhmilch
- Sauermilch
- Nicht abgekochter Apfelessig

Für Rezepte mit fermentierten Speisen schauen Sie sich ab Seite 61 in Kap. 4 um. Neben Lebensmitteln, die Probiotika enthalten, könnten Sie diese eventuell in Form von Nahrungsergänzungsmitteln einnehmen, worüber man mehr in Kap. 7 lesen kann.

Neben fermentierten Lebensmitteln sollten Sie täglich Lebensmittel essen, die reich an präbiotischen Ballaststoffen sind, da diese Ihre lebenden Darmbakterien »ernähren«. Orientieren Sie sich an den Beispielen für Lebensmittel, die für Phase 1 geeignet sind, und der Menge, die Sie täglich zu sich nehmen sollten:

- Topinambur   20 g
- Leicht gedämpfte Löwenzahnblätter   25 g
- Roher Knoblauch   35 g
- Roher Lauch   50 g
- Rohe Zwiebel   70 g
- Gekochte Zwiebel   120 g
- Spargel   120 g

Sie können mehrere dieser Zutaten kombinieren, denn es ist gar nicht so einfach, 35 g Knoblauch runterzubekommen.

Die meisten Gemüsesorten, Früchte, Beeren, Nüsse und Samen enthalten unterschiedliche Mengen solcher präbiotischen Ballaststoffe. In Phase 1 sollten Sie 5–7 Portionen Gemüse und 1–2 Portionen zuckerarme Früchte und Beeren (siehe S. 127 f.) essen. Eine Portion beträgt 100 g und bringt Ihnen gleichzeitig mindestens 5 g präbiotische Fasern täglich ein. Neben Präbiotika enthaltenden Lebensmitteln könnten Sie diese wichtigen Substanzen eventuell in Form von Nahrungsergänzungsmitteln einnehmen, dazu mehr in Kap. 7.

Gemüsesorten, die über der Erde wachsen

Essen Sie, so viel Sie möchten, von den folgenden Gemüsearten:

- Gurke
- Artischocke
- Grüner Spargel
- Aubergine
- Brokkoli
- Blumenkohl
- Bambussprossen
- Mungobohnensprossen
- Kresse
- Rüben
- Grüne Paprika
- Chicorée

- Fenchel
- Grünkohl
- Weißkohl
- Topinambur
- Chinakohl
- Okraschoten
- Radieschen

- Pilze
- Zucchini
- Stangensellerie
- Knollensellerie
- Salat, alle Sorten
- Spinat
- Spitzkohl

Essen Sie täglich bis zu 200 g folgender Gemüsesorten:

- Grüne Bohnen
- Grünkohl
- Kohlrabi
- Kürbis
- Lauch, Frühlingszwiebeln
- Rosenkohl

- Rote Paprika
- Rotkohl
- Tomaten
- Weißkohl
- Zuckererbsen
- Zwiebel

Essen Sie täglich bis zu 100 g folgender Gemüsesorten:

- Möhren
- Rote Bete

- Steckrüben
- Sellerie

Vermeiden Sie Folgendes in Phase 1:

- Kartoffeln
- Mais
- Maniok

- Pastinaken
- Süßkartoffeln

Achtung! Natürlich können Sie Ingwer, Knoblauch, Chili, Kräuter usw. zum Würzen verwenden.

Früchte und Beeren

Folgende Sorten und maximale Mengen von Früchten und Beeren können in Phase 1 verzehrt werden. Wählen Sie eine dieser Einheiten täglich:

- Ananas, frisch, 60 g
- Aprikosen, 2 Stück
- Blaubeeren, 2 Handvoll (ca. 150 g)

- Himbeeren, 2 Handvoll (ca. 150 g)
- Brombeeren, 2 Handvoll (ca. 150 g)
- Cantaloupe-Melone, 80 g

- Apfel, 1 Stück
- Granatapfelkerne, 1 Handvoll
- Grapefruit, 1 Stück
- Erdbeeren, 2 Handvoll (ca. 150 g)
- Kiwi, 1 Stück
- Limetten, 2 Stück

- Weichseln/Morellen, 2 Handvoll (ca. 150 g)
- Papaya, 120 g
- Pflaumen, 2 Stück
- Cranberrys, 2 Handvoll (ca. 150 g)
- Zitronen, 2 Stück

Vermeiden Sie Folgendes in Phase 1:

- Honigmelone
- Mandarinen/Clementinen
- Orangen
- Wassermelone

- Bananen
- Mango
- Birnen

Essen Sie gesundes Fett zu jeder Mahlzeit und Zwischenmahlzeit

Nach der Lektüre von Kap. 5 (siehe S. 90–104) zum Thema Fett hoffe ich, dass Sie nun überzeugt davon sind, dass die meisten Arten von Fett tatsächlich gut für Ihre Gesundheit sind. Dies gilt insbesondere für Omega-3, verglichen mit Omega-6-Fettsäuren. Beide sind lebensnotwendig, aber die typische mitteleuropäische Ernährungsweise enthält zu wenig Omega-3- verglichen mit Omega-6-Fettsäuren, welche Entzündungen fördern und die Gehirnfunktion beeinflussen können. Zur Erinnerung finden Sie hier eine Liste, welche fettreichen Lebensmittel Sie in Phase 1 essen und welche Sie vermeiden sollten – die angegebenen Mengen gelten pro Mahlzeit.

Beste Alternativen

- Mandeln, gehackt – 4 TL
- Mandeln, Cashewnüsse, Haselnüsse – 10–12 Stück
- Avocado – 3 EL oder ¼–½ Avocado
- Olivenöl, natives Olivenöl – 1 TL
- Rapsöl, Avocadoöl, kaltgepresst – 1 TL
- Macadamianüsse – 3–5 Stück
- Vinaigrette: 1 TL Olivenöl und 2 TL Essig (Balsamico-Essig)
- Oliven – 9 Stück

- Natürliche Erdnussbutter oder andere Nussbutter (ohne Zuckerzusatz oder Pflanzenöl) – 2 TL
- Erdnüsse, Pistazien – 18 Stück
- Sesampaste (Tahina) – 2 TL
- Walnüsse – 6–8 Hälften
- Gemahlene Leinsamen – 3–4 TL
- Paranüsse – 2 Stück
- Pinienkerne, Kürbiskerne, Sonnenblumenkerne – 2 EL

Mittelmäßige Alternativen

- Mayonnaise – 1 TL (vorzugsweise aus kaltgepresstem Rapsöl oder Olivenöl)
- Sesamöl – 1½ TL (vorzugsweise kaltgepresst)
- Butter, Gänsefett – 1 TL
- Kochsahne – 3 EL
- Schlagsahne – 2 EL
- Saure Sahne – 1 EL
- Leichte saure Sahne – 2 EL
- Frischkäse – 3 TL
- Leichter Frischkäse – 6 TL

Schlechte Alternativen
(zu viel Omega-6)

- Alle Margarinen, einschließlich Light-Varianten – 1 TL (vorzugsweise gar nicht)
- Maiskeimöl – 1 TL (nicht zum Braten geeignet)
- Sojaöl – 1 TL (nicht zum Braten geeignet)
- Sonnenblumenöl – 1 TL (wenn notwendig, vorzugsweise kaltgepresst)

Vermeiden Sie alle Lebensmittel mit Zucker- und Stärkezusatz

In Phase 1 müssen alle Lebensmittel mit Zuckerzusatz und Stärke vermieden werden, was bedeutet, dass der wenige Zucker, den Sie zu sich nehmen, von Beeren und Gemüse stammt. Auf zugesetzte Stärke zu verzichten bedeutet, Mehl zu vermeiden. Bei Getreideprodukten können Sie zum Beispiel Weizen-, Dinkel- oder Reiskleie verwenden und sie mit Joghurt, Kefir, Quark oder Skyr essen oder sie mit Hackfleisch vermengen, um Fleischbällchen herzustellen.

Ballaststoffreiches und kohlenhydratarmes Knäckebrot ist auch eine gute Alternative, siehe S. 88.

Speiseplan für Phase 1

Grob gesagt empfiehlt es sich, dass Sie pro Mahlzeit bis zu 30 g Protein und weniger als 50–60 g Kohlenhydrate (Zucker und Stärke) mit mäßig Fett zu sich nehmen. Zuerst kann diese Kombination schwierig sein, aber es ist gar nicht so schwer herauszufinden, wie dies in der Praxis funktioniert. Man kann sich aber auch von einem erfahrenen Ernährungsberater beim Zusammenstellen des Speiseplans helfen lassen.

Um Ihnen den Einstieg in Phase 1 und das Durchhalten zu erleichtern, erhalten Sie sowohl Beispiele für Wochenmenüs als auch passende Rezepte.

Getränke

In Phase 1 wird der Körper Salze und Wasser stärker als sonst ausscheiden. Es ist wichtig, viel Wasser zu trinken und das Essen zu salzen (gewöhnliches oder natriumreduziertes Salz, z. B. Seltin oder LoSalt, beides ist übers Internet zu beziehen). Trinken Sie viel Wasser (mit oder ohne Kohlensäure), 2–3 Liter täglich. Andere Getränke:

- Kaffee, bis zu 2 Tassen Filterkaffee täglich, eventuell koffeinfrei
- Tee, bis zu 2 Tassen täglich, größere Mengen von Kräutertee oder grünem Tee
- Täglich ein Glas Light Saft oder Light Limonade, bis Sie den Heißhunger nach Süßem überwunden haben
- Ein Glas trockener Weißwein oder Rotwein in der Woche

Phase 1 – WOCHENMENÜS

ABF-Mahlzeiten

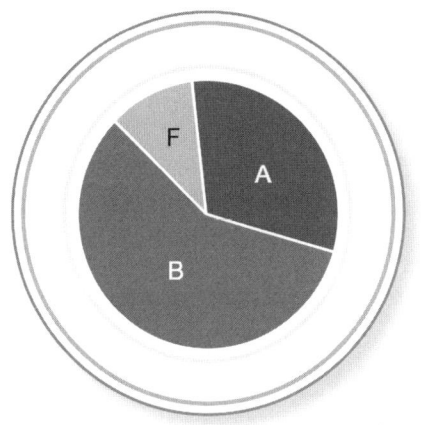

A = Protein

B = viele niedrig-
    glykämische
    Kohlenhydrate

F = Fett

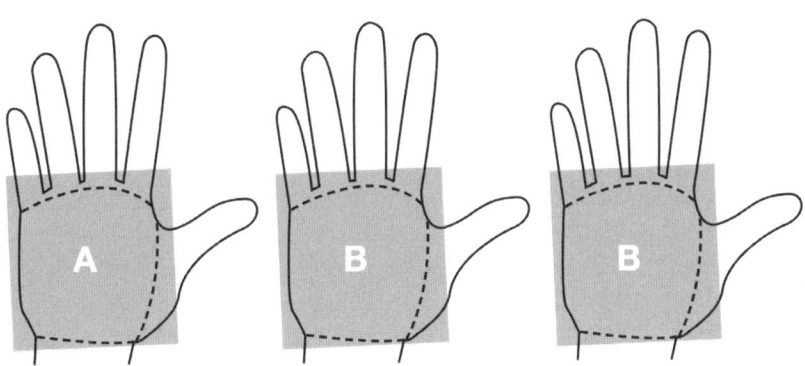

**Die meisten Mahlzeiten
können so zusammen-
gesetzt werden**

AB

A = Protein

B = niedrigglykämische
    Gemüsesorten, Obst

ABF-Mahlzeiten – wählen Sie täglich vier aus dieser Liste

ABF	Vorschlag 1	Vorschlag 2	Vorschlag 3	Vorschlag 4	Vorschlag 5
Früh-stück	Joghurt mit Beeren und Samen 100 g Joghurt natur 100 g Quark 1 % Fett 150 g Beeren 2 EL Leinsamen 2 EL Sonnen-blumenkerne 1 EL kalt-gepresstes Leinöl	Proteinshake (Alles mixen) 300 ml Kefir oder Sauermilch 1 Portion (20 g) Proteinpulver zuckerfrei 150 g Beeren 1 EL kaltgepresstes Leinöl	Buttermilch-shake (Alles mixen) 200 ml Buttermilch natur 150 g Beeren 1 EL Leinsamenöl Beilage: Eine Handvoll Nüsse oder Mandeln	Räucherlachs-röllchen 2 Scheiben Räucherlachs Vermischen und auf den Lachs streichen: 1 EL Ziegenmilch-frischkäse oder anderer Streichkäse 2 EL griechischer Joghurt 1 Handvoll Rucola auflegen und zusammen-rollen. Beilage: Kirschtomaten	Omelett 2 Eier 4 Scheiben Schinken Zucchinistücke Paprikastücke Zwiebel, fein gehackt 1 EL Olivenöl zum Braten Getränk: 200 ml Sauermilch oder Buttermilch
Mittag-essen	Thunfischsalat ¾ Dose Thunfisch 2 Handvoll Blattsalat Kirschtomaten Stangensellerie-stücke Lauch, fein gehackt Dressing: 100 g griechischer Joghurt 2 % Zitrone, Dill, Petersilie nach Belieben 1 EL französischer Senf 1 EL Olivenöl	Pfannenmix 1 Packung Schinken in Streifen 2 EL Kokosöl zum Braten Pilzstücken Brokkoli, gedämpft Zwiebel, fein gehackt Paprikawürfel Grüne Bohnen Salz und Pfeffer Das Gemüse kurz in Kokosnussöl anbraten, danach den Schinken hinzugeben.	Shrimps-Eiersalat 2 Handvoll Blattsalat 60 g geputzte Shrimps 1 gekochtes Ei Kirschtomaten Dressing: 1 EL griechischer Joghurt 2 % 1 EL Olivenöl Salatkräuter, Salz und Pfeffer nach Belieben	Hähnchensalat 2 Handvoll grüner Salat/Rucola 1 gekochtes Ei 100 g gebratenes oder gegrilltes Huhn Gemüse nach Belieben Sonnen-getrocknete Tomaten in Stücken ½ Avocado Dressing: Balsamico-Essig 1 EL Olivenöl Salz und Pfeffer	Hähnchen-schenkel mit Joghurtsauce 1½ Hähnchenschenkel, gegrillt oder im Ofen gebraten Mixen: 100 g griechischer Joghurt 2 % Knoblauchzehe Zitronensaft 1 EL Olivenöl 40 g geriebene Möhren
Abend-essen	Steak mit Spinat 120 g hochwertiges Fleisch 1 EL Butter zum Braten Vermischen: Spinat 25 ml Kochsahne Muskatnuss, Pfeffer und Salz nach Belieben	Lachs mit Senfsauce 1 Stk./100 g Lachsfilet im Ofen bei 100 °C garen Vermischen: 1 EL griechischer Joghurt 2 % 1 Sardellenfilet in Stücken ½ hart gekochtes Ei in Stücken 1 TL französischer Senf Basilikum, Salz, Pfeffer 3 Handvoll gemischter Blattsalat	Huhn mit Guacamole 1½ Hähnchenfilet 1 EL Olivenöl zum Braten Guacamole: ½ Avocado Knoblauch Zwiebel, fein gehackt Saft von ½ Limette 1 EL griechischer Joghurt 2 % Salz und Pfeffer 3 Handvoll gemischter Blattsalat	Hähnchenwok 1½ Hähnchenfilet in Stücken 2 EL Kokosöl zum Braten Champignons Zwiebel Zucchini Brokkoli Paprika 2 EL süße Chilisauce	Lachs mit Pesto 1 Stk./150 g Lachsfilet im Ofen bei 100 °C garen 2 EL Pesto zum Marinieren des Fisches 1 Handvoll Spinat Gekochter Brokkoli und Blumenkohl

ABF	Vorschlag 1	Vorschlag 2	Vorschlag 3	Vorschlag 4	Vorschlag 5
Spät-mahl-zeit	Räucher-schinken-röllchen 3 Scheiben Räucherschinken 100 g griechischer Joghurt 2 % 1 EL Pinienkerne oder 2 EL Ziegen- oder anderer Frischkäse Spargel Rucola *Joghurt und Frischkäse vermengen und auf den Räucherschinken streichen. Rucola auflegen und alles einrollen. Beilage: Spargel*	**Gefüllte Avocado** ½ Avocado 90 g Shrimps *Vermischen:* 1 EL griechischer Joghurt 2 % 1 TL Fischeier Zitrone, Dill, Salz und Pfeffer nach Belieben	Tomatensalat 1 Tomate 50 g Mozzarella 4 Scheiben Räucherschinken in kleinen Stücken 1 EL Olivenöl Balsamico-Essig Basilikum, frisch oder getrocknet Salz und Pfeffer *Tomaten und Mozzarella in Scheiben schichten. Schinken/Speck darüberstreuen und mit Öl, Balsamico, Basilikum und Gewürzen verfeinern.*	Brokkolisalat 5 Scheiben Speck/ Räucherschinken in Streifen Brokkoli, gekocht 100 g Hüttenkäse 50 g Pistazien Sonnen-getrocknete Tomaten in Stücken Balsamico-Essig	Smoothie 3 Eier, roh 1 EL Olivenöl 150 g Beeren 2 EL griechischer Joghurt 2 % 3 TL Erythrit mit Stevia

Zwischenmahlzeiten

Wählen Sie eine der folgenden pro Tag:

- Zulässige Menge an Obst oder Beeren, siehe S. 127 f.
- 200 g griechischer Joghurt Naturell, Quark oder Skyr
- 200 ml Kefir oder Buttermilch oder Kefir aus Milchalternativen
- Eine halbe Handvoll Nussmix roh

Woher bekomme ich Ballaststoffe?

In Phase 1 nehmen Sie Ballaststoffe aus Gemüse, Obst, Beeren, Nüssen und Samen zu sich. Es ist wichtig, genug Wasser zu trinken, weil diese Lebensmittel zum Großteil aus wasserlöslichen Ballaststoffen bestehen. Sollte Ihr Bauch sich hart anfühlen, können Sie Ballaststoffe aus Getreide zu sich nehmen, die wenig Stärke enthalten. Integrieren Sie täglich eine Portion der folgenden ballaststoffreichen Alternativen in Ihren Speiseplan:

- 2 Scheiben glutenfreies Low-Carb-Knäckebrot
- 2 Riegel mit viel Protein und wenig Kohlenhydraten
- 2–3 Scheiben Konzelmanns Low-Carb-Knäckebrot
- 1 Scheibe Wasa Roggenknäckebrot dünn oder Wasa Köstlich
- 1 Teelöffel Flohsamenschalen, zum Beispiel Leppin/Lepicol-Pulver (Internet oder Naturkostladen), aufgelöst in einem Glas Wasser

Trinken Sie dazu immer ein Glas Wasser.

Wie erstelle ich meinen eigenen Menüplan?

Gehen Sie jetzt einen Schritt weiter in der Menüplanung und stellen Sie Ihren eigenen Speiseplan zusammen. Sie folgen den Prinzipien, die Sie bereits kennen, und setzen Mahlzeiten mit A-Proteinen, B-niedrigglykämischen Kohlenhydraten und F-Fett zusammen.

Darüber hinaus sollten Sie viele Getränke und ein bis zwei Zwischenmahlzeiten wie gehabt einbauen. Um ein ausgewogenes Tagesmenü zusammenzustellen, sollten Sie diese Mengen beachten:

1. 4 Portionen A (Frauen) oder 5 Portionen A (Männer)
2. 4 Portionen B
3. 4 Portionen F
4. 1–2 Zwischenmahlzeiten

Tag Nr:	A – Protein	B – NG KH	F – Fett	Getränke
Frühstück				
Mittagessen				
Abendessen				
Spätmahlzeit				
Zwischenmahlzeit 1				
Zwischenmahlzeit 2				

Entnehmen Sie die Lebensmittel den Listen auf den Seiten 121 f. und 125–130 und fügen Sie diese zu vollen Mahlzeiten zusammen. Erstellen Sie einen Plan für den Rest der Woche. Sobald das Prinzip bei Ihnen in Fleisch und Blut übergeht, müssen Sie vermutlich keine Menüpläne mehr erstellen, aber Sie können die Methode im Hinterkopf behalten, wenn Sie Mahlzeiten planen und einkaufen gehen.

Welche Snacks kann ich essen?

Was tun im Falle von Heißhunger auf etwas Leckeres zwischen den Hauptmahlzeiten? Vielleicht vermissen Sie auch schon Süßgebäck und Schokolade? Das Ziel ist ja nicht, dass Sie den Rest Ihres Lebens vollkommen auf Goodies wie normales Brot, Süßgebäck, Desserts und Eis, Fruchtsäfte, Schokolade und Kekse, Chips und Knabbergebäck, Bier und Süßweine verzichten. Wenn Sie aber abnehmen wollen, sollten Sie Alternativen für diese Versuchungen parat haben.

Sie werden ohnehin über Herausforderungen in sozialen Kontexten stolpern, in denen Essen serviert wird, das in großen Mengen nicht gut für

Sie ist, während Sie abnehmen wollen. Hier sind einige Tipps, wie Sie mit solchen Situationen umgehen können:

Wegweiser für die Essensauswahl bei Partys und Festessen

1. Essen Sie rund um die Einladung an diesem Tag ausreichend Protein und achten Sie besonders darauf, im Voraus niedrigglykämische Nahrung zu wählen, wenn Sie wissen, dass Sie am Abend auswärts sind und Essen serviert wird, das wahrscheinlich Pasta, belegte Brötchen, Kartoffeln, Kuchen oder Süßspeisen beinhaltet.
2. Wenn Sie zum Abendessen eingeladen sind, genießen Sie Fisch, Fleisch und Gemüse als Hauptmahlzeit. Wählen Sie eine kleine Kartoffel statt drei großen, möglicherweise auch eine kleine Portion Pasta oder Reis. Essen Sie ruhig alles auf.
3. Trinken Sie lieber Wein, Light-Bier, kohlenhydratarmes Bier oder alkoholfreies Bier als gewöhnliches Bier zum Essen. Halten Sie sich an 1–2 Gläser Wein (150 ml/Glas).
4. Probieren Sie das Dessert, aber wählen Sie eine kleine Portion aus.
5. Ziehen Sie klare Spirituosen mit zuckerfreien Softdrinks süßen Likören oder Getränken mit zuckerhaltigen Softdrinks oder Saft vor.
6. Wählen Sie Kuchen basierend auf Nüssen, Eiern und/oder Schokolade oder essen Sie frisches Obst und lassen Sie Weizengebäck und süße Teige weg.

Einige Vorschläge für gesündere Snacks

- Fertig marinierte Oliven
- Einige Esslöffel frische Beeren in 100 g Naturjoghurt, Hüttenkäse oder Quark 1%, wahlweise gesüßt mit Erythritol/Stevia (Sukrin u. Ä.)
- Stückchen von frischem Obst mit einer Handvoll Nüssen
- Gemüse mit Dip
- Heiße Schokolade aus Kakao und Milch, Sojamilch, Mandelmilch u. Ä., gesüßt mit Erythritol/Stevia (Sukrin u. Ä.)

Planung ist ein wichtiges Schlüsselwort

Ab jetzt können Sie unterwegs nicht mehr einfach in jedem Laden auf ein Sandwich oder etwas Fertiges zurückgreifen. Schon eine kleine Menge Kohlenhydrate (Brot, Nudeln, Reis, Kartoffeln, Zucker, Getreideprodukte) stört die Fettverbrennung in Phase 1. Um es Ihnen so einfach wie möglich zu machen, planen Sie lieber die Mahlzeiten des nächsten Tages spätestens am Vortag. Schauen Sie sich die Rezeptbeispiele auf den Seiten 138–148 an, stellen Sie am besten einen eigenen Menüvorschlag zusammen und schreiben Sie sich eine Einkaufsliste. Wenn Sie alle Zutaten zu Hause haben, ist es viel einfacher, leckere und ausgewogene Phase-1-Mahlzeiten zuzubereiten. Stellen Sie sicher, dass Sie folgende Lebensmittel immer vorrätig haben:

- Viele verschiedene frische Gemüsesorten
- Eier
- Wurst (Schinken oder Truthahn), Dosenschinken
- Shrimps/Fischaufstriche und -aufschnitt (Räucherlachs, Graved Lachs, Pfeffermakrelen)
- Griechischer Joghurt naturell, Kefir
- Hüttenkäse, Quark naturell/Skyr naturell und fettarmer Käse
- Proteinreiches und kohlenhydratreduziertes Knäckebrot
- Hähnchen, qualitativ hochwertiges und fettarmes Fleisch und Fisch im Gefrierfach
- Kaltgepresste Öle und Avocados

Ja, Sie können zuckerfreie Pastillen und Kaugummi verwenden. Und ja, auch Senf, Pesto, Gewürze, Kräuter und andere Zusätze, die keinen Zucker enthalten, sind erlaubt.

Nahrungsergänzungsmittel

Wenn Sie keine speziellen Empfehlungen von Ihrem Arzt oder Ernährungsberater erhalten haben, sollten Sie die folgenden Nahrungsergänzungsmittel zumindest in Phase 1 einnehmen:

- 2000 mg EPA/DHA Omega-3-Fettsäuren, achten Sie auf den Gehalt an EPA-DHA auf der Verpackung
- 400 mg GLA Omega-6 (Nachtkerzenöl, Gurkenöl)
- Vitamin C, 1000 mg/Tag auf zwei Dosen aufgeteilt
- Vitamin E, vorzugsweise gemischte Tocopherole (fragen Sie in Ihrer Apotheke nach), 2 Kapseln täglich zum Essen
- Kaleorid, 750 mg/Tag (Kaliumpräparate, rezeptfrei nur in der Apotheke erhältlich)
- Magnesium, 120 mg morgens und abends, vorzugsweise Magnesiumcitrat oder Magnesium-Asporotat

- 1 TL Flohsamenschalen, zum Beispiel Leppin/Lepicol-Pulver, in einem Glas Wasser.

Trinken Sie dazu ein zusätzliches Glas Wasser.

Lesen Sie mehr über Nahrungsergänzungen, die Ihnen helfen, Ihren Darm im Gleichgewicht zu halten, in Kap. 7.

Kann ich trainieren, wenn ich in Phase 1 bin?

Auch wenn in den ersten Tagen der Phase 1 Erschöpfung auftreten kann, wird dies in der Regel nach 2–4 Tagen vorübergehen. Es ist ein Vorteil, moderate Bewegung in den Alltag einzubauen, um die Fettverbrennung weiter anzukurbeln. Denken Sie daran, dass Sie nun fast nur reines Fett verbrennen! Schnelle Spaziergänge, Nordic Walking, leichtes Joggen oder Langlaufen, Schwimmen und Radfahren sind passende Aktivitäten in Phase 1. Wenn Sie Krafttraining machen wollen, sollten Sie dies mit Ihrem Arzt oder Ernährungsberater absprechen, um maßgeschneiderte Ernährungspläne und Trainingseinheiten zu erhalten.

Phase-1-Rezepte

Die folgenden Gerichte sind Beispiele für Mahlzeiten in Phase 1 und basieren auf folgenden Bedingungen: Sie essen vier Mahlzeiten pro Tag, wobei jedes Gericht mindestens 20 g und vorzugsweise nicht mehr als 30 g Protein enthält und die Aufnahme von Kohlenhydraten auf weniger als 50–60 g pro Tag beschränkt wird. Alle Mahlzeiten zählen gleichwertig, so dass Sie grundsätzlich alle Rezepte als Frühstück, Mittagessen, Abendessen oder Spätmahlzeit zu sich nehmen können, solange Sie sich an die oben genannten Regeln halten. Wie Sie sehen können, enthalten einige Rezepte mehr Fett als andere. In Phase 1 verbrennt Ihr Körper Fett sehr effektiv, wenn Sie jedoch mehr Fett zu sich nehmen, wird weniger körpereigenes Fett verbrannt und Sie werden langsamer abnehmen.

Knäckebrot mit Eiern

(27 g Protein, 12 g Fett, 11 g Kohlenhydrate)
(1 Portion)

2 Scheiben Knäckebrot, empfohlene Sorten siehe unten
30 g magerer Streichkäse Schinkengeschmack
4 Scheiben gekochter Schinken
1 gekochtes Ei
100 ml Magerbuttermilch

Empfohlene Knäckebrotsorten mit Belag

(Jeder Belagvorschlag entspricht ca. 20–25 g Protein)
Die folgenden Knäckebrotmengen und -sorten können Sie pro Tag verzehren:

2 Scheiben glutenfreies Low-Carb-Knäckebrot
2–3 Scheiben Konzelmanns Low-Carb-Knäckebrot
1 Scheibe Wasa Roggenknäckebrot Dünn oder Wasa Köstlich

Vorschläge für Brotbeläge

(jeweils ca. 20–25 g Protein)

- *Shrimpssalat (60 g Shrimps in hausgemachter Mayonnaise), garniert mit Gurkenscheiben*
- *Makrelen in Tomatensauce (1 große Dose)*
- *Eier und Sardellen (2 gekochte Eier, 4 Sardellen-/Heringsfilets etc.) mit ½ Tomate (in Scheiben geschnitten)*
- *Leichtkäse (6 Scheiben) mit Gurken oder Paprika in Ringe geschnitten*
- *Roastbeef (100 g) mit Senf und ein paar eingelegten Gewürzgurken*
- *Leicht gesalzener und geräucherter Schweinekamm (100 g), 2 EL hausgemachte Mayonnaise, ½ Tomate*
- *Hähnchenbrustfilet (1 Stk.) mit Salatblättern und hausgemachter Kräutermayonnaise*

Mayonnaise

2 ganze Eier   *Salz und Pfeffer*
400 ml Olivenöl extra vergine   *½ Teelöffel Erythrit mit Stevia*
2 EL Senf
1 EL Essig

Alle Zutaten in einen hohen, schmalen Behälter geben und mit einem Stabmixer pürieren.

Mayonnaise ohne Stabmixer:

Eigelb mit etwas Salz schaumig rühren und langsam das Öl einarbeiten. Wird die Mayonnaise zu dickflüssig, fügen Sie etwas Wasser hinzu. Mit etwas Senf, Salz und Pfeffer abschmecken und nach Belieben ein wenig Erythrit mit Stevia hinzugeben.

Mayonnaise ist eine Basissauce, die zu vielem weiterverarbeitet werden kann.

- *Fügen Sie Knoblauch hinzu, wird sie zu Aioli.*
- *Fügen Sie Tomatenpüree, süße Chilisauce und etwas Sherry hinzu, erhalten Sie Thousand Islands.*
- *Senf, Dill, Pfeffer und Weißwein machen aus Mayonnaise die typisch skandinavische Graved-Lachs-Sauce.*

Omelett

(25 g Eiweiß, 20 g Fett, 6 g Kohlenhydrate)
(1 Portion)

2 Eier
2 EL Wasser
Etwas Salz
50 g gekochter Schinken
50 g Paprika
20 g Pilze

Die Zutaten vermischen und in 1 TL Olivenöl extra vergine anbraten.

Gemischter Salat

(27 g Protein, 17 g Fett, 8 g Kohlenhydrate)
(1 Portion)

2 Handvoll Eisbergsalat	*100 g Putenschinken*
50 g Gurke	*10 Shrimps*
1 Tasse Paprika	*1 EL Olivenöl*
1 Tomate	*½ EL Balsamico-Essig*

Alle trockenen Zutaten vermischen und das Öl und den Balsamico-Essig darübergeben.

Leichte Abendkost

(24 g Protein, 22 g Fett, 6 g Kohlenhydrate)
(1 Portion)

1 empfohlenes Knäckebrot (siehe S. 138)
50 g Hüttenkäse
50 g geräucherter Lachs
10 Mandeln

Sommersalat

(22 g Eiweiß, 14 g Fett, 2 g Kohlenhydrate)
(1 Portion)

1 TL Olivenöl extra vergine
10 Stangen Spargel
2 Handvoll Spinat
5 Scheiben Speck/Räucherschinken

1. Das Öl in eine Pfanne geben und das Gemüse darin braten. Anschließend mit den kalten Schinken-/Speckscheiben umwickeln.
2. Anschließend mit dem Olivenöl beträufeln.

Einfacher Avocadosalat

(28 g Protein, 30 g Fett, 3 g Kohlenhydrate)
(1 Portion)

1 Avocado
1 EL hausgemachte Mayonnaise (siehe S. 138 f.)
100 g Shrimps
2 TL Dill
2 Scheiben Zitrone

1. Avocado halbieren, den Kern entfernen, das Fruchtfleisch auslösen und in kleine Stücke schneiden.
2. Mit Mayonnaise und Shrimps vermengen, Dill zugeben und mit Zitrone garnieren.

Hähnchenwok

(27 g Protein, 20 g Fett, 7 g Kohlenhydrate)
(1 Portion)
2 EL Olivenöl extra vergine
100 g Hähnchenbrustfilet, in Streifen
1 EL Sesamsamen
40 g Aubergine, klein geschnitten
55 g Zucchini, klein geschnitten
20 g Zwiebel (gelb oder rot), gehackt
20 g Pilze, klein geschnitten
1–2 TL Sojasauce
Pfeffer

1. 1 EL Öl in einer Wok- oder tiefen Bratpfanne erhitzen. Die Hähnchenstreifen und die Sesamsamen bei mittlerer Hitze in kleineren Portionen braten und beiseitestellen.
2. Gemüse in 1 EL Öl anbraten und das gebratene Huhn dazugeben. Sojasauce dazugeben und vorsichtig umrühren, mit Pfeffer würzen.

Hähnchensalat

(36 g Eiweiß, 21 g Fett, 5 g Kohlenhydrate)
(1 Portion)
1 EL extra natives Olivenöl
½ EL Balsamico-Essig
2 Handvoll grüner Salat
Tomaten, Gurken, gekochter Brokkoli nach Belieben
100 g gegrilltes Hähnchen in Stücken
1 gekochtes Ei in Stücken

1. Vorsichtig Öl und Essig zusammenrühren, um das Dressing herzustellen.
2. Alle anderen Zutaten in einer Schüssel vermengen und mit Dressing übergießen.

Quiche

(22 g Protein und 10 g Kohlenhydrate pro Portion)
(4 Portionen)

10 Low-Carb-Kekse oder -Knäckebrot, zerbröselt in einer Küchenmaschine
5 EL Butter
4 Eier
100 g geriebener Cheddar/Emmentaler
100 g Schinken in Streifen
55 g fein gehackte Schalotten
200 ml Sahne
½ TL Muskatnuss gerieben
½ TL natriumreduziertes Salz
*   (Seltin, LoSalt, beides ist übers Internet zu beziehen)*
1 TL Pfeffer

1. Kekskrümel mit der Butter vermischen und in eine Quiche- oder Kuchenform mit 20 cm Durchmesser eindrücken.
2. Eier trennen und Eiklar steif schlagen.
3. Alle anderen Zutaten vermengen und vorsichtig den Eischnee unterrühren.
4. 30–40 Minuten bei 175 °C backen und nach Wunsch mit grünem Salat servieren.

Teilsames mit Sauerkraut

(20 g Protein, 24 g Fett, 9 g Kohlenhydrate)

200 g Schweine- oder Lammfleisch
250 g Sauerkraut

     Einkochen mit Lorbeerblättern und Wacholderbeeren, eventuell Zwiebeln.

Wenn Sie viel Fleisch essen, erhöht sich der Protein- und Fettgehalt, während das Sauerkraut die Kohlenhydrate zu diesem Gericht beiträgt.

Thunfischsalat mit Shrimps

(30 g Protein, 29 g Fett, 4 g Kohlenhydrate)
(1 Portion)

½ Dose Thunfisch im eigenen Saft
60 g Shrimps in Lake (geputzt)
2 Handvoll Blattsalat (z. B. Eisbergsalat)
50 g Gurke, in Scheiben
½ Tomate, in Stücken
1 Stange Frühlingszwiebel, in dünnen Ringen
Ein paar rote Zwiebelringe
1 gepresste Knoblauchzehe

Für das Dressing
2–3 EL Olivenöl extra vergine
Ein paar Tropfen Zitronensaft
Etwas Salz und Pfeffer

1. Alle Zutaten für den Salat vermengen.
2. Für das Dressing ebenfalls alle Zutaten verrühren und anschließend über den Salat geben.

Hackbällchen auf Ratatouille

(Bei 15 Hackbällchen enthält jedes jeweils 8 g Protein und 2 g Kohlenhydrate, der Fettgehalt hängt vom Braten ab)
(4–5 Portionen)

Es lohnt sich, die Hackbällchen selbst herzustellen, da in den fertigen aus dem Laden oftmals viele Kohlenhydrate enthalten sind. Zu Hause können Sie diese zusätzlich in gesundem Rapsöl herausbraten.

500 g Hackfleisch
2 Eier
Knoblauch, Kräuter, Salz und Pfeffer nach Belieben

1. Vermengen Sie alles zu einem Teig und braten Sie mittelgroße Hackbällchen raus. Wenn Sie einen Teil davon einfrieren, haben Sie schnelle, gesunde Mahlzeiten auf Abruf für später.
2. Braten Sie Ihre eigene Mischung aus Auberginen, Zucchini, Zwiebeln, Paprika, Pilzen, Fenchel und Tomaten. Nach Geschmack würzen.

Hühnersuppe

(33 g Protein, 23 g Fett, 13 g Kohlenhydrate)
(1 Portion)
200 ml Wasser
2 EL leichte saure Sahne
2 EL Tomatenmark
1 EL Olivenöl extra vergine
Salz, Pfeffer, Petersilie oder andere frische Kräuter
3 Scheiben grüne Paprika, in Würfeln
55 g Zucchini, in Würfeln
30 g Zwiebel, klein geschnitten
20 g Lauch, in Ringe geschnitten
120 g Hähnchenbrustfilet, in kleinen Stücken

1. Wasser, saure Sahne, Tomatenmark, Olivenöl und Gewürze und Kräuter verrühren. Aufkochen, das Gemüse und Huhn hinzufügen und 10–15 Minuten köcheln lassen, bis beides fertig gegart und weich ist.
2. Fügen Sie mehr Wasser hinzu, wenn die Suppe zu dick einkocht.

Steak mit gebratenem Gemüse

(30 g Protein, 24 g Fett, 4 g Kohlenhydrate)
(1 Portion)
120 g reines Rindfleisch (oder Schweinefleisch/Wildfleisch)
Etwas Butter
½ kleine Aubergine, in Stücken
55 g Zucchini, in Stücken
50 g rote Paprika, in Streifen
¼ Zwiebel, in Streifen
20 g Pilze, in Stücken

1. Das Steak in etwas Butter braten und würzen.
2. Das Gemüse mit dem Rindfleisch ca. 10 Minuten lang braten, bis es weich und das Fleisch durch ist.

Taco-Salat

(26 g Protein, 19 g Fett, 7 g Kohlenhydrate)

120 g Hackfleisch
Etwas Butter
1 EL leichte saure Sahne
2 Handvoll Blattsalat, klein gezupft
70 g Tomate und Gurke, in Stücken
2 EL Tomatenmark

Für den Avocadodip

1. ½ Avocado mit einer Gabel zerdrücken und 1 EL Olivenöl extra vergine, Salz, Pfeffer und etwas Chilipulver hinzufügen.
2. Das Hackfleisch in Butter braten und mit saurer Sahne, Gemüse und dem Avocadodip servieren.

Ofenlachs mit Wokgemüse

(Hier variiert die Menge an Kohlenhydraten und Proteinen, je nachdem, wie groß Ihre Portion ist)

Lachsfilet
Senf
Etwas Pfeffer und Kräuter nach Belieben
Rapsöl oder Kokosnussöl
Wokgemüse, zum Beispiel Brokkoli, Blumenkohl, Paprika, rote Zwiebeln, Spinat

1. Filet in eine Bratenform legen und mit Senf bestreichen, mit Kräutern und Pfeffer würzen.
2. Bei 100 °C ungefähr 1 Stunde im Ofen garen (bis das Steakthermometer ungefähr 60 °C anzeigt).
3. Inzwischen das Öl im Wok erhitzen und das Gemüse darin zubereiten. Ein wenig gesalzene Sojasauce, Brühe oder Rotwein mit Kräutern können als Sauce verwendet werden.

Ein Gericht, das man gut am nächsten Tag aufwärmen oder als Restmahlzeit mitnehmen kann.

Tomatensuppe

(21 g Protein, 17 g Fett, 8 g Kohlenhydrate)
(5 Portionen)

6 Tomaten (evtl. 2 Dosen Tomatenstücke, dann erspart man sich das Schälen)
1 EL Butter
1 Zwiebel, fein gehackt
1 TL Thymian
1 TL Rosmarin
1 TL Oregano
2 Knoblauchzehen, gepresst (kann weggelassen werden)
1 l Hühnerbrühe
1 TL Erythrit
50 ml Kochsahne oder Sojarahm (18 %)
Natriumreduziertes Salz (Seltin oder LoSalt) und Pfeffer zum Abschmecken
120 g geputzte Shrimps (frisch, gefroren oder in Lake)
10 hart gekochte Eier

1. Die Tomaten schälen, indem man sie ein paar Sekunden in kochendes Wasser legt und anschließend unter kaltes Wasser hält, dann lässt sich die Haut problemlos abziehen.
2. Die Tomaten achteln und entkernen.
3. Die Butter in einem Topf schmelzen und die Zwiebel anbraten, bis sie glasig ist. Tomaten, Kräuter und Knoblauch hinzugeben und mit Deckel bei geringer Hitze ca. 20 Minuten lang kochen lassen, anschießend mit dem Stabmixer pürieren.
4. Die Hühnerbrühe aufkochen und die Tomatenmischung hinzufügen. Die Suppe bis zum Siedepunkt erhitzen und mit Erythrit und kurz vor dem Servieren mit der sauren Sahne sowie Salz und Pfeffer abschmecken.
5. Die Suppe anrichten und die Shrimps unter den Portionen aufteilen und mit vier Hälften gekochter Eier servieren.

Lammauflauf

(31 g Protein, 38 g Fett, 6 g Kohlenhydrate)

120 g hochwertiges Lammfleisch, gewürfelt
2–3 EL Olivenöl extra vergine
2 EL Zitronensaft
1 TL getrockneter Oregano
1 Knoblauchzehe, gepresst
1/3 Zwiebel, gehackt
55 g Zucchini, in Scheiben
1 Tomate, gewürfelt
25 g Käse, gewürfelt

1. Marinieren Sie das Fleisch mit Öl, Zitronensaft und Oregano und lassen Sie es 1–2 Stunden im Kühlschrank ruhen, falls Sie Zeit dafür haben. Das Fleisch mit Knoblauch und Zwiebel scharf anbraten.
2. Arrangieren Sie das Fleisch und das Gemüse zusammen mit den Käsewürfeln in einer kleinen feuerfesten Form und streuen Sie etwas Pfeffer und Oregano zwischen die Schichten.
3. 45–60 Minuten Garzeit im Ofen bei 175 °C, bis das Fleisch zart ist. Zu diesem Gericht eignet sich ein Salat vorzüglich.

Wochenendfreuden

Käsesoufflé mit griechischem Salat

(Je nachdem, wie viel Sie essen, kommen Sie auf ca. 10 g Kohlenhydrate und 50 g Protein)
(3–4 Portionen)

3 EL Butter
2 EL Sojamehl
½ EL Maismehl
300 ml Vollmilch (oder Sojamilch, Mandelmilch, Hafermilch)
6 Eier
300 g Käse (vorzugsweise Emmentaler oder Cheddar), gerieben

1. Butter in einem Topf bei mittlerer Hitze schmelzen lassen. Sojamehl hinzufügen und gut umrühren, sodass alles zu einer dicken und gleichmäßigen Masse wird.

2. Ca. 2 Minuten unter Umrühren köcheln lassen. Den Topf vom Kochfeld nehmen oder die Platte auf die niedrigste Stufe einstellen.
3. Die Milch hinzugeben und verrühren. Kleine Mengen des Maismehls nach und nach mit dem Schneebesen in die Milchmischung einrühren. Den Topf wieder auf das Kochfeld stellen.
4. Die Sauce 5 Minuten lang schwach köcheln lassen, ab und zu umrühren.
5. Eier trennen, die Eiweiße steif schlagen. Die Eigelbe und den geriebenen Käse nacheinander hinzugeben und zum Schluss vorsichtig mit dem steifgeschlagenen Eischnee vermengen. Mit Salz und Pfeffer abschmecken und in einer eingefetteten Form ca. 1 Stunde bei 175 °C backen.
6. Griechischer Salat wird aus Tomaten, Gurken, ein wenig roter Zwiebel, Feta-Käse und Oliven zubereitet (vermischt oder geschichtet). Übergießen Sie die Mischung mit einem Dressing aus Olivenöl extra vergine, Essig, Knoblauch, Pfeffer und Basilikum.

Endlich ein Dessert – Schokoladensoufflé

(11 g Protein und 3 g Kohlenhydrate pro Portion)
(4 Portionen)

4 Eier
50–70 g Stevia/Erythrit (Sukrin o. Ä.) (natürlicher Süßstoff,
*   der keine Energie/Kohlenhydrate beinhaltet)*
225 g neutral schmeckender Käse (z. B. Gouda)
1 EL saure Sahne
1 EL Kakaopulver

1. Eier trennen, Eigelb mit Süßstoff schaumig schlagen. Käse, saure Sahne und Kakaopulver hinzufügen.
2. Das Eiweiß steif schlagen und untermengen.
3. In vier kleine Förmchen füllen und bei 175 °C 15–20 Minuten lang backen.

Für einen gemütlichen Freitagabend

- *Ein paar leckere Käsesorten*
- *Paprika*
- *Stangensellerie*
- *Empfohlenes Knäckebrot, siehe S. 138*

Tipps

- *Bestellen Sie im Restaurant Muscheln, Fisch oder Fleisch mit reichlich Gemüse (siehe Liste S. 126 f.).*
- *Bereiten Sie etwas größere Portionen als Sie benötigen zu, um bei anderen Mahlzeiten Arbeit einzusparen.*
- *Überlegen Sie sich jeden Abend genau, was Sie am nächsten Tag essen werden. Bereiten Sie eventuell sogar eine Salatschüssel, Ihr Lunchpaket oder Ihr Frühstück am Vorabend zu, wenn Sie es am nächsten Tag eilig haben.*

Phase-1-Mahlzeiten für Gestresste

Hier finden Sie einige Tipps, was Sie bei Bedarf von zu Hause mitnehmen können, wenn Sie Überstunden machen, zum Training gehen, spät nach Hause kommen oder einfach gerade viel zu tun haben – also Situationen, in denen es leicht passiert, dass man auf etwas zurückgreift, das zu wenig Proteine liefert. Lassen Sie sich nicht von Eile durcheinanderbringen, denn es ist absolut möglich, sich gesund zu ernähren, auch wenn man gerade sehr eingespannt ist. Eines ist aber klar: Sie müssen das Minimum an Zutaten zu Hause haben.

1 gekochtes Ei **6 Scheiben Speck/Räucherschinken** **1 Tomate** **1 Möhre**	*26 g Protein* *6,8 g Kohlenhydrate* *(245 kcal)*
20 g Cashewnüsse **50 g Mandeln** **20 g Walnüsse**	*17 g Protein* *9,5 g Kohlenhydrate* *(560 kcal)*
1– 2 Scheiben empfohlene **Knäckebrotsorten (siehe S. 138)** **Evtl. Streichkäse** **6 Scheiben Rinderpressschinken** **3 Scheiben Käse**	*26 g Protein* *9,5 g Kohlenhydrate* *(274 kcal)*

1 Dose Thunfisch 100 g roher Kohl 1 Tomate	*32 g Protein* *8 g Kohlenhydrate* *(178 kcal)*
100 g Hüttenkäse 50 g Mandeln 50 g Himbeeren	*24 g Protein* *8 g Kohlenhydrate* *(411 kcal)*
100 g geräucherter Lachs 1–2 Scheiben empfohlene Knäckebrotsorten (siehe S. 138)	*6 g Protein* *9,5 g Kohlenhydrate* *(233 kcal)*
1 Riegel mit viel Protein und wenig Kohlenhydraten	*ca. 14 g Protein* *ca. 10–12 g Kohlenhydrate* *(ca. 170 kcal)*

KAPITEL 7

Nahrungsmittelergänzungen

———————•———————

Unsere Ernährung beinhaltet sowohl energiespendende Substanzen (Proteine, Kohlenhydrate, Fette, Ballaststoffe und Alkohol), sogenannte Makronährstoffe (mehr dazu in Kap. 5), als auch sogenannte Mikronährstoffe wie Vitamine, Mineralstoffe, Antioxidantien und andere Pflanzennährstoffe sowie probiotische, lebende Bakterien.

Diese kommen in kleinen Mengen in Lebensmitteln vor, und ihre Funktion besteht nicht darin, dem Körper Energie zu spenden, sondern die zahlreichen chemischen Reaktionen im Körper aufrechtzuerhalten. Man kann sie mit Zement vergleichen, der Bausteine zusammenhält.

Ein häufiger Irrglaube liegt darin, dass Vitamine und Mineralien magische Wundermittel sind, die einen gesund machen und halten, wenn man einen im Großen und Ganzen schlechten Lebensstil pflegt. Ein Haus zu bauen, wenn man statt Ziegelsteinen und Zement nur Zement zur Verfügung hat, ist nun mal ziemlich schwierig. Das Geheimnis liegt in der sinnvollen Kombination von Proteinen, Kohlenhydraten und Fett (siehe Kap. 5). Der Zaubertrank wird auch nicht in einer Flasche oder Pille geliefert, wie viele, die auf Vitamin- und Mineralstoffzusätze schwören, fälschlicherweise glauben und sich zu wenig damit beschäftigen, was gesunde Ernährung umgesetzt bedeutet. Zu wissen, welche Substanzen in einer Tomate oder Möhre sich positiv auf die Gesundheit auswirken, und diese dann mit Tabletten oder Säften zuzuführen ist nicht dasselbe wie das Einnehmen der tatsächlichen Rohstoffe durch Lebensmittel. Es kann in speziellen Situationen durchaus notwendig sein, Nahrungsergänzungsmittel einzunehmen, aber eine ausgewogene und abwechslungsreiche Ernährung zu gewährleisten ist das Beste, was Sie tun können, um langanhaltende Gesundheit zu erreichen.

Bevor Sie Nahrungsergänzungsmittel einnehmen

Der Einsatz von Nahrungsergänzungsmitteln ist umstritten. Auf der einen Seite finden sich begeisterte Anhänger, die alle Neuheiten am Markt der Nahrungsergänzungsmittel ausprobieren wollen (dabei geht es oft um Alternativmedizin), auf der anderen Seite hat man die eingeschworenen Skeptiker (darunter viele Schulmediziner), die ein Ergänzungspräparat nur dann für notwendig erachten, wenn ein pathologischer Mangelzustand bestimmter Vitamine und Mineralien diagnostiziert wurde. Wenn die meisten Menschen zu wenig Obst und Gemüse essen, was der Fall ist, wird die durchschnittliche Menge an Vitaminen und Mineralstoffen im Blut eines repräsentativen Teils der Bevölkerung niedrig sein. Ein solcher Durchschnitt bietet die Grundlage für »Normalwerte« in der Gesellschaft. Deshalb kann es einen großen Unterschied zwischen »normal«, »optimal« und »gesundheitsfördernd« geben. Darüber hinaus zeigt die Forschung in Europa, dass ein großer Teil der Bevölkerung weit entfernt von einer ausgewogenen, variantenreichen Ernährung ist, die laut nationaler Gesundheitsbehörden all unsere Grundbedürfnisse abdecken sollte.

Wahrscheinlich brauchen die einen eine höhere Dosis von bestimmten Vitaminen, Mineralien, Fettsäuren, Probiotika, Präbiotika und Antioxidantien als die anderen, insbesondere wenn man generell ein höheres Risiko für bestimmte Krankheiten oder Beschwerden aufweist. Nichts kann eine ausgewogene Ernährung und einen gesunden Lebensstil ersetzen, aber für manche Leute sind Nahrungsergänzungsmittel eine verhältnismäßig vernünftige Zusatzversicherung für die eigene Gesundheit, und manchmal bieten sie sogar Therapiefunktionen, die die Standard-Schulmedizin nicht bietet. Das große Problem liegt darin zu wissen, *was* man einnehmen sollte. Die Auswahl ist so wahnsinnig groß – Multivitamine, bestimmte einzelne Vitamine und Mineralstoffe, pflanzliche und andere natürliche Extrakte –, und alle Hersteller behaupten, dass ihr Produkt genau das sei, was wir brauchen.

Leider können Sie sich nicht einmal sicher sein, dass die Flasche oder Dose das enthält, was draufsteht. Besonders vorsichtig sollten Sie beim Onlinekauf von Nahrungsergänzungsmitteln sein. Die Pharmaindustrie muss wissenschaftlich beweisen, dass ein neues Präparat sowohl wirksam als auch sicher ist, aber Hersteller von Nahrungsergänzungsmitteln weisen oft nicht so hohe Standards wie die medizinische Forschung auf. Da der Inhalt der meisten Präparate in der Natur vorkommt, kann niemand sie patentieren, es sei denn, man ändert ihre chemische Struktur. Ohne Patentschutz sind Hersteller selten gewillt, Forschung zu Nahrungsergänzungsmitteln zu finanzieren, die ein anderer Hersteller im Handumdrehen verkaufen und zu Geld machen kann. Die meisten Studien zu Nahrungsergänzungsmitteln werden daher im Auftrag der Öffentlichkeit erstellt, und man weiß ja, dass öffentliche Mittel für die Forschung immer wieder als zu niedrig bemängelt oder sogar gekürzt werden. Daher ist es umso wichtiger herauszufinden, wie man solide und sichere Informationen zu Nahrungsergänzungsmitteln finden kann, die sich durch Forschung bewährt haben und tatsächlich effektiv sind. Konsequenterweise kauft man diese am besten bei vertrauenswürdigen Herstellern und Händlern.

In diesem Kapitel wird eine Reihe von Nahrungsergänzungsmitteln besprochen, die von besonderem Interesse für diejenigen sind, die die Fettverbrennung erhöhen und Gewicht verlieren und/oder ihre Verdauung und ihren Darm ins Gleichgewicht bringen und halten möchten. Haben Sie Diabetes Typ 2, können diese Nahrungsergänzungsmittel Ihnen helfen, besser die Kontrolle über Ihren Blutzucker und weniger Fettstoffe im Blut zu halten. Sie dürfen nur nicht vergessen, dass diese Helferlein nur *zusätzlich* zu einer ausgewogenen Ernährung funktionieren und sie nicht *ersetzen*. Denken Sie auch daran, dass Nahrungsergänzungsmittel und Vitamine chemische Substanzen sind, genau wie Medikamente. Probiotische Bakterien sind lebende Mikroben, die in seltenen Fällen Krankheiten auslösen können, wenn das Immunsystem der Nahrungsergänzungsmittel einnehmenden Person geschwächt ist. Dass etwas in der Natur vorkommt, bedeutet noch nicht, dass es einem nur guttut. Auch die Idee »Je mehr ich davon nehme, desto gesünder werde ich« ist falsch. Bei unsachgemäßer Anwendung können Nebenwirkungen auftreten und es sollte ohnehin nicht jeder Nahrungsergänzungsmittel einnehmen. Sprechen Sie mit einem Arzt, der mit Stoffwechselthemen oder funktioneller Medizin arbeitet, bevor Sie etwas einzunehmen, auch weil es Wechselwirkungen zwischen Ihren anderen Medikamenten und den Zusatzpräparaten geben kann. Denken Sie daran: Der Schlüssel zu solider Gesundheit kommt nicht in Pillenform allein daher.

Wer braucht Nahrungsergänzungsmittel?

Es gibt Situationen, in denen man aufgrund von Krankheit oder anderen gesundheitlichen Besonderheiten spezielle Nahrungsergänzungsmittel einnehmen sollte, wie während der Schwangerschaft und in der Stillzeit. Veganer sollten zusätzlich Vitamin B12 einnehmen, weil es nur in tierischen Lebensmitteln vorkommt. Außerdem ist jeder von uns Umweltgiften und unaufgelösten Stresssituationen ausgesetzt, was den Bedarf des Körpers nach zusätzlichen Vitaminen und Mineralien erhöhen kann. Und vieles von dem, was wir heute essen, weist eine niedrigere Nährwertqualität als früher auf. Damit zum Beispiel die starke Nachfrage nach billigem Fleisch befriedigt werden kann, wird die Futterzusammensetzung der Tiere verändert – Rinder, Legebatteriehühner und Stallschweine erhalten nicht dieselbe Vielfalt an Futter wie unter natürlichen Bedingungen, und oftmals erhalten sie Antibiotika, damit sie nicht krank werden. Sogar etwas so Einfaches wie ein Ei ist oft nicht mehr so nahrhaft, wie es sein könnte und sollte. Außerdem wurden wichtige Nährstoffe, wie Omega-3-Fettsäuren, systematisch aus der Nahrungsmittelproduktion entfernt, um die Haltbarkeit der Produkte zu verlängern. Darüber hinaus wurde die Produktion von fermentiertem Essen, das nützliche Bakterien für eine ausgewogene Darmgesundheit enthält, durch andere Herstellungsmethoden ersetzt, für die Bakterien keine Rolle spielen. So werden zum Beispiel fast alle Käsesorten im deutschsprachigen Raum aus pasteurisierter Milch gemacht. Die meisten Menschen nehmen immer noch viel zu selten organische Lebensmittel zu sich; zu diesen zählen Gemüse, Nüsse, Beeren und Obst, das roh gegessen werden kann. All diese Lebensmittel enthalten präbiotische Ballaststoffe, die die Darmbakterien mit Nährstoffen versorgen.

In der Regel empfehle ich folgende Nahrungsergänzungsmittel: Multivitamin- und Mineralienergänzungsmittel, Omega-3 (es sei denn, Sie essen mindestens 500 g fetten Fisch in der Woche) und Vitamin D (mehr dazu auf Seite 159 f. in diesem Kap.). Die wichtigsten Nahrungsergänzungsmittel für eine stabile Gesundheit und einen gut funktionierenden Darm werden im Folgenden besprochen.

Antioxidantien

Antioxidantien sind Vitamine, Mineralien und andere sekundäre Pflanzenstoffe oder Phytochemikalien (Substanzen, die es in Pflanzen gibt, von dem griechischen *phyton* = »Pflanze«), die die Pflanzen und indirekt auch den menschlichen Körper vor oxidativen Schäden schützen – auch vor oxidativer Belastung oder Schädigung durch freie Radikale. Antioxidantien wurden auch schon auf Seite 110 ff. in Kap. 5 besprochen.

Sind freie Radikale so gefährlich, dass wir uns vor ihnen schützen müssen? Nicht unbedingt. Der Körper benötigt Sauerstoff für die Energieproduktion und alle Reaktionen in den Zellen. Ohne Sauerstoff ist Leben undenkbar. Wenn der Körper Sauerstoff verbrennt, bilden sich instabile Sauerstoffmoleküle, die freie Radikale genannt werden. Der Körper ist so geschaffen, dass er eine gewisse Menge an freien Radikalen toleriert, jedoch keine Massen und nicht die, die lange im Körper verbleiben.

Freie Radikale entstehen auch, wenn der Körper beispielsweise Abgasen, chemischen Substanzen im Alltag, Zigarettenrauch und zu viel Sonnenlicht ausgesetzt ist. Sie wissen bestimmt, was passiert, wenn Luft – also Sauerstoff – in Gegenwart von Wasser auf Eisen trifft: Es rostet. Und Sie haben wahrscheinlich schon mal beobachtet, wie Fett, vor allem das in Nüssen und Ölen, ranzig wird. Rost ist oxidiertes Eisen und ranziges Fett kann auch als oxidiertes Fett bezeichnet werden. Sauerstoff hat eine ähnlich schädliche Wirkung auf den Körper, besonders auf die ungesättigten Fettsäuren, die in Teilen unserer Zellen entstehen. Diese Oxidation nennt sich auch Alterungsprozess. Zusätzlich zur vorzeitigen Alterung können überschüssige freie Radikale Krebs, grauen Star, Makuladegeneration (altersbedingten Sehverlust), Arteriosklerose (Koronararterienerkrankung), Herzerkrankungen, Gelenkentzündungen (Arthritis) und viele andere Krankheiten fördern. Antioxidantien schützen den Körper gegen den Oxidationsprozess, indem sie freie Radikale neutralisieren, bevor sich diese zu lange im Körper aufhalten.

Von allen Antioxidantien sind Vitamin C, Vitamin E und Beta-Carotin (auch Provitamin A genannt) am bekanntesten und am meisten erforscht. Auch bekannt sind der rote Farbstoff Lycopin, der Tomaten ihre Farbe gibt, Flavonoid, Polyphenole und tausend andere Substanzen mit antioxidativer Wirkung, die in bunten Gemüsen, Früchten, Beeren, grünem Tee, Kaffee, Kakao und Gewürzen vorkommen. Es ist wichtig, Antioxidantien aus der Nahrung zu sich zu nehmen, weil natürliche Lebensmittel Tausende von

Substanzen enthalten, die miteinander interagieren, und die Forschung legt nahe, dass Mikronährstoffe in natürlicher Form leichter absorbierbar sind als synthetisch hergestellte.

Wichtig für die Gesundheit ist das Gleichgewicht zwischen freien Radikalen (auch Prooxidantien genannt) und Antioxidantien. Zu viele Antioxidantien – besonders eine zu hohe Konzentrationen von einer oder zwei Arten – können das Gleichgewicht stören. Ein zusätzlicher guter Grund, eine große Vielfalt und Menge an Obst und Gemüse zu essen.

Beachten Sie, dass Beta-Carotin und Vitamin E eine viel bessere Wirkung zeigen, wenn sie zusammen mit einer ausreichenden Menge an Vitamin C aufgenommen werden. Es hat sich gezeigt, dass 6000 Mikrogramm (mcg) Beta-Carotin, 500 mg Vitamin C und 100 mg Vitamin E optimalen Schutz liefern. Diese Mengen liegen weit über den offiziellen Mindestempfehlungen. Lebensmittel, die Beta-Carotin enthalten, sehen in der Regel dunkelgrün, orange oder gelb aus: Spinat, Brunnenkresse, Blumenkohl, Wirsing und anderes dunkelgrünes Blattgemüse sowie Zuckererbsen, Möhren, Melonen mit orangem Fruchtfleisch, Mangos und Aprikosen.

Solide Quellen für Vitamin C sind Brokkoli und Kohlrabi, Kohlköpfe und Blumenkohl, Spinat und Brunnenkresse, rote und grüne Paprika, Tomaten, Kiwis, Melonen, Zitrusfrüchte, Blaubeeren, Erdbeeren, Himbeeren und Johannisbeeren. Essen Sie viel Obst und Gemüse, wird Ihr Bedarf an Vitamin A und C größtenteils gedeckt sein, der für Vitamin E aber eher nicht. Letzteres ist fettlöslich, und als gute Quellen dafür gelten Olivenöl extra vergine, Nüsse – vor allem Mandeln und Haselnüsse –, Sonnenblumenkerne, Avocados und Vollkornprodukte. Vitamin E kommt auch in einigen Obst- und Gemüsesorten vor, aber wenn Sie eine Diät mit moderater oder fettarmer Ernährung anstreben, kann es schwierig werden, die Menge von 100 mg Vitamin E täglich zu sich zu nehmen, und es kann notwendig sein, es als Nahrungsergänzungsmittel einzunehmen. Es hat sich gezeigt, dass Vitamin E die Insulinwirkung bei gesunden Menschen und Typ-2-Diabetikern verbessert.

Glutathion ist das wichtigste Antioxidans des Körpers (wie bereits auf Seite 112 erwähnt) und wird als Präparat angeboten, als Pille jedoch vom Darm schlecht aufgenommen. Inzwischen kann man es aber auch als Pflaster, liposomales Gel und Spritze bekommen, wie es auch in der Parkinson-Behandlung eingesetzt wird.

Eine Substanz, die die Vorstufe zum Glutathion ist und der Leber helfen kann, mehr Glutathion zu produzieren, heißt N-Acetylcystein oder

NAC. In den deutschsprachigen Ländern kann es rezeptfrei in Apotheken gekauft werden und findet seine hauptsächliche Anwendung bei der Behandlung von chronisch obstruktiver Lungenerkrankung (COPD), chronischer Bronchitis oder zystischer Fibrose (in diesem Fall auf Rezept), weil erhöhtes Glutathion Schleim löst und ihn in den Bronchien dünnflüssiger werden lässt.

NAC wird auch intravenös bei einer Paracetamolvergiftung durch Überdosierung verabreicht, weil eine zu hohe Menge dieses rezeptfreien schmerzstillenden Medikaments den Glutathionspeicher der Leber vollkommen leert und es so zu akuten und schweren Leberschäden kommen kann. Eine solche Schädigung kann auch durch tägliche Paracetamoleinnahme bedingt sein, was weltweit sehr häufig vorkommt. Wenn Sie täglich Paracetamol einnehmen, sollten Sie am besten gleichzeitig NAC einnehmen. Viele Wissenschaftler finden, dass Paracetamol aufgrund seiner Schädlichkeit bei Langzeiteinnahme nicht rezeptfrei verkauft werden dürfte oder immer als Kombinationspille mit NAC verkauft werden sollte. Mehr zur Dosierung von NAC später in diesem Kap., siehe S. 170. Zum Glück können wir durch unsere Ernährung einen großen Teil dazu beitragen, die Menge Glutathion in unserem Körper zu erhöhen (siehe S. 112 ff., Kap. 5).

Heute brauchen wir mehr Antioxidantien als je zuvor. Wie wir aber gesehen haben, enthält unsere Nahrung wesentlich geringere Konzentrationen an Vitamin C und anderen nützlichen Phytochemikalien, wenn sie auf den Tisch kommt. Wir müssen unseren Antioxidantienspeicher trotzdem ständig auffüllen, ob aus der Nahrung oder, wenn nötig, durch die Einnahme von Nahrungsergänzungsmitteln. Lesen Sie mehr über Antioxidantien und Nahrungsmittel, die reich an Antioxidantien sind, auf Seite 110 ff. in Kap. 5.

Omega-3-Fettsäuren

In mehreren Ländern wird Fischtran als traditionelles Nahrungsergänzungsmittel benutzt, vor allem dort, wo Fischfang eine große Bedeutung hat. Die regelmäßige, ganzjährige Einnahme von Fischtran verhindert einen Vitamin D-Mangel und spendet zusätzlich auch Vitamin A. Kürzlich hat sich herausgestellt, dass ein zusätzlicher Faktor Tran als Nahrungsergänzungsmittel besonders nützlich macht: Er enthält große Mengen an Omega-3-Fettsäuren.

Omega-3-Fettsäuren sind essenzielle Fettsäuren: Der Körper kann sie nicht selbst produzieren, aber sie sind absolut notwendig (essenziell), um Gehirn, Nervensystem und Immunsystem so arbeiten zu lassen, wie sie sollten. Außerdem tragen sie zu gesunden Gelenken, einem gesünderen Herzen, verbesserter Insulinwirkung und glatterer Haut bei. Depression und viele Nervenkrankheiten – wie MS (Multiple Sklerose) – werden mit einer zu geringen Aufnahme von Omega-3-Fettsäuren in Verbindung gebracht. Die Forschung hat gezeigt, dass der Körper Omega-3-Fettsäuren in »gute« Eicosanoide umwandelt. Dies sind Substanzen mit entzündungshemmender Wirkung, die das Risiko von arteriellen Verletzungen, Schlaganfällen und Herzerkrankungen sowie einige Arten von Krebs reduzieren können.

Im Idealfall sollte jeder täglich mindestens 80–100 g fetten Fisch essen – Lachs, Makrele, Hering, Sardine, Forelle und Thunfisch. Leider ist der Alltag oft weit vom Idealfall entfernt, und die Sorge um Umweltgifte in den verzehrten Fischen ist aktuell so groß, dass wir die Empfehlung der Aufnahme von fettem Fisch auf dreimal pro Woche begrenzen. Größere Fische wie Lachs und Thunfisch ernähren sich von kleineren Artgenossen, weshalb die Wahrscheinlichkeit von angesammelten Giftstoffen wie Quecksilber und PCB in deren Fleisch erhöht ist. Kleinere Fische wie Sardinen und Makrelen sind darum nicht im gleichem Maße verschmutzt.

Schwangere Frauen haben einen besonders hohen Omega-3-Bedarf, weil diese Fettsäuren für die Entwicklung des fötalen Gehirns, der Augen und des zentralen Nervensystems besonders wichtig sind. Weil fetter Fisch jedoch hohe Konzentrationen von Giftstoffen enthalten kann, rate ich werdenden Müttern, eher viel weißen, mageren Fisch zu essen und Omega-3-Fettsäuren als Nahrungsergänzungsmittel einzunehmen.

Allen anderen würde ich empfehlen, sowohl fettreiche als auch magere Fische zu essen. Variation ist wichtig, also vermeiden Sie eintönige Essensgewohnheiten. Selbst wenn Sie oft Fisch essen, sollten Sie Omega-3 als Ergänzungsmittel einnehmen: 5–10 ml (1–2 TL) Tran, was 1,2–2,4 g Omega-3 ergibt oder – wenn Sie ein raffiniertes Fischöl wählen (enthält 60 % Omega-3) – 4 TL in flüssiger Form oder als Kapsel à mindestens 2000 mg.

Leiden Sie an entzündlichen Erkrankungen oder hohen Triglyceriden (Blutfettwerten), müssen Sie möglicherweise eine viel höhere Dosis einnehmen, aber bitte nur nach Rücksprache mit einem Arzt oder Ernährungsberater.

Der Körper kann Omega-3-Fettsäuren aus pflanzlichen Quellen nicht so gut aufnehmen wie aus Fischölen. Zu den besten pflanzlichen Quellen gehören Leinsamen und Leinsamenöl (1–2 TL täglich) sowie Walnüsse (10 Hälften) und Walnussöl (praktisch für Salatdressing). Wenn Sie Ihre Einnahme von Omega-3-Fettsäuren erhöhen, sollten Sie die Einnahme von Omega-6-Fettsäuren begrenzen, aber nicht weglassen. Die moderne Ernährungsweise enthält in der Regel zu viele Omega-6-Fettsäuren, die sich in Sonnenblumenöl, Maisöl, Sojaöl und anderen mehrfach ungesättigten Ölen wie Margarine, Aufstrichen und vielen verarbeiteten Speisen finden. Wenn Sie zu viele Omega-6-Fettsäuren zu sich nehmen, kann dies die Bereitschaft für Entzündungen im Körper erhöhen – was ja die entgegengesetzte Wirkung der positiven Omega-3-Fettsäuren wäre.

Vitamin D

Vitamin D ist ein fettlösliches Vitamin, genauer gesagt ein Hormon, das von unserer Haut produziert wird, wenn sie Sonnenlicht ausgesetzt wird. Vitamin D reguliert über 900 wichtige Gene und hat eine enorme Bedeutung für den Knochenaufbau und Stoffwechsel, aber auch für unser Immunsystem. Es leistet einen wichtigen Beitrag in der Vorbeugung gegen Infektionen, die häufigsten Krebsarten und chronisch entzündliche Erkrankungen.

Ein Vitamin-D-Mangel ist weltweit sehr verbreitet, viele sprechen sogar von einer Pandemie. In den nördlichen Ländern gibt es weniger Sonnenstunden, aber auch in den südlichen Ländern gibt es kulturelle und religiöse Gründe (ganzkörperbedeckende Kleidung) für eine geringe Vitamin-D-Aufnahme. Außerdem werden wir vor Sonnenbädern ohne Cremes mit hohem Schutzfaktor gewarnt, was dazu führt, dass unser Körper nicht genug von diesem lebenswichtigen Vitaminhormon selbst produzieren kann.

Ganze 30–50 % der Weltbevölkerung leiden unter Vitamin-D-Mangel. Am häufigsten betroffen sind Kleinkinder, ältere Menschen, übergewichtige und Menschen mit dunklerer Haut. Übergewichtige Menschen neigen oft dazu, seltener Sonnenbäder zu genießen, obwohl gerade sie mehr Vitamin D aus der Sonne oder Ergänzungsmitteln benötigen würden.

Vitamin D kommt in sehr wenigen Lebensmitteln vor, zu den besten Quellen gehören Tran und öliger Fisch (Lachs, Makrele, Sardine, Hering und Thunfisch), Butter und Eigelb. Gemüse ist im Allgemeinen arm an diesem Vitamin.

Vitamin D ist – zusammen mit Kalzium und Magnesium – absolut ausschlaggebend für eine gute Knochenstruktur. Folglich ist unter anderem ein starker Vitamin-D-Mangel für Osteoporose verantwortlich. Es gibt auch einen Zusammenhang zwischen Vitamin D und Insulinresistenz: Je weniger Vitamin D man ausschüttet, desto höher ist die Insulinresistenz des Körpers. Daher möchte ich betonen, wie gesund Sonnenlicht für den Körper ist – es kann dazu beitragen, Diabetes, Bluthochdruck und Herzerkrankungen zu verhindern.

Neben seiner Bedeutung für die Knochen spielt Vitamin D eine große Rolle bei der Vermeidung und Behandlung chronischer Entzündungen, auch im Muskel- und Skelettsystem, und es soll vor allem Infektionen und Krebs in Brust, Prostata und Darm vorbeugen. Vitamin-D-Mangel wird in vielen Forschungsstudien mit einem erhöhten Risiko für Autoimmunerkrankungen wie MS, Lupus, Typ-1-Diabetes, rheumatoide Arthritis, Psoriasis usw. in Verbindung gebracht. Außerdem wird ein Vitamin-D-Mangel mit einem erhöhten Risiko für das Reizdarmsyndrom (RDS) und folglich ein schweres Darmungleichgewicht assoziiert. Darüber hinaus zeigt die Forschung, dass eine optimale Konzentration von Vitamin D im Blut dabei helfen kann, vor Hirnerkrankungen wie Alzheimer, Demenz, Depression, Angst und Psychosen zu schützen.

Woher weiß man, ob man genug Vitamin D im Blut hat? Zum Glück kann das ganz einfach durch regelmäßige Bluttests gemessen werden, die alle Hausärzte durchführen können.

Hier finden Sie die Referenzwerte für Vitamin D:

- über 200 nmol/l: möglicherweise toxischer Wert
- 75–150 nmol/l: optimaler Wert
- 50–74 nmol/l: nicht ausreichender Wert
- unter 50 nmol/l: Mangel
- unter 12,5 nmol/l: schwerer Mangel

Es ist sehr wichtig, den Vitamin-D-Spiegel im Blut das ganze Jahr über optimal zu halten. Das wird bei den meisten Menschen aufgrund Ihres Alltags nicht möglich sein, ohne dass sie ergänzende Mittel zu sich nehmen.

Als Faustregel gilt, dass der Vitamin-D-Blutspiegel um 1 nmol/l zunimmt pro eingenommenen 1 mcg oder 40 I.E. (internationale Einheit) Vitamin-D3-Nahrungsergänzungsmittel.

So berechnen Sie, wie viel Vitamin-D-Ergänzungsmittel Sie benötigen: Gewünschter Blutwert in nmol/l (z. B. 100) minus gemessenem Wert in nmol/l (z. B. 30) = tägliche Dosis in mcg (z. B. 70 mcg oder 2800 I. E.). Nach drei Monaten dieser Dosis sollte der Bluttest wiederholt werden.

Methylierung und Vitamin B6, B12 und B9 (Folsäure = Folat)

Methylierung bezeichnet einen extrem wichtigen chemischen Prozess, den viele leider nicht kennen. Sie ist wichtig für den Abbau gefährlicher Giftstoffe, die im Körper produziert werden, einschließlich unserer Darmbakterien. Methylierung ist lebenswichtig für das Immunsystem, die Stimmung und das Gehirn im Allgemeinen, das Herz, den Alterungsprozess und die Fortpflanzung, für die Bildung einer Vielzahl von Hormonen (zum Beispiel Östrogen, Progesteron und Insulin) und für das körpereigene Entgiftungssystem. Bei etwa 10 % der Bevölkerung ist dieser Prozess genetisch beeinträchtigt, und bei einigen anderen funktioniert er nicht richtig aufgrund falscher Ernährung, vor allem der zu geringen Einnahme von Vitamin B6, B12 und Folsäure (B9).

Wenn die Methylierung nicht einwandfrei funktioniert, staut sich das Abfallmaterial Homocystein an, was daher als Kennzeichen für eine gut oder schlecht laufende Methylierung dient. Ein hoher Homocysteinwert wirkt sich negativ auf die Gesamtgesundheit aus, die Blutgefäße können geschädigt werden, und er scheint ein Hauptrisikofaktor für die Entwicklung von Herz-Kreislauf-Erkrankungen zu sein. Darüber hinaus kann sich das Risiko von östrogenbedingtem Krebs (Brust, Prostata, Eierstock, Gebärmutter) erhöhen. Ein hoher Homocysteinwert wurde auch schon mit Alzheimer in Verbindung gebracht.

Lebensstilfaktoren, die den Homocysteinspiegel erhöhen

- Ernährung – hoher Alkohol- und Kaffeekonsum verringert die Aufnahme von Vitaminen
- Rauchen

- Mangel an körperlicher Bewegung und zu viel Stress
- Fettleibigkeit
- Medikamente und bestimmte Krankheiten

Ich kann die Bedeutung der Testung des Homocysteinspiegels deshalb nicht stark genug betonen. Idealerweise sollte er unter neun liegen (obwohl der Referenzbereich mancher Institute und Labore bis zwölf reicht, einen Mindestfaktor gibt es nicht – zu niedriges Homocystein ist nicht gefährlich, sondern gesund). Einige Forscher glauben sogar, der Wert solle unter sieben liegen.

Es wurde nachgewiesen, dass Folsäure ungeborene Kinder vor Schäden bei der Bildung des zentralen Nervensystems schützen kann, und es wird empfohlen, dass Frauen im gebärfähigen Alter eine tägliche Ergänzungsmitteldosis von 400 mg einnehmen.

Lebensmittel, die viel Folsäure enthalten

- Grünes Blattgemüse wie Spinat, Blumenkohl, Kohlsprossen, Brokkoli und Spargel
- Zitrusfrüchte, insbesondere Orangen und Grapefruits
- Hülsenfrüchte wie Linsen und Kichererbsen
- Vollkorn-Frühstücksmischungen

Vitamin B6 ist in tierischen und pflanzlichen Lebensmitteln enthalten, während Vitamin B12 nur in tierischen Lebensmitteln vorkommt. Etwas Vitamin B12 wird auch von unseren Darmbakterien produziert, Veganer und Vegetarier müssen aber trotzdem Vitamin B12 zusätzlich zu sich nehmen. Wenn bei Ihnen ein erhöhter Homocysteinspiegel diagnostiziert wurde, kann Ihnen Ihr Hausarzt Hochdosispräparate von Vitamin B6, B9 und B12, sogenannte Triobe, verschreiben. Ist der Homocysteinwert sehr hoch und nicht einmal Triobe können ihn auf das optimale Niveau bringen, gelten als erforderliche Zusätze sogenannte methylierte Formen für B12 und Folsäure, die auf Rezept oder aus dem Internet bestellt werden können. Sprechen Sie auf jeden Fall mit Ihrem Arzt, bevor Sie diese bestellen oder einnehmen. Zusätzlich zu Vitamin B6, B12 und Folsäure helfen auch Zink und Magnesium, das Niveau von Homocystein im Körper zu senken.

Chrom

Chrom stimuliert die Produktion von Fettsäuren und Cholesterin, die wichtig für die Gehirnfunktion und andere Prozesse im Körper sind. Es aktiviert verschiedene Enzyme, die eine Vielzahl von chemischen Reaktionen auslösen, die die Grundlagen allen Lebens bilden.

Chrom ist für alle wichtig, die an Insulinresistenz leiden. Wir nehmen es über die Nahrung auf, aber viele brauchen mehr Chrom, als heutzutage aufgenommen wird. Das Mineral ist Teil eines Komplexes namens Glucose-Toleranz-Faktor oder GTF, der es dem Insulin erleichtert, den Blutzucker in die (Muskel-)Zellen zu übertragen; es verbessert die Insulinaktivität und senkt somit die Insulinresistenz. Kurz gesagt: Je mehr Chrom im Körper nachgewiesen wird, desto weniger Insulin muss er selbst produzieren – und umgekehrt. Je mehr Kohlenhydrate man isst, vor allem vom Typ verarbeiteter und hochglykämischer Kohlenhydrate, desto mehr Chrom braucht man, denn solche Lebensmittel senken den Chromgehalt im Körper. Das Gleiche tun körperlicher und geistiger Stress sowie hartes Training. Moderater Sport kann jedoch helfen, den Insulin- und Chromgehalt zu stabilisieren. Je älter wir werden, desto weniger Chrom findet sich in unserem Blut, also produziert der Körper mehr Insulin.

Folglich brauchen wir mehr Chrom, je älter wir werden. Wenn Sie genug Chrom zu sich nehmen, sinkt der Heißhunger auf Süßes.

Die beste Chromquelle ist Hefe, viele nutzen sie jedoch nicht gerne, weil sie ein Gefühl von Aufgeblähtheit und Übelkeit hervorrufen kann. Andere gute Chromquellen sind Rindfleisch, Leber, Eier, Huhn, Austern, Weizenkeime, grüne Paprika, Äpfel, Bananen und Spinat. Schwarzer Pfeffer, Butter und Melasse sind auch gute Quellen, wollen aber meist nur in kleinen Mengen verzehrt werden.

Wie viel Chrom ist genug Chrom? Alles zwischen 200 und 600 mcg täglich reicht aus. Sollten Sie sich für einen Chromnahrungsmittelzusatz entscheiden, sollten Sie wissen, dass dieser nur mit Wasser und nicht zusammen mit Nahrung, Medikamenten oder anderen Nahrungsergänzungsmitteln eingenommen werden sollte, insbesondere nicht gemeinsam mit Zink, das die Aufnahme von Chrom hemmen kann.

Magnesium

Magnesium ist unter anderem wichtig für die Blutzuckerwerte, hierbei sowohl für die Insulinproduktion als auch für dessen Wirkung. Zu wenig Magnesium in den Zellen kann zu einer verminderten Insulinaktivität und verschlechterte Insulinresistenz führen, was vor allem bei Menschen mit hohem Blutdruck und Diabetes Typ 2 beobachtet werden konnte. Das Mineral spielt eine stabilisierende Rolle für die Herzfrequenz und den Blutdruck. Außerdem brauchen wir es, um das Skelett gesund und stark zu halten und Abnutzungserscheinungen vorzubeugen. Häufig kann Magnesiummangel auch Kopfschmerzen, Beinkrämpfe und Muskelzucken verursachen.

Bei einer typischen westlichen Ernährung leiden bis zu 75 % der Bevölkerung an zu geringer Magnesiumzufuhr. Der Großteil des Magnesiums, das wir mit unserer Kost zu uns nehmen, stammt aus Gemüse, hier besonders dunkelgrünem Blattgemüse. Andere gute Quellen sind Sojaprodukte wie Sojamehl und Tofu, Hülsenfrüchte, Kerne und Samen, Nüsse wie Mandeln und Cashewnüsse, Vollkornprodukte wie Naturreis und Hirse, Früchte wie Bananen, getrocknete Aprikosen, Fleisch und Geflügel sowie Fisch und Schalentiere. Das beste Weg, um genug Magnesium zu sich zu nehmen, ist durch den täglichen Verzehr von Nüssen wie Mandeln und Cashewnüssen. Die empfohlene Mindestmenge für Erwachsene liegt bei 300–400 mg Magnesium täglich, vorzugsweise in Form von Magnesiumcitrat oder Magnesiumaspartat.

Eine gewöhnliche Blutprobe, die von Ihrem Hausarzt entnommen werden kann, ist nicht in der Lage festzustellen, ob Sie eine höhere Dosis an den genannten Magnesiumarten benötigen, denn dafür ist ein besonderer Bluttest oder Haartest nötig.

Selen

Selen ist ein essenzielles Spurenelement, das ein notwendiger Baustein für die Glutathion-Peroxidase, eines der wichtigsten internen antioxidativen Enzyme des Körpers, ist und gleichzeitig als das Spurenelement gilt, das die stärkste vorbeugende Wirkung gegen Krebs und Herz-Kreislauf-Erkrankungen bietet. Außerdem scheint Selen die Bildung von Antikörpern zu stimulieren sowie die Reaktion auf Impfstoffe. Es schützt uns gegen die schädlichen Auswirkungen von Schwermetallen und anderen Substanzen und ist ein Baustein in der Produktion von Proteinen, trägt zu Wachstum und Entwicklung und erhöhter Fruchtbarkeit – besonders bei Männern – bei, weil es die Spermienproduktion und die Beweglichkeit der Spermien verbessert.

Die wenigsten Menschen in Europa, Amerika, Australien, Neuseeland und Südafrika nehmen durch ihre Ernährung genug Selen auf. Dies ist un-

ter anderem auf den nicht gerade hohen Selengehalt im Boden zurückzuführen, der sich auf Pflanzen und Tiere, die wir essen, auswirkt. In Europa
gab es nie viel Selen im Boden, und momentan enthalten die Böden weniger Selen als je zuvor, was an deren Auszehrung liegt. Sowohl Fische, Schalentiere, rotes Fleisch, Getreide, Eier, Huhn, Leber und Knoblauch sind
gute Selenquellen. Hefe und Weizenkeime, die beide als »Gesundheits-
kost« gelten, sind ebenfalls sinnvolle Selenquellen. Die Paranuss enthält
besonders viel Selen; schon zwei Nüsse pro Tag decken den Bedarf, aber
Sie sollten täglich nicht mehr als diese Menge zu sich nehmen, denn zu viel
Selen kann auch zu gesundheitlichen Problemen führen. Als Ergänzungsmittel wird eine tägliche Menge von 100–200 mcg empfohlen.

Zink

Zink spielt eine wichtige Rolle für das Immunsystem und bei der Produktion von Eicosanoiden (siehe S. 158). Darüber hinaus ist es wichtig für die
Funktion einer Vielzahl von Hormonen wie Insulin, dem Wachstumshor-
mon und den Sexualhormonen. Das Zinklager des Körpers wird durch
Stress und Rauchen geleert und durch Haferflocken, Eier, Nüsse, Rindfleisch, Fisch und vor allem Austern und andere Schalentiere gefüllt. Die
empfohlene Tagesdosis von 15 mg zu sich zu nehmen kann aber schwierig
sein, wenn man keine Nahrungsergänzungsmittel einnimmt.

Nahrungsergänzungsmittel für einen gesunden Darm

Der Darm kann viele gesundheitliche Probleme auslösen, von denen einige in Kap. 11 und 12 beschrieben werden. Insbesondere das Reizdarmsyndrom (RDS) und verschiedene Formen der Nahrungsmittelintoleranz
kommen häufig vor. Immunreaktionen auf einige Lebensmittel können
auftreten und mit erhöhter Darmpermeabilität, einem sogenannten Leaky
Gut (siehe S. 48 ff., Kap. 3) verbunden sein. Je mehr Unverträglichkeiten
man hat, desto schlechter steht es um die Darmschleimhaut, denn sie wird
durchlässiger und ermöglicht größeren und nicht vollständig verdauten
Peptidmolekülen aus unseren Lebensmitteln, den Darm zu passieren und
in den Blutkreislauf überzugehen, wo Immunreaktionen vom Typ IgG
oder IgE verursacht werden können.

Der erste Schritt zur Besserung ist das Weglassen der Nahrungsmittel,
gegen die Sie allergisch oder intolerant sind (Eliminationsdiät, und wenn

es sich um eine IgG-Reaktion handelt, nach 2–3 Monaten eine Rotations-
diät; bei IgE-Reaktion müssen die betreffenden Lebensmittel dauerhaft
weggelassen werden), um dann die Darmgesundheit wiederherzustellen.
Dies geschieht einerseits über eine Ernährungsumstellung, andererseits
über Nahrungsergänzungsmittel. Ich möchte aber darauf hinweisen, dass
man sich zuvörderst immer gründlich untersuchen lassen sollte, um die
Ursachen der Beschwerden zu finden, anstatt mit Selbstmedikation zu beginnen, auch wenn es um natürliche Substanzen geht, bei denen nur geringe Nebenwirkungen möglich sind.

**Bei schlechter Darmschleimhaut/Lebensmittelintoleranzen/gestörter
Darmflora**
Omega-3-Fettsäuren (siehe S. 157 ff. in diesem Kap.)

Probiotische Bakterien; bei Mangel an guten Bakterien (siehe auch
S. 54 ff., Kap. 4)
Zur Wirkung der verschiedenen probiotischen Bakterien wurde viel geforscht. Es ist so, dass jedes Bakterium unterschiedliche Wirkungen hat,
einige können besonders immunstärkende Eigenschaften haben, während
andere eine größere Wirkung auf die Gehirnfunktionen oder den Stoffwechsel haben können. Daher ist es wichtig, Probiotika durch fermentiertes Essen (siehe Kap. 4) zu sich zu nehmen. Bei probiotischen Nahrungsergänzungsmitteln ist es wichtig, Präparate mit vielen verschiedenen Bakterienstämmen in ausreichend großen Mengen auszuwählen. Auch sollte
man unbedingt auf vertrauenswürdige Marken und Händler achten und
die Behälter richtig lagern (Kühlschrank!).

**Folgendes sollten Sie bei probiotischen Nahrungsergänzungsmitteln
beachten:**

- Hohe Keimzahl: Es sollten mindestens 30 Milliarden lebende Bakterien
  pro Dosis enthalten sein, die täglich zum Essen eingenommen werden.
  In Verbindung mit und eine Woche nach einer Antibiotikaeinnahme
  sollten sogar 100 Milliarden probiotische Bakterien täglich eingenommen werden. Diese Dosis kann auch bei speziellen Verdauungsstörungen durch einen Arzt verschrieben werden. Alle Probiotika werden
  gemeinsam mit einer Mahlzeit eingenommen. Wenn Sie Antibiotika
  gegen eine Infektion nehmen, sollten diese nicht zusammen mit Probiotika eingenommen werden, sondern zu einem anderen Zeitpunkt.

- Mehrere unterschiedliche Bakterien: Es sollte mindestens acht bis zehn verschiedene Bakterienstämme enthalten sein, deren gesundheitsfördernde Eigenschaften wissenschaftlich erwiesen sind. Besonders wichtig sind hohe Konzentrationen von Bifidobakterien zur Unterstützung der Funktion des Dickdarms und Lactobacillales (Milchsäurebakterien), die Dünndarm, Harnröhre und Vagina unterstützen.

- Am besten wählen Sie sogenannte Slow-Release-Kapseln, also Kapseln, die sich nicht im Magen auflösen (was bedeutet, dass sie säurebeständig sind), sondern erst im Zwölffingerdarm.

- Der Hersteller sollte auf der Verpackung garantieren, dass die Bakterien bis zum Ablaufdatum leben, nicht nur, dass sie zum Zeitpunkt der Produktion am Leben sind.

Präbiotische Ballaststoffe – Nahrung für Ihre Darmbakterien (siehe auch S. 58 ff., Kap. 4)

Ballaststoffe sind sehr wichtig für die Gesundheit generell und gesundes Gewicht im Speziellen. Präbiotische Ballaststoffe nähren unsere Darmbakterien, können durch die Stimulation des Hormons CKK (Cholecystokinin) helfen, den Appetit zu zügeln und Schlacken und einige Kalorien aus den Speisen zu entfernen. Sie hemmen den Blutzuckeranstieg nach der Aufnahme von Lebensmitteln, die reich an Zucker oder Stärke sind. Die besten Quellen für präbiotische Ballaststoffe sind Gemüse und Wurzelgemüse, Beeren, Obst, Nüsse und Samen sowie Hafer. Kleie aus Weizen, Roggen und Gerste enthält am meisten nicht wasserlösliche Ballaststoffe, die nicht präbiotisch sind, aber andere positive Auswirkungen auf die Gesundheit haben.

Sollten Sie Nahrungsergänzungsmittel mit präbiotischen Ballaststoffen in Erwägung ziehen, empfehle ich Folgendes:

- Inulin und Oligofructose (allgemein als Fructooligosaccharide, FOS, bezeichnet). Manche Menschen haben dadurch mehr Luft im Magen (siehe S. 59), was für andere Alternativen spricht. Wasserlösliche Ballaststoffe, die die Verdauung stimulieren, können nach einer Probiotika-Kur verwendet und langfristig auch für Gebackenes, Frühstücksmischungen usw. verwendet werden. Beginnen Sie mit ½ TL pro Tag und steigern Sie stufenweise auf 1–2 TL täglich.

- Gemahlene Leinsamen und Chiasamen; vorzugsweise in Wasser eingeweicht und in Speisen oder Smoothies gemischt.

- Gemahlene Flohsamenschalen, empfehlenswert ist Leppin/Lepicol in Pulverform oder als Kapsel, das sowohl Flohsamenschalen und Inulin als auch mehrere verschiedene probiotische Bakterien enthält. Leppin/Lepicol eignet sich zur Erhaltung der Präbiotika und Probiotika, wirkt aber am besten innerhalb der Präbiotika. Ich empfehle die Anwendung reiner Probiotika eine Woche vor der erstmaligen Einnahme von Leppin/Lepicol, denn Präbiotika an sich nähren sowohl gute als auch schlechte Bakterien. Nehmen Sie 1–2 TL Leppin/Lepicol ein- bis zweimal täglich ein, indem Sie es in einem Glas Wasser auflösen und trinken. Trinken Sie gleich darauf ein weiteres Glas Wasser. Dosierung nach Bedarf; eine größere Menge bei Verstopfung und weniger bei flüssigem Stuhl oder Durchfall. Zusätzliche Flüssigkeit ist besonders wichtig, da es sonst zu Verstopfung kommen kann. Leppin/Lepicol am besten nicht mit Nahrung, Medikamenten oder anderen Ergänzungsmitteln einnehmen, da es die Aufnahme der anderen Stoffe beeinträchtigen kann.

Verdauungsenzyme (mehr dazu siehe S. 25 ff., Kap.2)
Verdauungsenzyme spielen eine sehr wichtige Rolle bei der Aufspaltung unserer Nahrung in kleinere Bestandteile, die vom Darm aufgenommen werden können. Die meisten Verdauungsenzyme produziert die Bauchspeicheldrüse, aber geringe Mengen werden auch in anderen Speicheldrüsen und im Dünndarm selbst hergestellt. Wenn nicht genügend Verdauungsenzyme hergestellt und ausgeschüttet werden, kann dies zu verminderter Nährstoffaufnahme oder chronischer Entzündung des Darms führen.

Ein Beispiel für Nahrungsmittelintoleranz und chronische Entzündung als Folge der gestörten Produktionsfähigkeit eines Enzyms ist die Lactoseintoleranz. Bei dieser Unverträglichkeit wird keine ausreichende Menge vom Enzym Lactase (siehe auch S. 275 ff.) produziert. Verdauungsenzyme kommen auch in rohen Lebensmitteln vor, weswegen es wichtig ist, variantenreich Lebensmittel in rohem Zustand zu sich zu nehmen, wie rohes Gemüse, Beeren, Früchte, Nüsse und Samen.

Dem Menschen gelingt die Produktion einiger Verdauungsenzyme nicht im gleichen Maße, wie es anderen Säugetieren gelingt. Dies gilt insbesondere für Tiere, die sich ausschließlich von pflanzlichen Lebensmitteln ernähren. Uns fehlt beispielsweise das Enzym Hemicellulase und

Alpha-Galactosidase, was bedeutet, dass wir Cellulose und bestimmte Zuckerarten nicht verdauen können, die zur FODMAP-Gruppe gehören (siehe S. 283 ff.). Dies kann zu viel Luft im Darm führen, besonders wenn Sie auch unter SIBO (bakterieller Überwucherung im Dünndarm, siehe S. 252 ff.) leiden. Spezielle Gemüsesorten aus der Zwiebel- und Kohlfamilie, Vollkorn und Hülsenfrüchte enthalten diese Zuckerart. In diesen Fällen kann die Verabreichung von Alpha-Galactosidase und Hemicellulase als Nahrungsergänzungsmittel (z. B. Colozym oder Oligase) eine signifikante Erleichterung bieten und es möglich machen, Lebensmittel zu essen, die reich an FODMAP sind, anstatt eine FODMAP-arme Ernährung anzustreben, die am Ende Probleme mit der Bakterienflora im Dickdarm verursachen könnte.

Auf Seite 283 finden Sie eine Liste von Lebensmitteln, die für FODMAP problematische Zuckerarten enthalten.

Manche Menschen produzieren aus verschiedenen Gründen zu wenig Verdauungsenzyme (Genetik, Umweltfaktoren, chronische Entzündung der Bauchspeicheldrüse usw.), was zu viel Luft im Magen, Magengrummeln, breiähnlichem Kot und Bauchschmerzen führen kann. Die Unterproduktion verursacht auch Darmentzündungen und beeinträchtigt die Aufnahme von Nährstoffen. Ob genügend Verdauungsenzyme produziert werden, kann durch eine vom Hausarzt angeordnete Stuhlprobe, einen sogenannten Elastasetest, herausgefunden werden. Wenn der Elastasewert niedrig ist, bedeutet dies, dass Sie nicht genug Verdauungsenzyme in der Bauchspeicheldrüse produzieren (exokrine Pankreasinsuffizienz). Daraufhin muss untersucht werden, warum dies passiert, und eine Zusatztherapie für die fehlenden Verdauungsenzyme gefunden werden. Ein apotheken- und rezeptpflichtiges Medikament hierfür heißt Kreon und kann bei niedriger Elastase eingenommen werden. Es enthält leider nur die drei wichtigsten Enzyme (Lipase, Amylase und Protease). Ich würde noch den Zusatz eines Breitspektrum-Enzymzusatzes empfehlen.

Die folgenden Enzyme können helfen, eine beschädigte Darmschleimhaut wiederaufzubauen (Leaky Gut, siehe S. 48–53, Kap. 3):

N-Acetylcystein Glutathion-Vorläufer (siehe S. 156 f.)
Glutathion ist ein Antioxidans, das das Immunsystem stärkt (und der wichtigste Bestandteil des selenhaltigen Enzyms Glutathion-Peroxidase)

Es besitzt Entgiftungseigenschaften, schützt vor Atemwegsproblemen, Schwermetallen und freien Radikalen, bietet schnellere Erholung nach dem Training und hilft bei hoher Belastung, Müdigkeit oder leichter Niedergeschlagenheit. Es schützt die Magenschleimhaut und heilt Wunden, die durch entzündungshemmende Schmerzmittel (NSAR-Medikamente wie Ibuprofen, Naproxen, Diclofenac etc.) entstehen.

Empfohlen werden 600 mg täglich; es kann in der EU entweder direkt online bestellt oder in Apotheken in Form von Brausetabletten gegen Husten gekauft werden, die jedoch nur 200 mg pro Tablette enthalten, weswegen man 3 Tabletten täglich einnehmen sollte. Online findet man öfters Präparate mit 600 mg pro Kapsel, von denen dann eine genügt.

Glutamin

3–6 g täglich für 1–2 Monate

Diese Aminosäure dient als Nährstoff für Darmzellen, repariert Leaky Gut und stärkt den Darm. Die einfachste Dosierung erfolgt durch Pulverpräparate, kann online und in Reformhäusern gekauft werden.

Süßholzwurzelextrakt

Wirkt entzündungshemmend und schleimlösend, stimuliert die Schleimsekretion des Darmtraktes und ist wundheilend für gastrointestinale Wunden. Kann auch leicht abführend wirken.

ACHTUNG! Sollte nicht bei Bluthochdruck oder Leberschäden verwendet werden. Am besten sogenannte DGL-Kapseln (Abkürzung für Deglycyrrhizinated Licorice Extract) kaufen, die für hohen Blutdruck geeignet sind.

Dosierung: 2–3 Kapseln täglich 2 Monate lang

Zink

Ist eingebunden in die Bildung von Stoffwechselhormonen und von Omega-3-Fettsäuren und ein Antioxidans, das wichtig für das Immunsystem und die Wundheilung ist.

Achten Sie darauf, nicht mehr als 30 mg Zinkergänzungsmittel einzunehmen. Wenn Sie gleichzeitig Multivitamin- oder Mineralergänzungsmittel einnehmen, müssen Sie die darin vorkommenden Mengen an Zink berücksichtigen, sonst wird es schnell zu viel.

Bei übermäßigem Candida im Darm (muss mit einem Test nachgewiesen werden):

- GLA (Gamma-Linolensäure, Nachtkerzenöl oder Gurkenöl, Omega-6-Fettsäure), 200–400 mg GLA
- Omega-3, siehe oben im Kap. auf S. 157 ff.
- Pilzabtötende Kräuterergänzungen, wie beispielsweise Candizidin morgens und abends
- Diflucan. Medikament, kann am Anfang notwendig sein, weitere Behandlung mit natürlichen Präparaten. Rezeptpflichtig.
- Pro- und Präbiotika
- Vitamin A, Pantothensäure (B5), Vitamin E
- Viel Knoblauch in der Nahrung oder Knoblauch als Ergänzungsmittel, das eine starke antimykotische Wirkung hat.

Bei herabgesetzter Lebensmittelaufspaltung durch zu geringe Magensäureproduktion

Magensäureergänzungen: Aciglumin oder Betain HCL, bei fehlender Säureproduktion im Magen. Muss direkt vor oder während jeder Mahlzeit eingenommen werden. Dosierung: 1–4 Kapseln täglich. Allmähliche Steigerung der Anzahl der Kapseln ist wichtig. Für gewöhnlich mit einer pro Mahlzeit beginnen – auf bis zu vier pro Mahlzeit steigern.

Wenn Magenschmerzen oder leichtes Brennen auftreten, auf die beschwerdefreie Anzahl der Kapseln reduzieren. Sollten Sie bereits bei einer Kapsel pro Mahlzeit ein Brennen spüren, bedeutet das, dass Sie dieses Ergänzungsmittel nicht benötigen.

Zu wenig Magensäure kann folgende Symptome zu Folge haben: Aufstoßen, Blähungen, unverdaute Nahrung im Stuhl, Durchfall, Verstopfung, Sodbrennen, Brennen im Magen nach dem Essen, Völlegefühl auch nach kleinen Mahlzeiten, das Gefühl, dass das Essen unverdaut im Magen liegt, Nahrungsmittelallergien, Übelkeit nach Einnahme von Nahrungsergänzungsmitteln, poröse Nägel, die leicht brechen, Eisenmangel und wiederholte Pilzinfektionen (zum Beispiel Candida und Akne). Aciglumin ist nur über das Internet erhältlich, Betain HCL online und in Apotheken.

Allgemein

- Es ist wichtig, Zucker zu vermeiden. Zucker begünstigt Hefe- und Pilzwachstum (Candida) im Darm, was wiederum das Immunsystem schwächen und Leaky Gut hervorrufen könnte.
- Alkohol erhöht die Durchlässigkeit der Darmwände gegenüber Fremdstoffen und kann daher allergische Reaktionen und Lebensmittelunverträglichkeiten verschlimmern und allergische Episoden auslösen.
- Häufiger Einsatz von Antibiotika, Acetylsalicylsäure und NSAR-Medikamenten kann Dysbiose auslösen und eine gesunde Verdauung hemmen.
- Chronischer Stress schwächt das Immunsystem im Laufe der Zeit, was wiederum Ihre Fähigkeit, Eindringlinge wie pathogene Bakterien und Viren zu bekämpfen, schwächt und zu Entzündungen führen kann.

KAPITEL 8

Phase 2: Langfristig schlank und gesund

———————•———————

Sie haben bereits den Großteil des Buches gelesen und vielleicht sogar versucht, wie sich Phase 1 in Ihrem Alltag anfühlt, und abgenommen. Nun ist es an der Zeit sicherzustellen, dass Sie das neue Gewicht und die gesunde Lebensweise beibehalten. Vielleicht mussten Sie nicht bei Phase 1 beginnen, weil Ihre Grundproblematik dies nicht erforderte, und wollen nun damit beginnen, Ihre Ernährung zu verbessern und gesundheitlichen Beschwerden und Übergewicht vorzubeugen.

Viele, die mit Übergewicht, Typ-2-Diabetes, chronischen Entzündungen, einem Reizdarm und Verdauungsstörungen kämpfen, profitieren stark von einer Ernährung, die dabei hilft, dass sowohl der Darm als auch das Gewicht und die Gesundheit ins Gleichgewicht kommen und dort bleiben.

Mit der in diesem Kapitel beschriebenen Ernährung und Lebensweise werden Sie sowohl langfristig schlank als auch dauerhaft gesund bleiben.

Die fünf wichtigsten Regeln

1. Essen Sie drei Mahlzeiten und 1–2 Zwischenmahlzeiten pro Tag.
2. Essen Sie Protein zu jeder Mahlzeit und Zwischenmahlzeit, es liefert Ihnen ein solides Sättigungsgefühl und einen stabilen Blutzuckerspiegel.
3. Essen Sie täglich organische Lebensmittel (Gemüse, Obst, Beeren und fermentierte Lebensmittel), um den Darm in Balance zu bringen.
4. Essen Sie gesundes Fett zu jeder Mahlzeit und Zwischenmahlzeit (meist aus Nüssen, Samen, Olivenöl, Avocado und Fisch).

5. Reduzieren Sie Zucker und Stärke und wählen Sie Vollkorn, wenn Sie Brot und anderes Backwerk essen. Ziehen Sie Hülsenfrüchte, also Linsen, Bohnen, Erbsen und Kichererbsen den klassischen Kohlenhydraten vor (Reis, Kartoffeln und Nudeln).

Der Unterschied zwischen Phase 1 und Phase 2 liegt darin, wie viel Zucker und Stärke Sie zu sich nehmen. Dies gilt sowohl für Zuckerzusatz als auch für Stärke und das, was von Natur aus in Obst, Getreide, Mehl, Reis, Nudeln, Hülsenfrüchten, Kartoffeln und einigen anderen Wurzelgemüsen enthalten ist.

In Phase 2 können Sie auch moderate Mengen aller Früchte, Wurzelgemüse, Vollkornprodukte und Hülsenfrüchte und in Ausnahmefällen kleine Mengen an hochglykämischen Lebensmitteln (reich an Zucker, raffiniertem Mehl usw.) zu sich nehmen. Die Menge an Kohlenhydraten wird hier zwischen ca. 100–125 g pro Tag liegen, während die durchschnittliche Ernährung in der Regel über 300 g enthält. Wie viele Kohlenhydrate man gut verträgt, ist individuell verschieden und hängt von der genetischen Veranlagung ab, davon, wie übergewichtig man ist, ob man Diabetes Typ 2 hat, wie viel man sich bewegt und nicht zuletzt davon, wie ausgeglichen die Darmflora ist.

Beim Übergang von Phase 1 in Phase 2 kann es sinnvoll sein, die Kohlenhydratmenge um 10–20 g pro Woche zu erhöhen und zu beobachten, ob das Gewicht stabil bleibt. Dies macht es einfacher herauszufinden, wo die eigenen Grenzen liegen. Denken Sie daran: Je mehr Sie sich bewegen und je besser und mehr Sie schlafen, desto mehr Kohlenhydrate verträgt Ihr Körper.

Was erwartet Sie in Phase 2?

Wenn Sie normalgewichtig sind, werden Sie Ihr Körpergewicht halten und eine Gewichtszunahme vermeiden. Wenn Sie übergewichtig sind, werden Sie allmählich abnehmen. Wie viel und wie schnell, hängt davon ab, wie genau man den Regeln der Methode folgt, wie viel man trainiert, und nicht zuletzt ist es genetisch bedingt. Wenn Sie mehr als 10 % Übergewicht haben, kann es eine gute Idee sein, zuerst bei Phase 1 zu beginnen, bis Sie einen BMI von 25 erreicht haben (siehe S. 118, Kap. 6), Sie können jedoch trotzdem direkt mit Phase 2 beginnen und einen etwas langsameren Gewichtsverlust in Kauf nehmen.

Wenn Sie nach einer Woche des Programms Hunger verspüren oder Ihnen Energie fehlt, ist die wahrscheinlichste Ursache, dass Sie nicht genug essen. Erhöhen Sie die Mengen oder essen Sie einen zusätzlichen Snack, aber achten Sie immer darauf, das Gleichgewicht zwischen den Mahlzeiten aufrechtzuerhalten.

Wenn Sie Ihre Ernährung umstellen wollen und Phase 2 folgen, wird maximal ein Drittel der gesamten Energiezufuhr (und dabei sprechen wir von Kalorien, nicht von der Essensmenge) aus Kohlenhydraten mit niedriger und mittlerer GL (mehr zu glykämischer Last auf S. 82 f., Kap. 5) stammen, die den Blutzucker nicht abrupt ansteigen lassen. Weniger als ein Drittel davon wird aus tierischen und Pflanzenproteinen hoher Qualität, der Rest aus natürlichen, minimal verarbeiteten Fetten stammen, hauptsächlich einfach ungesättigten und mehrfach ungesättigten (kaltgepresstem Olivenöl, kaltgepresstem Nussöl, Rapsöl, Nüssen, Avocado, öligem Fisch, Leinsamenöl), aber auch geringen Mengen an gesättigten Fetten. Sie müssen keine Gramm, Prozentsätze oder Kalorien zählen. »Natürlich schlanke« Menschen zählen nicht, was sie essen, und das sollen auch Sie nicht tun. Alles, was Sie bei der Entscheidung, wie viel Sie essen, tun müssen, ist, Ihre Handfläche einzusetzen. Weiterführende Erklärungen dazu auf den Seiten 178/179.

Ein Glas Wein zum Mittag- oder Abendessen für Frauen und bis zu zwei Gläser für Männer können der Gesundheit guttun (verhindern Herzkrankheiten). Wollen Sie Gewicht verlieren, sollten Sie so lange auf Alkohol verzichten oder ihn als letzten Teil (C) Ihrer Belohnungsmahlzeit einsetzen. Frauen, die sich dafür entscheiden, täglich ein Glas Wein zu trinken, sollten Folsäure als Nahrungsergänzungsmittel einnehmen. Das wirkt einem etwas erhöhten Brustkrebsrisiko entgegen, das durch moderaten, aber täglichen Alkoholkonsum entstehen kann. Folsäurezusätze sind für alle Frauen im gebärfähigen Alter empfehlenswert, um fötale Missbildungen zu verhindern. Lesen Sie mehr über Folsäure auf S. 161 f., Kap. 7.

Sie können fast so viel essen, wie Sie möchten, bis Sie sich satt fühlen (passen Sie darauf auf, nicht zu schnell zu essen, und denken Sie daran, dass es 15–20 Minuten dauert, bevor die Sättigungssignale das Gehirn erreichen), aber *was Sie essen, sollte immer ausgeglichen sein.*

Greifen Sie noch einmal zu, wenn Sie Lust dazu haben, aber achten Sie darauf, nicht nur mehr Kohlenhydrate (wie Reis, Nudeln, Kartoffeln oder Brot) zu sich zu nehmen, sondern auch eine entsprechende (kleinere) Men-

ge an Protein (wie Huhn, Fisch, Fleisch, Hüttenkäse, Quark, Skyr oder Naturjoghurt). *Jede Mahlzeit oder Zwischenmahlzeit sollte Proteine enthalten.*
Bewegung ist wirklich wichtig für eine gute Gesundheit. Das Gleiche gilt für Raucherentwöhnung und besseres Schlaf- und Stressmanagement. Eine Kombination aus Ernährung und einem Darm im Gleichgewicht, Training und einer gesünderen Lebensweise im Allgemeinen wird auch die besten Ergebnisse bringen, unabhängig davon, ob es Ihr Ziel ist es, Gewicht zu verlieren oder einfach so gesund wie möglich zu leben.

Das Maximum, das Sie an Körperfett verlieren können, ohne Muskelmasse zu verlieren, ist ein halbes bis ein Kilo pro Woche – bis zu anderthalb Kilo, wenn Sie stark übergewichtig sind.

Denken Sie daran, dass das Ziel keine schnelle Diät, sondern die sichere, gesunde und dauerhafte Fettreduktion ist.

Überspringen Sie nie eine Mahlzeit!

Ernährung im Gleichgewicht in der Praxis – das kleine ABC und F

Nun finden Sie heraus, was ich »Das kleine ABC für die Ernährung im Gleichgewicht« nenne (siehe »Tellermodell« unten). Die meisten Ihrer Mahlzeiten (ABF) bestehen zu etwa einem Drittel aus proteinhaltigen Lebensmitteln und zu etwa zwei Dritteln aus niedrigglykämischen Kohlenhydraten. Ein kleiner Anteil sollte auch aus gesunden Fetten stammen – der F-Teil im Tellermodell. Eine Mahlzeit täglich – ich nenne sie die »Belohnungsmahlzeit« (ABC-F) – kann aus einem Drittel Protein, der Hälfte niedrigglykämischen Kohlenhydraten und einem Sechstel Kohlenhydraten mit einer mittleren bis hohen glykämischen Last bestehen. Auch hier sollte der gesunde Fettanteil mit drin sein. Sie können wählen, ob Sie dafür das Frühstück, Mittag- oder Abendessen verwenden möchten. Vom Biorhythmus unserer Verbrennung ausgehend ist es wahrscheinlich am besten, die Belohnungsmahlzeit als Mittagessen einzunehmen, aber für die große Mehrzahl der Menschen wird es sowohl aus praktischen als auch sozialen Gründen zum Abendessen besser passen.

Das Fett sollte hauptsächlich aus Pflanzen und Fischen stammen, aber in kleineren Mengen auch aus anderen natürlichen, unverarbeiteten Lebensmitteln, einschließlich Butter. Außerdem sollten Sie viel Gemüse zu sich nehmen, als würden Sie den Gewohnheiten der mediterranen Küche folgen, die diesem Buch weitgehend als Grundlage dienen.

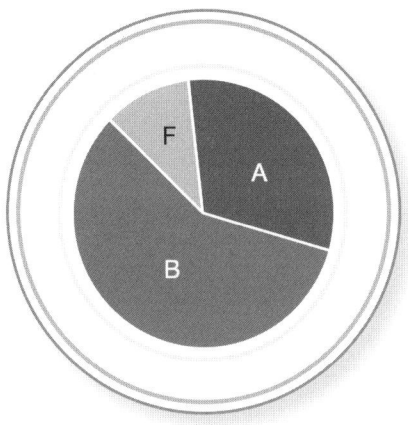

Tellermodell mit AB und F für die meisten Mahlzeiten:

ABC

A = Protein

B = Niedrigglykämische Kohlenhydrate (Gemüse und Hülsenfrüchte, säuerliche Obstsorten)

F = Natürliches Fett (rohe Nüsse/Mandeln, Avocado, Oliven, kaltgepresstes Olivenöl, Rapsöl, Butter, Kokosfett)

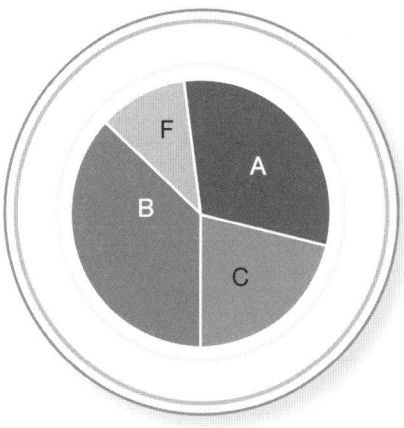

Tellermodell mit ABC und F für die meisten Mahlzeiten:

ABCF

A = Protein

B = Niedrigglykämische Kohlenhydrate (Gemüse und Hülsenfrüchte, Beeren, die meisten Obstsorten)

C = Mittel- und hochglykämische Kohlenhydrate (Brot, Kartoffeln, Nudeln, Reis, Getreideprodukte, Desserts, Käse oder Wein)

F = Natürliches Fett (rohe Nüsse/Mandeln, Avocado, Oliven, kaltgepresstes Olivenöl, Rapsöl, Butter, Kokosfett)

Wie viel sollten Sie essen?

Statt zu wiegen und zu messen, verwenden Sie die oben genannten Einheiten, um zu bestimmen, wie viel Sie bei jeder Mahlzeit essen. Für Erwachsene sollte die Portion mit proteinhaltigen Lebensmitteln (Fleisch, Fisch, Huhn, Eier, Quark) so groß und dick wie deren Handfläche sein. Die Handflächengröße variiert von Person zu Person, ist aber meistens proportional zur Größe des ganzen Körpers. Dies ist die Menge an proteinreichem Essen (fertig zubereitet und natürlich essbar), die Sie brauchen und die dem A-Teil im ABF- oder ABC-F-Tellermodell entspricht.

Setzen Sie Ihre Handfläche ein, um eine Vorstellung zu bekommen, wie große Mahlzeiten Sie essen sollten.

Die meisten AB-F-Mahlzeiten

A – Protein
B – niedrigglykämisches Gemüse, Hülsenfrüchte, Obst
B – niedrigglykämisches Gemüse, Hülsenfrüchte, Obst
F – natürliches Fett (rohe Nüsse/Mandeln, Avocado, Oliven, kaltgepresstes Olivenöl, Rapsöl, Butter, Kokosfett)

Die ABC-F-Belohnungsmahlzeit

A – Protein
B – niedrigglykämisches Gemüse, Hülsenfrüchte, Obst
B – Gemüse und Hülsenfrüchte mit niedrigem GI
C – Nahrung mit mittlerem oder hohem GI
F – natürliches Fett (rohe Nüsse/Mandeln, Avocado, Oliven, kaltgepresstes Olivenöl, Rapsöl, Butter, Kokosfett)

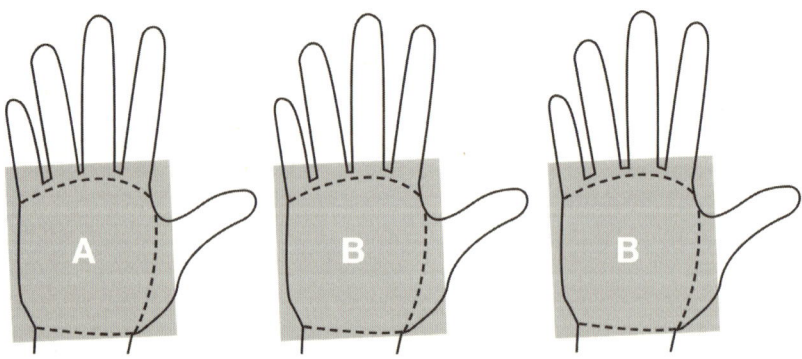

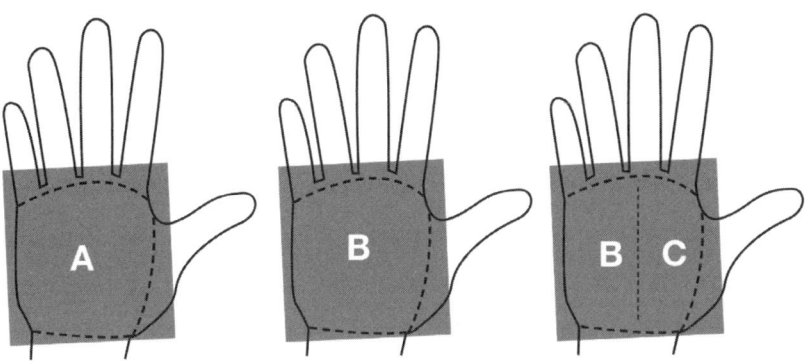

Der B-Anteil (hauptsächlich Gemüse, Hülsenfrüchte und niedrigglykämische Früchte und Beeren) sollte doppelt so groß sein wie der Proteinanteil, also zwei Handflächen voll.

Der C-Anteil der Belohnungsmahlzeit sollte nur eine halbe Handfläche beinhalten; der B-Anteil verringert sich dementsprechend um eine halbe Handfläche. Der C-Anteil umfasst auch Dessert und Käse oder Wein/Alkohol.

Die Zwischenmahlzeiten sollten etwa die Hälfte oder ein Drittel der Größe der Hauptmahlzeiten haben, aber das Verhältnis zwischen den verschiedenen Nährstoffgruppen sollte das Gleiche sein.

Ein einfacher Weg, den Überblick über diese Ernährungsweise zu behalten, ist der Einsatz einer Ernährungspyramide. Wie Sie sehen können, besteht der untere Teil, also die Grundlage, aus Gemüse und Hülsenfrüchten mit niedriger glykämischer Last (GL). Obst mit niedriger GL ist ebenfalls in dieser Kategorie enthalten, die den B-Anteil Ihrer Mahlzeiten bilden.

Eine Etage höher finden Sie Lebensmittel mit viel Eiweiß und natürlichen, gesunden Fetten. Diese bilden den A-Anteil jeder Mahlzeit. An der Spitze der Pyramide stehen hochglykämische Kohlenhydrate (hauptsächlich stärkehaltige und süße Nahrungsmittel).

Diese bilden den C-Anteil Ihrer täglichen Belohnungsmahlzeit.

Ernährungspyramide für ausgeglichene Kost

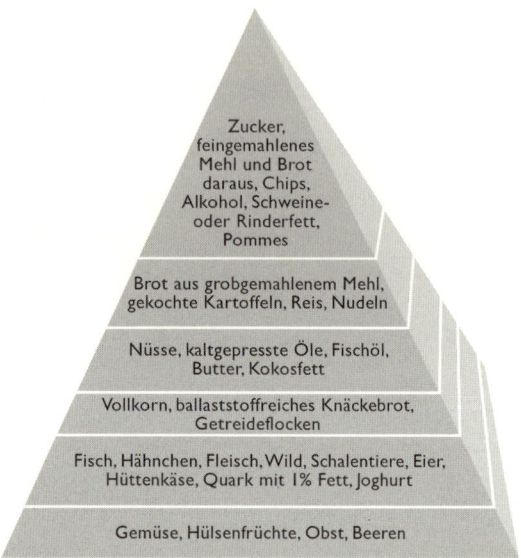

Zucker,
feingemahlenes
Mehl und Brot
daraus, Chips,
Alkohol, Schweine-
oder Rinderfett,
Pommes

Brot aus grobgemahlenem Mehl,
gekochte Kartoffeln, Reis, Nudeln

Nüsse, kaltgepresste Öle, Fischöl,
Butter, Kokosfett

Vollkorn, ballaststoffreiches Knäckebrot,
Getreideflocken

Fisch, Hähnchen, Fleisch, Wild, Schalentiere, Eier,
Hüttenkäse, Quark mit 1% Fett, Joghurt

Gemüse, Hülsenfrüchte, Obst, Beeren

Zehn Tipps, um die glykämische Last zu reduzieren

- Essen Sie täglich mindestens drei Portionen Salat und/oder Gemüse.
- Essen Sie weniger Brot, Kartoffeln, Nudeln und Reis und essen Sie stattdessen mehr Hülsenfrüchte.
- Pressen Sie Zitronensaft über Fischgerichte, Gemüse und tropische Früchte und verwenden Sie Zitrone oder Essig in Soßen. Dressings können mit Sauermilch oder Joghurt zubereitet werden.
- Ersetzen Sie feinporiges Brot durch Brot mit grobem Mehl (vorzugsweise geschrotet).
- Essen Sie etwas Proteinreiches zu jeder Mahlzeit und Zwischenmahlzeit.
- Vermeiden Sie trockene Kuchen und süße Kekse, Donuts, Torten und andere Lebensmittel aus fein gemahlenem Mehl und Zucker.
- Essen Sie einen rohen Gemüsesalat mit einem Dressing aus Öl und Essig oder Zitronensaft vor der Hauptspeise.

- Indem Sie niedrigglykämische Lebensmittel wie Linsen am Abend zu sich nehmen, reduzieren Sie erstaunlicherweise die glykämische Last für das Frühstück am nächsten Tag.
- Fügen Sie etwas Olivenöl oder einen Teelöffel Leinsamenöl zu Suppen, Salaten und gewürzten Gerichten hinzu, kurz bevor diese serviert werden.

Sollten Sie Kartoffeln, Nudeln oder Reis essen, lassen Sie sie zuerst abkühlen und essen Sie sie dann entweder kalt oder aufgewärmt. Ein Teil der Stärke wird so in Ballaststoffe (resistente Stärke) umgewandelt, und die glykämische Last fällt deutlich niedriger aus.

Ein typischer Tag mit Ernährung und Darm im Gleichgewicht

Frühstück
Eier oder Omelette aus 1 ganzem Ei und 2 Eiweiß, gehacktem Spinat und Champignons, gebraten in 1 TL Olivenöl oder Rapsöl

Snack
200 g Kefir, Sauermilch oder griechischer Naturjoghurt mit 100 g frischen Beeren, evtl. 1 TL Erythrit/Stevia

Mittagessen
100–200 g Hähnchenbrust oder Lachs (mit Kräutern, Gewürzen, Zitrone, Essig, Senf u. Ä.)
Gemischter Salat (z. B. 2 Handvoll Blattsalat, Tomate, Rotkohl, Gurke, rote Zwiebeln, Radieschen, 80 g weiße oder rote Bohnen aus der Dose, abgetropft), Dressing: 3 EL Olivenöl mit 1–3 TL Balsamico-Essig oder Zitronensaft, ½ TL Dijonsenf, evtl. Kräuter

Abendessen
200 ml Erbsensuppe oder Linsensuppe
120–150 g gegrillter oder gedämpfter Lachs (mit Kräutern, Gewürzen)
200 g gedämpfter Brokkoli mit 1 TL Oliven- oder Rapsöl
80 g gekochter Basmatireis oder Spaghetti

Snack
1 mittelgroße Birne
10 ganze Mandeln

Grundregeln für Ernährung und Darm im Gleichgewicht

- Setzen Sie konkrete und realistische Ziele für eine langfristige Gewichtsreduktion und geben Sie nicht auf, bis Sie das Ziel erreicht haben. Nehmen Sie sich Zeit, das Ziel zu erreichen!
- Manche Leute unterstützt es, sich täglich zu wiegen, es ist jedoch nicht notwendig. Sich jede Woche zu wiegen reicht vollkommen aus. Sie sollten sich am besten morgens wiegen, bevor Sie etwas essen oder trinken, nachdem Sie auf dem WC waren. Dies erleichtert den Vergleich. Für Frauen ist es am besten, das Gewicht mit demselben Tag des vorigen Menstruationszyklus zu vergleichen, weil das Gewicht (Wasser im Körper) von Natur aus während des Zyklus variiert.
- Essen Sie mindestens drei größere Mahlzeiten (Frühstück, Mittag- und Abendessen) und zwei Snacks bzw. Zwischenmahlzeiten. Überspringen Sie nie eine Mahlzeit! Dies würde dazu führen, dass Ihre Verbrennung und Ihre Leistungsfähigkeit schwächer ausfallen. Dadurch baut sich nach und nach Muskelmasse ab und Sie verbrennen bei der nächsten Mahlzeit weniger Fett. Vorzugsweise sollten Sie alle drei bis vier Stunden essen.
- Planen Sie rechtzeitig, sodass Sie alles zu Hause haben, was Sie für ausgeglichene Mahlzeiten brauchen. Sie planen Treffen und andere Fixpunkte ebenso ein, warum also nicht auch Ihre Mahlzeiten? Wenn es etwas gibt, das so sicher wie nichts anderes ist, ist es: Sie müssen täglich mehrere Male essen.
- Planung und System bestimmen, ob man erfolgreich ist oder nicht.
- Kauen Sie das Essen gut, denn das hilft beim Verdauen und der Aufnahme von Nährstoffen.
- Essen Sie ein bisschen rohes und naturbelassenes Essen zu jeder Mahlzeit und Zwischenmahlzeit. Die gesündesten Ernährungsweisen der Welt (mediterrane Kost, japanische Ernährung) beinhalten einen großen Anteil roher oder nur leicht erhitzter Speisen (gedünstet, gekocht).
- Sie sollten jeden Tag mindestens eine Portion fermentiertes Essen zu sich nehmen. Diese Lebensmittel sind leicht verdaulich und unterstützen gesunde Bakterien im Darm (Lactobacillales und Bifidobakterien). Neben fermentierten Lebensmitteln sollten Sie täglich Lebensmittel essen, die reich an präbiotischen Ballaststoffen sind

und als Nahrung für Ihre Darmbakterien dienen. Beispiele dafür finden Sie auf den Seiten 125 ff.

- Sie können relativ große Mengen essen, wenn Sie bei Kohlenhydraten mit niedriger GL bleiben und diese mit Protein und gesundem Fett ausgleichen. Versuchen Sie dennoch, übermäßig große Mahlzeiten zu vermeiden. Essen Sie lieber kurz darauf die nächste Mahlzeit und achten Sie dabei wieder auf das Gleichgewicht zwischen Proteinen und Kohlenhydraten mit niedriger GL. Ihr Körper ist eigentlich nicht für große Mengen auf einmal gemacht, weswegen er Überschüssiges automatisch als Fett speichert. Sie müssen gefühlt nicht vor Sättigungsgefühl platzen, sondern sollten lieber entspannt satt vom Tisch aufstehen können.

- Jede Mahlzeit oder Zwischenmahlzeit sollte Protein enthalten. Nur auf diese Weise können Sie eine Ernährungsweise aufrechterhalten, die für einen ausgeglichenen Hormonhaushalt von Insulin und Glucagon sorgt und somit effektiveren Stoffwechsel und anhaltende Fettverbrennung garantiert. Wählen Sie beispielsweise einen Apfel als Snack, dann sollten Sie dazu auch etwas Joghurt, Hüttenkäse, Quark, Skyr, Mandeln oder andere Nüsse essen.

Essen Sie ein bisschen Brot zum Proteinaufstrich oder -aufschnitt, nicht umgekehrt!

- Sie sollten Lebensmittel mit hoher GL vermeiden (auch bei der Belohnungsmahlzeit) und lieber auf Nahrung mit einer mittleren GL setzen. Für die Belohnungsmahlzeit sollten Sie kleine Mengen Pasta und nichtklebrigen Reis statt Kartoffeln, Gebäck oder Lebensmitteln auf Feinmehlbasis wählen. Alles in allem vermeiden Sie bitte die Kombination von hochglykämischen Lebensmitteln mit gesättigtem Fett, denn dies ist die denkbar schlechteste Kombination von allen.

- Die glykämische Last der letzten Mahlzeit, die Sie gegessen haben, wirkt sich auf Ihre nächste Mahlzeit aus. Ein Frühstück mit niedriger GL verursacht noch nach dem Mittagessen drei bis vier Stunden später einen niedrigeren Blutzuckerspiegel.

- Essig und Zitrone senken die glykämische Last von gemischten Mahlzeiten. Verwenden Sie die beiden Helferlein in Salaten, Dressings, Saucen und für Gegrilltes.
- Bedienen Sie sich auch vieler Gewürze und Kräuter. Knoblauch und »wärmende« Gewürze (Chili, Senf, Pfeffer, Meerrettich) treiben den Stoffwechsel und die Fettverbrennung an.
- Salzen Sie nicht zu viel, denn Salz kann u.a. die Ursache für Flüssigkeitsansammlungen und in einigen Fällen Bluthochdruck sein. Versuchen Sie, Ihren Salzverbrauch schrittweise zu senken. Wenn Sie den salzigen Geschmack unbedingt brauchen, sollten Sie Salz mit wenig Natrium benutzen.
- Beim Kochen sollten Sie selbstgemachte Brühe benutzen. Das Zweitbeste wären bereits flüssige Brühen (Fonds) und Bouillonpulver (möglichst in Bioqualität). Eine andere Möglichkeit ist die Verwendung von Suppenwürfeln oder -pulver, Sie können aber immer weniger als die angegebene Menge Würze für mehr Flüssigkeit verwenden (ein halber oder drittel Würfelabschnitt reicht). Das Essen schmeckt zehnmal so gut und man spart Salz.
- Sie sollten die üblichen deutschen Brotmahlzeiten vermeiden. Schneiden Sie dünne Scheiben ab und essen Sie diese zu ihrer Belohnungsmahlzeit, aber setzen Sie sie nicht als Grundlage für eine ganze Mahlzeit ein. Essen Sie Brot zum Mittagessen, sollten Sie das zusammen mit vielen proteinreichen Lebensmitteln tun – Thunfisch, Makrele, Lachs, Sardinen, Huhn, Truthahn, Hüttenkäse –, etwas Brot für das Protein, nicht vice versa. Darüber hinaus sollten Sie niedrigglykämische Gemüsesorten oder Obst dazu essen.
- Wählen Sie immer das härteste Brot, z.B. Roggenbrot oder Pumpernickel. Im Idealfall backen Sie es selbst oder kaufen Low-Carb-Brot. Essen Sie im Restaurant niemals vor den Mahlzeiten Brot, denn das würde Ihre Insulinproduktion stark stimulieren und bewirken, dass Sie mehr essen, als geplant war.
- Essen Sie mindestens zwei- bis dreimal pro Woche fetten Fisch (Sardinen, Thunfisch, Makrele, Lachs, Forelle, Hering) zum Abendessen und versuchen Sie auch so oft wie möglich, diese Fische in Aufstricherzeugnissen als Proteinanteil Ihrer Mahlzeit zu sich zu nehmen. Lesen Sie jedoch immer die Produktbeschreibung mit all ihren Inhaltsstoffen und achten Sie auf wenig Zucker oder zugesetzte Stärke und gehärtete Fette.

- Vom Milchtrinken rate ich ab. Essen Sie lieber Milchprodukte, Naturjoghurt, besser noch Skyr/Quark ohne Zusätze und Hüttenkäse. Gönnen Sie sich in moderaten Mengen guten Käse mit Gemüse, möglicherweise etwas Obst, aber nicht mit Brot/Crackern.
- Wenn Sie Mayonnaise verwenden, wählen Sie den normalen Typ und nicht die Light-Varianten, die ziemlich viele Kohlenhydrate anstelle von Fett enthalten. Sie können Ihre eigene Light-Version machen, indem Sie einen Spritzer Wasser in die normale Mayonnaise einrühren. Sie bleibt dann gleich dick, aber der Fettanteil sinkt.
- In vielen Fertiggerichten, Keksen, Kuchen und Gebäck bis hin zu Erdnussbutter und manchen Müslis steckt gehärtetes/gepresstes oder teilweise gehärtetes Pflanzenöl oder -fett. Dies gilt auch für fettarme Aufstriche und Streichkäsesorten, sogar für einige, auf denen dezidiert steht, sie seien gut für das Herz. Lesen Sie das Etikett! Wählen Sie Olivenöle (kaltgepresstes Olivenöl ist am besten) oder kaltgepresstes Rapsöl, Walnussöl und Leinsamenöl für Salatdressings, um es über Gemüse zu tropfen oder jedes Mal, wenn Sie etwas Fett zum Kochen brauchen. Am gesündesten ist es, wenn Sie das Öl am Ende des Zubereitungsprozesses hinzufügen, da die besten Eigenschaften all dieser Öle bei hohen Temperaturen verloren gehen.
- Vermeiden Sie das Frittieren und Braten mit viel Fett in der Pfanne. Verwenden Sie eine Teflonpfanne von hoher Qualität, benötigen Sie kein oder nur sehr wenig Fett. Wenn die Teflonbeschichtung beschädigt ist, werfen Sie die Teflonpfanne weg, sonst essen Sie nach und nach immer mehr gesundheitsschädliche Teflonbeschichtung mit. Stärke zieht Fett an, also panieren Sie das Essen nicht mit Mehl oder Bröseln vorm Braten. Zum scharfen Anbraten/Wokbraten sollten Sie Kokosöl oder geklärte Butter (Ghee) nehmen, die höheren Temperaturen standhalten können als Sonnenblumen-, Soja- oder Maisöl. Rapsöl, Avocadoöl oder Macadamiaöl können auch verwendet werden.
- Wenn Sie bei starker Hitze braten müssen, erreichen Ghee (aber bitte nicht Pflanzenghee), Kokosfett und Gänseschmalz stabil hohe Temperaturen und produzieren dadurch weniger schädliche, krebserregende Nebenstoffe.
- Um geklärte Butter zuzubereiten: Ungesalzene Butter über schwacher Hitze schmelzen, sodass sie nicht kocht. Die Butter während des Schmelzvorgangs nicht umrühren. Sobald die Butter geschmolzen ist, haben sich die Milchanteile an den Topfboden

abgesetzt, während das Fett oben schwimmt. Gießen Sie das geklärte Fett sorgfältig in einen Behälter, aber passen Sie auf, dass es nicht mit dem milchigen Teil am Topfboden vermischt wird. Die geklärte Butter kann in einem dichten Marmeladenglas aufbewahrt werden.

- Eine Alternative zum üblichen Anbraten von Gemüse besteht darin, sie in kochendem Wasser oder Brühe zu blanchieren und zum Abschluss kurz in einer sehr kleinen Menge Fett bei schwacher Hitze zu braten.

- Sollte ein spezielles Gericht nach dem Geschmack von Butter verlangen, können Sie ein wenig geschmolzene Butter mit etwas Rapsöl oder Olivenöl vermischen.

- Kochen, Dampfgaren oder im Ofen garen ist immer besser, als in der Pfanne zu braten. Garen Sie Fleisch und Fisch bei niedrigen Temperaturen (100–120 °C) und verwenden Sie das Fleischthermometer (um die Kerntemperatur zu messen). Das Essen wird dann so saftig, dass Sie keine fetten Saucen mehr darübergießen müssen. Vor allem fettärmeres Fleisch wird sehr zart, wenn es so zubereitet wird.

> Überspringen Sie nie eine Mahlzeit!

- Halten Sie sich von Saucen fern, die mit Mehl zubereitet werden. Bevorzugen Sie fond- und jusbasierte Saucen, vorzugsweise mit Weiß- oder Rotwein, und lassen Sie sie bis auf halbe Menge einkochen. Fügen Sie hochwertigen Essig oder Kräuter/Gewürze für den Geschmack hinzu und schmecken Sie mit Olivenöl ab. Eine andere Möglichkeit ist es, einen Esslöffel Pesto über das Fleisch, das Huhn oder den Fisch zu verteilen.

- Wählen Sie Desserts auf der Basis von Obst, Milch oder Sahne, Joghurt, Quark, Skyr oder Hüttenkäse und süßen Sie mit Erythrit oder einem kalorienarmen Süßstoff. Ab und zu sind auch Nachspeisen auf Basis von Eiern und/oder Gelatine (wie Karamellpudding, Cremedessert, Käsekuchen mit Nussboden) in Ordnung. Ersetzen Sie das Mehl in Rezepten durch einen Teil fein gemahlene Mandeln und einen Teil Sojamehl.

- Trinken Sie genug Wasser – mindestens acht Gläser täglich. Leben Sie in einer wärmeren Umgebung oder trainieren öfters, benötigen Sie noch mehr Wasser täglich.
- Das Gleiche gilt für Schwangere und Stillende. Fast 70 % des Körpers bestehen aus Wasser, das ständig erneuert werden muss! Einige Arten von Mineralwasser mit Kohlensäure enthalten relativ viel Salz (Natrium), deshalb ist es das Beste, Leitungswasser zu trinken (wenn es nicht stark gechlort ist) oder abgefülltes Wasser ohne Kohlensäure.
- Vermeiden Sie zu viel Kaffee, obwohl 2–3 Tassen pro Tag aufgrund des Gehalts an Antioxidantien (das gilt auch für entkoffeinierten Kaffee) tatsächlich positive Gesundheitseffekte auslösen. Kaffee ist übrigens harntreibend und diesen Flüssigkeitsverlust muss man durch extra Wassergenuss ausgleichen. Trinken Sie grünen Tee, denn auch dieser ist sehr reich an speziellen Antioxidantien, die unsere Zellen schützen können und gleichzeitig die Fettverbrennung erhöhen. Denken Sie jedoch daran, dass kein Getränk Wasser ersetzen kann oder sollte.
- Verzichten Sie auf Getränke in Flaschen oder Dosen (Säfte, Softdrinks, Eistee). Sie enthalten sehr viel Zucker und stimulieren dadurch die Insulinproduktion. Cola enthält zusätzlich noch eine Menge Koffein und Säuren, von denen angenommen wird, dass sie die Zähne schädigen und den Weg für Osteoporose ebnen (Letzteres trifft auch auf zuckerfreie Getränke zu).
- Selbst gemachter Eistee ist jedoch eine ausgezeichnete Alternative mit einem hohen Gehalt an Antioxidantien. Übrigens ist es generell ungesund, aus Plastikflaschen zu trinken. Es wurden schädliche Substanzen aus dem Kunststoff im Getränk nachgewiesen, die im Laufe der Zeit zu gesundheitlichen Problemen führen können, vor allem in Bezug auf die Fruchtbarkeit von Männern.
- Sie sollten moderate körperliche Aktivität in Ihren Alltag aufnehmen. Dies gilt nicht nur für diejenigen, die besser in Form kommen wollen, sondern ist für jeden absolut wichtig, um die Gesundheit langfristig zu erhalten. Am besten ist schnelles Gehen für 20–30 Minuten täglich, vorzugsweise gleich nachdem Sie aufgestanden sind. Haben Sie die Möglichkeit, anaerobes Training wie Krafttraining durchzuführen, sollten Sie dies zwei- oder dreimal pro Woche tun. Konzentrieren Sie sich hauptsächlich auf die großen Muskeln (Oberschenkel, Beine), weil diese die meiste Energie verbrennen.

Sie sollten sich nicht proppenvoll fühlen, sondern angenehm satt, wenn Sie vom Tisch aufstehen.

Planen Sie Ihre Mahlzeiten, wie Sie auch Ihre Termine planen.

Motivation und Regeln

Motivation

Bei den Gesprächen mit meinen Patienten höre ich oft, dass sie sich entschieden haben, ihren Lebensstil zu ändern, besser zu essen und Gewicht zu verlieren, aber … Der Job und die Familie fressen so viel Zeit und Energie … Das kaputte Knie macht es so schwer, Sport zu treiben …

Da fange ich an zu zweifeln, ob die Person wirklich motiviert und in der Lage ist, die notwendigen Schritte zu ergreifen, um ihren Lebensstil jetzt und hier zu ändern. Vielleicht gibt es wirklich praktische Hindernisse, vielleicht sind die Hindernisse aber auch geistiger oder psychologischer Natur. Es ist wichtig, sie anzusprechen und sich die Situation objektiv anzusehen. Ist die gewünschte Veränderung und Planung wirklich machbar? Gibt es etwas, was Sie tun können, um eines der Hindernisse aus dem Weg zu räumen? Brauchen Sie Hilfe dabei? Sie können in Ihrem Berufsleben sehr erfolgreich sein, aber trotzdem nicht jeden Aspekt des Lebens kontrollieren, wie zum Beispiel eine gesunde Ernährung, genug Bewegung, mit dem Rauchen aufhören oder Stress meistern. Um Hilfe zu bitten muss nicht als Schwäche angesehen werden – es könnte nämlich Ihr erster Schritt zum Erfolg sein.

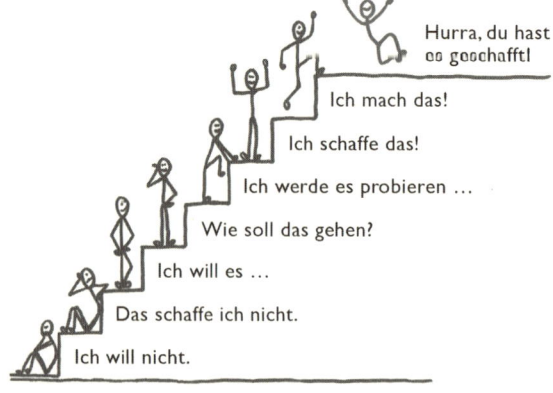

Hurra, du hast es geschafft!

Ich mach das!

Ich schaffe das!

Ich werde es probieren …

Wie soll das gehen?

Ich will es …

Das schaffe ich nicht.

Ich will nicht.

Welche Stufe haben Sie heute erreicht?

Treffen Sie die richtigen Entscheidungen

Es ist äußerst wichtig, eine positive Einstellung zum Thema Essen zu haben, auch wenn Sie übergewichtig sind. Eine solche gute Beziehung zum Essen ist typisch für die Art und Weise, wie Menschen im mediterranen Raum im Laufe der Jahrhunderte mit Essen umgegangen sind. Die traditionellen Speisen im Mittelmeerraum und vor allem die griechische Küche, die eine Menge Olivenöl, Fisch, Gemüse, Bohnen, Linsen und Früchte, aber wenig Kartoffeln, rotes Fleisch und Milchprodukte beinhaltet, wird seit 40 Jahren als besonders gesund gehandelt. Sie bildet aus diesem Grund auch die Grundlage dieses Buches; aber ich habe sie reformiert und an unseren modernen Lebensstil und unsere Bedürfnisse angepasst.

Unser Körper besteht buchstäblich aus der Nahrung, die wir ihm zuführen, und um gesund zu werden und zu bleiben, brauchen wir die richtige Art von Nahrung in angemessenen Mengen. Dieses Buch möchte Ihnen helfen, die richtigen Entscheidungen zu treffen, damit Sie einen ausgewogenen Hormonhaushalt aufrecht erhalten und generell besserer Gesundheit sind. Denken Sie daran, die Entscheidungen, die Sie heute treffen, machen Ihr zukünftiges Wohlergehen aus.

Wenn Sie sich nur darauf konzentrieren, wie viel Sie essen, werden Sie niemals langfristig abnehmen. Wenn Sie die falschen Lebensmittel auswählen, ist es egal, wie viel sie davon essen. Nehmen Sie eine drastische Reduktion der Energiezufuhr vor, werden Sie sich garantiert hungrig fühlen und »schummeln«, indem Sie zwischendurch naschen.

Das Erste, was Sie deshalb tun müssen, ist sicherzustellen, dass Sie die richtigen Lebensmittel wählen, die Ihren Körper in Balance bringen. So wird auch Ihr Appetit nach einer Weile geregelt, Ernährung und Darm im Gleichgewicht sorgen dann für solide Sättigung, und dabei nehmen Sie Speisen zu sich, die Ihnen schmecken werden. Sobald Sie sich angewöhnen, hochraffinierten Zucker und stärkehaltige Speisen zu vermeiden, werden Ihr Appetit und Ihr Sättigungsgefühl so funktionieren, wie es von der Natur aus beabsichtigt war, und Sie werden so viel essen können, wie Sie wollen – denn Sie werden weniger »wollen«.

Ernährungstagebuch

Schreiben Sie auf, was und wie viel Sie essen. Ein solches Ernährungstagebuch wird Ihnen viel über Ihre eigenen Essgewohnheiten erzählen und kann Ihnen helfen festzustellen, welche Umstellungen Sie vornehmen sollten.

So wird's gemacht

Schreiben Sie alles auf, was Sie essen und trinken. Beschreiben Sie die Speisen und Getränke inklusive der eingenommenen Mengen so genau wie möglich.

Das sollte drinstehen

- Brotsorte, wie Knäckebrot, Schwarzbrot, Sonnenblumenbrot, Weißbrot, Laugenstange (Typ)
- Butter oder Margarine und die Sorte, die Sie verwendet haben (leicht, Sonnenblumen)
- Aufstrich und Aufschnitt, Fettgehalt (Halbfett etc.)
- Wie das Essen zubereitet ist, zum Beispiel gekocht, gebraten, gegrillt, paniert
- Beilagen wie Sauce, Dressing, Mayonnaise etc.
- Zucker in Speisen und Getränken

Beschreiben Sie die Mengen

- In Haushaltseinheiten: Esslöffel, Teelöffel, Gramm, Stückzahl

Nicht vergessen

- Was Sie zwischen den Mahlzeiten essen und trinken

Verwenden Sie für jeden neuen Tag ein neues Blatt und starten Sie eine neue Zeile für jedes Nahrungsmittel.

Ein Ernährungstagebuch kann ungefähr wie folgt aufgebaut sein.

ACHTUNG: DAS IST KEIN ERNÄHRUNGSVORSCHLAG!

Uhrzeit	Menge	Speisen und Getränke	Beschreibung, z.B. Zubereitung, Rezept
8:00	2 Scheiben	Knäckebrot leicht	
	½ EL	Leichtmargarine	Aus Sonnenblumenöl
	2 Scheiben	Emmentaler	27 % Fett absolut (ca. 50 % F.i.Tr.)
	1 Tasse	Kaffee	Mit einem Schuss Milch mit 0,1 % Fett
	1 Glas	Buttermilch	3 % Fett

Datum: _____

Uhrzeit	Menge	Speisen und Getränke	Beschreibung, z.B. Zubereitung, Rezept

Uhrzeit	Menge	Speisen und Getränke	Beschreibung, z. B. Zubereitung, Rezept

Essensrhythmus

Beschreiben Sie, wie Sie sich normalerweise innerhalb eines Tages ernähren. Geben Sie den Zeitpunkt des Essens und Trinkens an und kreuzen Sie an, welche Ernährungsbausteine Sie am sinnvollsten finden.

Hinweis: Vergessen Sie nicht, zu notieren, was Sie zwischen den Mahlzeiten essen oder trinken.

Hinweis: Sie können mehrere Hauptmahlzeiten pro Tag zu sich nehmen.

Als Hilfe gibt es viele Handy-Apps, mit denen Sie Ihre Ernährung festhalten und analysieren können, zum Beispiel »myfitnesspal«.

Uhrzeit/ Zeitpunkt	Mahlzeittyp			
	Hauptmahlzeit/ Abend z.B. zubereitetes Essen, Suppe mit Brot, Salat mit Brot, Pasta	Leichtere Mahlzeit/ Mittagessen z.B. Brei, Getreidemischung, Brotscheiben, Omelett, bloße Suppe oder Salat	Zwischenmahlzeit z.B. Brötchen, Kuchen, Keks, Sandwich, Süßes, Snacks, Obst, Eis, Möhre	Nur Getränke z.B. Milch, Kaffee, Tee, Saft, Softdrink, Bier, Wein, Wasser
8:00				

Frust- und Trostessen

Vielleicht haben Sie bemerkt, dass Sie den ganzen Tag ohne Essen auskommen, aber sich abends auf dem Sofa vor dem Fernseher dann in einem Fressanfall alles reinstopfen, was Sie finden können. Dies ist das Resultat von Stress und einem hohen Cortisolspiegel (Stresshormon) während der Arbeitszeit. Erhöhtes Cortisol erhöht den Appetit und Heißhunger nach Zucker und hochglykämischen Lebensmitteln in Kombination mit Fett (Eis, Schokolade und anderes Trostessen). Lebensmittel, die viele Kohlenhydrate und Fett enthalten, wirken erleichternd, beruhigend und antidepressiv. Sie erhöhen die Konzentration von Serotonin und Endorphin im Gehirn, unseren natürlichen Glückshormonen, welche abnehmen, wenn der Cortisolspiegel steigt. Stress und ein hoher Cortisolspiegel veranlassen uns, solche Nahrungsmittel häufiger zu essen, und führen unter anderem zu hohem Insulin und Einlagerungen von Bauchfett.

Einige Menschen nutzen Frustessen auch, wenn sie Probleme bei der Arbeit oder privat haben, andere zum Beispiel infolge einer Depression oder aufgrund von Wintermüdigkeit.

Nehme ich zu, wenn ich esse, ohne hungrig zu sein?

Alle auf Kalorienzählen basierenden Diätkuren belegen diesen Mythos indirekt: Wenn Übergewicht nur eine Frage der zu hohen Energieaufnahme ist, muss man nur die Energiezufuhr senken. Der einfachste Weg, das zu tun, ist, eine Mahlzeit zu überspringen, um Energie »einzusparen«. Wenn wir eine Mahlzeit auslassen, fällt der Blutzucker. Zur Stabilisierung geht der Körper in den Stressmodus über, und das Gehirn ermutigt uns, zu etwas Essbarem zu greifen, das viele Kohlenhydrate und viel Fett enthält. Wenn man sich im Laufe der Zeit an weniger Nahrung gewöhnt, verringert das langfristig die Verbrennungsrate. Der Gedanke von Ernährung und Darm im Gleichgewicht funktioniert, weil man isst, bevor man hungrig wird. Der Blutzucker bleibt länger stabil, und folglich ist es unnötig, sich während der Mahlzeiten zu »überessen« oder sich zwischendurch etwas reinzustopfen. Es funktioniert auch, weil man mehr Nahrung zu sich nimmt, die jedoch weniger energieeffizient ist und einen ausgeglichenen Hormonhaushalt nach den Mahlzeiten unterstützt.

Wie man achtsam isst

Wenn Sie bewusst und achtsam sind, wissen Sie, dass Veränderung zum Leben dazugehört. Positive Gefühle kommen und gehen, genauso wie schlechte Gefühle. Köstliche Mahlzeiten sind einmal zu Ende, genauso wie furchtbare. Sättigungsgefühl geht in Hunger über, und wenn Sie Glück haben, wird Hunger wieder zu Sättigungsgefühl.

Ihr Körpergewicht ändert sich Tag für Tag, Monat für Monat, Jahr für Jahr, ob Sie es wollen oder nicht. Lieblingsspeisen verändern sich. Was in

Ihren Kindertagen Ihr Lieblingsessen war, ist es heute vermutlich nicht mehr, und was Sie als Teenager am meisten geliebt haben, unterscheidet sich wahrscheinlich von Ihrem momentanen Lieblingsessen.

Wenn Sie im Hinterkopf behalten, dass nichts ewig anhält, können Sie das, was Sie essen, auf eine neue Art schätzen. Sie können genießen, was gut schmeckt, weil das Gefühl nicht ewig anhalten wird, sondern jetzt wichtig ist.

> »Ich kann allem widerstehen, nur der Versuchung nicht.«
> *Oscar Wilde*

Fragen Sie sich selbst:

- Essen Sie oft, ohne hungrig zu sein?
- Fühlen Sie sich oft »übervoll«?
- Wiegen Sie mehr, als Sie wollen oder als Ihnen guttut?

Wenn Sie diese Fragen mit Ja beantworten, ist es sinnvoll, achtsamer zu essen und auch allgemein im Leben achtsamer zu werden. Dieses Buch möchte Ihnen dabei helfen.

So können Sie achtsamer werden, wenn es um Essen und Lebensmittel geht:

1. Achten Sie darauf, wie Gewicht und Aussehen Sie belasten und stressen. Fragen Sie sich: Wie viel dieser Belastung ist unvermeidlich? Wie viel davon ist selbst gewählt?
2. Achten Sie darauf, wie sich im Laufe des Tages alles ändert. Mahlzeiten, Gedanken, Geschmäcker und Gefühle kommen und gehen. Finden Sie etwas, das gleich bleibt? Inwiefern verändert die Einsicht, dass sich alles verändert, Ihre Einstellung gegenüber Ihrer Ernährung und die Art, wie Sie sich selbst wahrnehmen?
3. Achten Sie darauf, was das Gefühl von Ärger oder emotionalem Hunger in Ihnen auslöst. Wer und was löst dieses Gefühl aus?
4. Stellen Sie sich vor, was es bedeuten würde, wenn Sie Ihre nächste Mahlzeit essen würden, als ob es das erste oder letzte Mal wäre. Es ist tatsächlich wahr, dass jede Mahlzeit Ihre erste Mahlzeit ist, weil sie einzigartig ist und nie wiederkommen wird. Es ist auch wahr, dass Ihre nächste Mahlzeit Ihre letzte sein kann. Wenn Sie das verinnerlicht haben – was würden Sie während des Essens

anders machen? Würden Sie etwas vermissen oder jeden Bissen genießen?

5. Unterscheiden Sie zwischen einer unangenehmen Erfahrung und Ihrer Reaktion auf diese. Wenn Ihre Hosen zu eng geworden sind, können Sie auf verschiedene Arten darauf reagieren. Manchmal lachen Sie darüber, manchmal grämen Sie sich, und ab und zu bestrafen Sie sich selbst mit einem Fressanfall. Glauben Sie, dass diese Reaktionen von der tatsächlichen Situation oder von Ihnen selbst herrühren? Wenn Sie erkennen, dass Ihre eigene Reaktion und grundsätzliche Einstellung stark beeinflussen, was passiert, und negative Gefühle auslösen können, können Sie dieses Reaktionsmuster leichter ändern, anstatt sich über die Situation zu ärgern.

Zehn Ratschläge für achtsame Ernährung

Professor Brian Wansink ist Spezialist im Bereich der Psychologie des Essens und schrieb u. a. das Buch *Mindless eating: Why we eat more than we think*, welches ich wärmstens empfehle.

Hier sind die zehn Tricks, die Wansink nennt, um die Achtsamkeit rund ums Thema Essen zu erhöhen und somit ein gesünderes Gewicht zu erreichen. Ich habe einige zusätzliche Vorschläge eingearbeitet:

1. **Denken Sie 20 % weniger**

   Wenn Sie sich selbst bedienen, wählen Sie 20 % weniger an Essensmenge, als Sie ursprünglich wollten. Japaner (vor allem auf der Insel Okinawa) leben nach der sogenannten »80 % satt«-Regel, auf Japanisch »hara hachi bu«. Sie sind nicht nur die dünnsten Menschen der Welt, sondern leben auch am längsten. Maß ziemt überall! Die Forschung bestätigt, dass wir nicht bemerken, wenn wir um 20 % weniger essen, wir es aber spüren, wenn wir um 30 % weniger zu uns nehmen. Finden Sie Ihren eigenen Weg, indem Sie losmarschieren!

2. **Sehen Sie alles, was Sie essen**

   Gewöhnen Sie sich an, alles zu sehen, was Sie essen, bevor Sie es essen. Stellen Sie das Abendessen nicht in der Auflaufform auf den Tisch. Es funktioniert am besten, sich das Essen am Herd anzurichten (erinnern Sie sich an die 20 % weniger) und sich dann zu Tisch zu setzen, um zu essen. Der volle Topf oder Behälter sollte gar nicht erst auf dem Tisch stehen. Beginnen Sie mit einem Salat (mit einem Dressing bestehend aus gutem Olivenöl und Zitrone oder Essig), warten Sie zehn Minuten und genießen Sie dann den Hauptgang. Durch die Säure in Zitrone/Essig und die zehn Minuten Pause fühlen Sie sich schneller gesättigt und essen weniger. Die ganze Portion zu sehen, anstatt sich nach und nach immer mehr zu nehmen, bewirkt auch, dass Sie früher satt sind. Deshalb ist es auch nicht ratsam, Nüsse, Chips und andere Snacks direkt aus einem größeren Paket zu naschen. Leeren Sie das, wozu Sie sich entschlossen haben, in eine Schüssel oder auf einen Teller und essen Sie es. Stellen Sie das Paket mit dem Rest zurück in den Schrank.

Wenn das, was Sie essen oder trinken, Spuren hinterlässt (wie Spareribs, Chicken Wings, Softdrinkdosen und -flaschen, Bierflaschen, Weinflaschen), lassen Sie das, was übrig bleibt (Knochen, leere Flaschen) auf dem Tisch stehen. Wenn wir daran erinnert werden, wie viel wir gegessen oder getrunken haben, hören wir früher auf.

3. Minimieren Sie die Größe Ihres Tellers

Wir essen weniger, wenn wir einen kleineren Teller wählen. Wir trinken auch weniger aus kleinen Gläsern – hier sind bis zu 20–30 % Unterschied möglich.

4. Was ich nicht weiß, macht mich nicht heiß

Haben Sie keine Süßigkeiten, Schokolade, salzigen Nüsse, Chips und Ähnliches in Schalen oder Döschen herumstehen. Stellen Sie eher zurechtgeschnittenes Gemüse und Obst gut sichtbar und leicht zugänglich auf. Vermeiden Sie es, etwas zu kaufen, was Sie eigentlich nicht essen sollten und wollen, und falls Sie es doch kaufen, kaufen Sie kleine Packungen und vorzugsweise nicht mehr als das, was für Sie für einmal Essen ausreicht.

5. Lenken Sie sich bewusst ab

Wir alle haben unsere »Routinen«, wenn es ums Essen geht. Ein griechisches Sprichwort sagt: Wenn man stirbt, verlässt die Seele den Körper noch vor der Gewohnheit. Viele naschen immer wieder mit, bis alle am Tisch fertig sind oder das Essen ganz aufgegessen ist. Eine gute Lösung für solche Menschen kann darin liegen, sich als Letzter zu Tisch zu setzen und mit dem Essen zu beginnen, dem Essensrhythmus anderer, langsamerer Esser zu folgen und besonders große Portionen Salat und gesunde Lebensmittel zu sich zu nehmen, während man die Menge der Lebensmittel, von denen man nicht zu viel essen sollte, wie Reis, Kartoffeln, Nudeln und Brot, verkleinert.

6. **Schüren Sie Begeisterung und Erwartungen**
Wenn uns gesagt wird, was serviert wird, vor allem auf eine appetitanregende Art und Weise, essen wir mehr und denken, dass das Essen besser schmeckt. Das ist der Grund dafür, dass Sie in einem Gourmetrestaurant immer eine Beschreibung der Gerichte erhalten, wenn sie vorgestellt werden. Das Gleiche können Sie auch zu Hause machen und so gesunde Mahlzeiten fördern, aber dann ist es umso wichtiger, dass sie wirklich gesund sind, sonst erhalten Sie ja das umgekehrte Ergebnis. Sagen Sie der Familie, was Sie zubereitet haben, und verwenden Sie einige Beschreibungen, die besonders positiv erscheinen, wie»hausgemacht«, »selbst angesetzt«, »echt italienisch/französisch/griechisch«, »auf indische Art« und so weiter.
Sorgen Sie für stimmungsvolle Essenssituationen. Nehmen Sie sich Zeit, um den Tisch mit einem schönen Tuch, schönen Tellern und Gläsern zu decken, und spielen Sie mit den Farben. Selbst die Tiefkühlpizza schmeckt besser mit Kerzen auf dem Tisch.

7. **Verbieten Sie sich nichts**
Einer der Hauptgründe, warum extreme Diäten nicht lange funktionieren, ist, dass sie nicht nachhaltig sind. Wenn eine Diät ein Nahrungsmittel verbietet, das Sie lieben, ist es sehr unwahrscheinlich, dass Sie es für immer vermeiden werden.
Wenn die Aufmerksamkeit für die Diät nachlässt, riskieren Sie, dieses Lieblingsspeise in sich hineinzustopfen, weil Sie ja schon so lange darauf haben verzichten müssen. Deshalb habe ich mich bei meiner Ernährungsphilosophie dafür entschieden, keine Speisen zu verbieten, sondern eher die Mengen anzupassen und Alternativen zu finden, die der Lieblingsspeise das Wasser reichen können. Wenn Milchschokolade Ihre absolute Schwäche ist, wie lange können Sie dann ohne Schokolade auskommen?

Ist es nicht klüger, eine kleine Schokolade zu kaufen und sie bewusst zu genießen und dafür an diesem Tag andere Süßigkeiten und belastendere Snacks zu meiden? Versuchen Sie außerdem, Alternativen für Ihre Lieblingsspeisen zu finden, die vollwertiger Ersatz und gleichzeitig gesünder sind.

8. Ernennen Sie sich selbst zum »Wächter« der Familie

Diejenigen, die die Lebensmittel für die Familie einkaufen, kontrollieren mehr als 70 % der Ernährung aller Familienmitglieder. Achten Sie darauf, möglichst viel aus der Frischwarenabteilung mitzunehmen, und bieten Sie möglichst variantenreiche Speisen an, vor allem wenn Sie Kinder haben. Je mehr Sie variieren, desto wahrscheinlicher ist es, dass die Kinder etwas finden, was sie mögen. Geben Sie sich nicht der Versuchung hin, die Kinder dazu zu drängen, mehr oder weniger zu essen oder aufzuessen. Ihre Aufgabe besteht darin, abwechslungsreiche und in der Regel gesunde Lebensmittel anzubieten.

Es ist das Recht der Kinder zu entscheiden, ob und wie viel sie essen möchten. Auch Sie wollen niemanden um sich haben, der Sie zum Essen drängt oder kommentiert, wie viel Sie essen sollten, oder? Sie können Ihnen erklären, dass es gesund ist, immer die Hälfte des Tellers mit Gemüse zu füllen, aber noch wichtiger ist es, dass Sie das selbst tun und mit gutem Beispiel vorangehen. Achten Sie darauf, »Problemspeisen« wie Süßigkeiten, Chips, Schokolade und andere Arten von Snacks nicht in großen Schalen überall stehen zu haben, sondern portionieren Sie diese Besonderheiten individuell für jedes Kind. Setzen Sie Essen niemals als Belohnung oder Strafe ein. Wenn es um gesunde Lebensmittel geht, die Sie gut präsentieren möchten, verwenden Sie lieber positiv aufgeladene Wörter wie »erfrischend«, »erntefrisch«, »knusprig«, »echt« und dergleichen.

9. Die Portionsgröße zählt

Es ist leicht, zu viel von etwas zu essen, das zwar gesund ist, aber trotzdem viel Energie gibt und das Gewicht nach oben treiben kann. Salat und Gemüse sind absolut gesund, und je mehr man davon isst, desto besser. Dasselbe gilt aber nicht für weniger gesunde Dressings, Croutons, geriebenen Käse und dergleichen.

Wenn Sie auswärts essen, tappen Sie nicht in die »XXL«-Falle und bestellen Sie große Portionen, weil diese »mehr fürs Geld« bieten. Vielleicht können Sie eine Vorspeise und ein Hauptgericht mit Ihrer Begleitung teilen?

10. Gute Alternative und gute Essregeln
Ein gut funktionierender Trick ist, wirklich passenden Ersatz für Lebensmittel zu finden, die nicht so gesund sind, und die gleichzeitige Einführung von Essregeln für sich selbst. Sagen Sie sich beispielsweise: »Ich kann ein Stück Schokolade essen, nachdem ich trainiert habe« oder: »Ich kann Popcorn im Kino essen, wenn ich abends nur Fisch und Gemüse hatte« und so weiter. Andere Regeln können sein, sich grundsätzlich 20 % weniger anzurichten, niemals Kartoffeln, Nudeln oder Reis nachzunehmen und nur samstags Kuchen zu essen.

Phase-2-Wochenspeisepläne

Die folgenden Menüvorschläge dienen als praktische Unterstützung für den Einstieg in eine Ernährungsweise, die viele Menschen nicht gewohnt sind. Sie müssen dem Menüvorschlag nicht strikt folgen, können ihn aber als Anregung benutzen.

Die vorgeschlagenen Mengenangaben in den Menüs dienen nur als Richtlinie; Sie können diese reduzieren oder erhöhen und sollten grundsätzlich immer essen, bis Sie sich angenehm satt fühlen. Sie müssen nur immer darauf achten, dass die Zusammensetzung jeder Mahlzeit innerhalb des ABF- oder ABC-F-Tellermodells liegt (siehe S. 177 f. in diesem Kap.).

Sie können in den Menüvorschlägen und im Rezeptteil hin- und herspringen und sich Ihre Favoriten herauspicken. Holen Sie sich Tipps und Ideen und tauschen Sie Mittagessen, Abendessen und Frühstücksrezepte aus, wie es Ihnen gefällt. Vielleicht mögen oder vertragen Sie nicht alle Zutaten. Die Menüs sind nur ein Vorschlag und eine Starthilfe – bestimmt werden Sie bald Ihren eigenen Weg finden!

Für die Hauptmahlzeiten sollte die Menge an Protein, grob gesagt, der Größe und Dicke Ihrer Handfläche entsprechen. Die meisten Mahlzeiten folgen dem ABF-Muster – mit einer Handfläche proteinreicher Nahrung und zwei Handflächen niedrigglykämischen Kohlenhydraten inkl. Fett (1 Teelöffel kaltgepresstes Pflanzenöl). Die Belohnungsmahlzeit (ABC-F), von der ich maximal eine pro Tag empfehle, besteht aus einer Handfläche eiweißreicher Nahrung, einer halben Handfläche Kohlenhydraten mit mittlerem bis hohem glykämischem Index und einer halben Handfläche niedrigglykämischer Kohlenhydrate.

Jede Mahlzeit muss genügend Proteine, gesundes Fett, langsam wirkende Kohlenhydrate und Mikronährstoffe/Antioxidantien enthalten. Wie viel Nahrung Sie brauchen, ist individuell, weswegen es sich empfiehlt, Anpassungen vorzunehmen, wenn Sie sich sicher sind, dass Sie zu wenig oder zu viel essen. Essen Sie langsam und nehmen Sie sich Zeit, die Signale des Körpers wahrzunehmen.

Variation ist wichtig. Daher wird jeder Tag so geplant, dass die vier Hauptmahlzeiten plus Zwischenmahlzeit Ihnen eine Portion Nüsse/Samen, Fisch, gesunde Öle, eine Mahlzeit mit Ei, Hülsenfrüchte und saure Milchprodukte sowie viel Gemüse liefern.

Die Menüvorschläge zielen auch darauf ab, Ihnen zu zeigen, dass Sie nicht zu drei Mahlzeiten täglich Brot essen müssen. Wenn Sie Brot kaufen, sollten Sie grobes oder proteinreiches, ballaststoffreiches und kohlenhydratreduziertes Brot wie Low-Carb-Vollkornbrot oder Ähnliches wählen. Denken Sie daran: Je dichter der gebackene Teig ist, desto besser. Suchen Sie nach Brot aus geschrotetem oder gemischtem Mehl oder anderen Mehlsorten mit ganzen Körnern (Vollkornprodukte sind hier meist ein guter Tipp).

Hüttenkäse, frisches und qualitativ hochwertiges Fleisch und Quark sind gute Proteinquellen. Naturjoghurt, Kefir und Buttermilch sind auch sehr gesund, beinhalten einerseits aber weniger Eiweiß und mehr Kohlenhydrate und enthalten andererseits lebende Bakterien, was Frischkäse nicht tut. Um Vielfalt zu erreichen, fügen Sie Beeren, gehackte Nüsse, Gewürze und frische oder getrocknete Kräuter zu den Milchprodukten hinzu. Vermeiden Sie fertigen Fruchtjoghurt, da die meisten Produkte viel Zucker enthalten, wählen Sie aber gerne Varianten ohne Zucker, wenn Sie eine Marke gefunden haben, der kein Zucker zugesetzt wurde.

Vielen Mahlzeiten und Zwischenmahlzeiten kann kurz vor dem Servieren problemlos ein Teelöffel Leinsamenöl hinzugefügt werden, welches alle positiven Effekte der Omega-3-Fettsäuren gewährleistet und die glykämische Last der Mahlzeit reduziert.

Zwischenmahlzeiten

Snacks werden auf den folgenden Seiten nicht als eigene Mahlzeiten in den Menüvorschlägen genannt, hier finden Sie aber einen Überblick über gute Möglichkeiten.

Wählen Sie jeden Tag eine dieser Zwischenmahlzeiten:

- 1 Apfel, Orange, Birne, Pfirsich oder Nektarine
- 2 Kiwis oder Clementinen
- 4 Pflaumen
- $1/3$ Honig- oder Cantaloupe-Melone
- 1 Scheibe Wassermelone
- 75 g Weintrauben

Kombiniert mit einer dieser Zutaten:

- 1 kleiner Becher Naturjoghurt, zuckerfreier Joghurt oder ein Glas Kefir, Buttermilch oder Sauermilch
- 1 Handvoll rohe Nüsse, Samen, Mandeln (ca. 40 g)
- Eiweißriegel, Riegel mit viel Protein und wenig Kohlenhydraten, Proteincookies mit hochwertigem Eiweiß, geröstete Sojabohnen (aus dem Reformhaus oder Internet)

ABF	Vorschlag 1	Vorschlag 2	Vorschlag 3	Vorschlag 4	Vorschlag 5	Vorschlag 6	Vorschlag 7
Frühstück	**Joghurt mit Beeren und Samen** 100 g 2% Natur-joghurt 100 g Quark 1 % Fett 150 g Beeren 2 EL Leinsamen 2 EL Sonnenblumenkerne 1 EL kalte-presstes Leinöl	**Proteinshake** *Alles mixen:* 300 ml Kefir oder Sauermilch 1 Portion (20 g) Proteinpulver zuckerfrei 150 g Beeren 1 EL kaltgepresstes Leinöl	**Buttermilchshake** *Alles mixen:* 200 ml Buttermilch natur 150 g Beeren 1 EL Leinöl *Beilage:* Eine Handvoll Nüsse oder Mandeln	**Räucherlachs-röllchen** 2 Scheiben Räucherlachs *Vermischen und auf den Lachs schmieren:* 1 EL Ziegen-milchfrischkäse oder anderer Streichkäse 2 EL griechischer Joghurt 1 Handvoll Rucola auflegen und zusammenrollen. *Beilage:* Kirschtomaten	**Omelett** 2 Eier 4 Scheiben Schinken Zucchinistücke Paprikastücke Zwiebel, fein gehackt 1 EL Olivenöl zum Braten *Getränk:* 200 ml Sauermilch oder Buttermilch	**Obst mit Topping** ½ Apfel in Stücken ½ Orange in Stücken 150 g griechischer Joghurt 2 % Fett oder Kefir 1 EL Sesamkörner 15 Mandeln	**Eierspeise mit Lachs** 2 Eier 2 EL gehackte Jungzwiebel Salz/Pfeffer 50 g geräucherter Lachs 1 Tomate 2 Stk. ballaststoff-reiches Knäckebrot 200 ml Kefir
Mittagessen	**Thunfischsalat** ¾ Dose Thunfisch 2 Handvoll Blattsalat Kirschtomaten Stangenselleriestücke Lauch, fein gehackt *Dressing:* 100 g griechischer Joghurt 2 % Zitrone, Dill, Petersilie nach Belieben 1 EL französischer Senf 1 EL Olivenöl	**Pfannenmix** 1 Packung Schinken in Streifen 2 EL Kokosöl zum Braten Pilzstücke Brokkoli, gedämpft Zwiebel, fein gehackt Paprikawürfel Grüne Bohnen Salz und Pfeffer *Das Gemüse kurz in Kokosnussöl anbraten, danach den Schinken hinzugeben.*	**Shrimps-Eiersalat** 2 Handvoll Blattsalat 60 g gepuzte Shrimps 1 gekochtes Ei Kirschtomaten *Dressing:* 1 EL griechischer Joghurt 2 % 1 EL Olivenöl Salatkräuter, Salz und Pfeffer nach Belieben	**Hähnchensalat** 2 Handvoll grüner Salat/Rucola 1 gekochtes Ei 100 g gebratenes oder gegrilltes Huhn Gemüse nach Belieben Sonnengetrocknete Tomaten in Stücken ½ Avocado *Dressing:* Balsamico-Essig 1 EL Olivenöl Salz und Pfeffer	**Hähnchenschenkel mit Joghurtsauce** 1½ Hähnchen-schenkel, gegrillt oder im Ofen gebraten *Mixen:* 100 g griechischer Joghurt 2 % 1 Knoblauchzehe Zitronensaft 1 EL Olivenöl 40 g geriebene Möhren	**Brötchen** 2 Scheiben kohlen-hydratarmes, eiweißreiches Brot 1 große Dose Makrelen in Tomaten-sauce Salatgurke	

Vier glutenfreie Pfannkuchen mit Blaubeersirup siehe RRezept S. 205

ABF	Vorschlag 1	Vorschlag 2	Vorschlag 3	Vorschlag 4	Vorschlag 5	Vorschlag 6	Vorschlag 7
Abend-essen	**Frikadellen mit Zwiebel** 2 Frikadellen ¼ Zwiebel, in Ringe geschnitten und geröstet 4 EL Erbseneintopf 5 Röschen Blumenkohl oder **Taco-Salat** Gebratenes Hackfleisch mit Taco-Gewürz Gemischter Salat Etwas Käse und saure Sahne, Salsasauce	**Lachs mit Zwiebeln** 150–200 g *Lachs in Mehl + Gewürzen wenden und mit Zwiebeln in Olivenöl braten. Serviert mit gedämpftem Blumenkohl und geriebenen Möhren.* oder **Lachsschmetterling mit Kräuteröl** siehe Rezept S. 206	**Hühnereintopf mit Schalotten und Zimt** siehe Rezept S. 206 oder **Huhn- und Gemüse-wok mit Erdnüssen** siehe Rezept S. 207	**Forellenfilet mit Selleriepüree** siehe Rezept S. 208 oder **Panierter Dorsch mit Pesto, Tomaten und Knoblauch** siehe Rezept S. 209	**Rosmarinhühnchen mit Tomatensauce, Kapern und Rosmarin** siehe Rezept S. 210 oder **Hähnchensalat mit Kichererbsen** siehe Rezept S. 211	**Schweinekoteletts mit Tomateneintopf, frischen Tomaten und Zwiebeln** siehe Rezept S. 212 oder **Hackbraten mit Linsen** siehe Rezept siehe S. 213	**Ofenlachs mit frischen Tomaten und Zwiebeln** siehe Rezept S. 215 oder **Labskaus mit Twist** siehe Rezept S. 214
Spät-mahl-zeit	**Räucherschinken-röllchen** 3 Scheiben Räucherschinken 100 g griechischer Joghurt 2 % 1 EL Pinienkerne oder 2 EL Ziegen- oder anderer Frischkäse Spargel Rucola *Joghurt und Frischkäse vermengen und auf den Räucherschinken aufstreuen. Pinienkerne aufstreuen, Rucola einrollen.* Beilage: Spargel	**Gefüllte Avocado** ½ Avocado 90 g Shrimps Vermischen: Joghurt 2 % 1 TL Fischeier Zitrone, Dill, Salz und Pfeffer nach Belieben	**Tomatensalat** 1 Tomate 50 g Mozzarella 4 Scheiben Speck/ Räucherschinken in kleinen Stücken 1 EL Olivenöl Balsamico-Essig Basilikum, frisch oder getrocknet *Tomaten und Mozzarella in Scheiben schichten. Schinken/Speck darüberstreuen und mit Öl, Balsamico, Basilikum und Gewürzen verfeinern.*	**Brokkolisalat** 5 Scheiben Speck/Räucher-schinken in Streifen Brokkoli, gekocht 100 g Hüttenkäse 50 g Pistazien Sonnengetrocknete Tomaten in Stücken Balsamico-Essig	**Smoothie** 3 Eier, roh 1 EL Olivenöl 150 g Beeren 2 EL griechischer Joghurt 2 % 3 EL Süßstoff	**Brokkolisalat** siehe Rezept	**Räucherlachs-röllchen** 2 Scheiben Räucherlachs *Vermischen und auf den Lachs schmieren:* 1 EL Ziegenmilchfrisch-käse oder anderer Streichkäse 2 EL griechischer Joghurt 1 Handvoll Rucola auflegen und zusammenrollen. Beilage: Kirschtomaten

ABF-Rezepte

Glutenfreie Pfannkuchen mit Blaubeersirup

Jeder liebt diese proteinreichen, leckeren Pfannkuchen.
(für etwa 24 Pfannkuchen)

Für den Blaubeersirup:
25 ml Agavensirup
250 g gefrorene Blaubeeren

Für den Teig:
225 g Mandelmehl
100 ml Sahne
8 Eier
125 ml geschmolzene Butter
50–75 ml Agavensirup
1 TL Vanilleextrakt
1 TL Backpulver
1 Prise natriumreduziertes Salz
Butter zum Braten
Naturjoghurt zum Servieren

1. 25 ml Agavensirup zusammen mit den Blaubeeren in einem Topf aufkochen lassen. Etwa 13 Minuten lang einkochen. Abkühlen lassen, bis der
   Blaubeersirup lauwarm ist.
2. Mandelmehl, Sahne, Eier, Butter, den restlichen Agavensirup, Vanilleextrakt, Backpulver und Salz in einer Küchenmaschine verrühren, bis der Teig
   glatt ist. 1 EL Butter in einer großen Pfanne bei mittlerer Hitze schmelzen
   und die Pfannkuchen ausbraten, wenden, wenn es brutzelt. Fügen Sie bei
   Bedarf mehr Butter hinzu.
3. Mit Blaubeersirup und Naturjoghurt (gerne mit griechischem Joghurt) servieren.

Lachs mit Kräuteröl

(4 Portionen)

100 ml kaltgepresstes Olivenöl
4 EL frische Kräuter nach Wahl (Basilikum, Thymian, Petersilie o. Ä.),
  gehackt

2 EL geriebener Parmesan
ca. 700 g Lachsfilet mit Haut
Salz und frisch gemahlener Pfeffer

1. Ofen auf 180 °C vorheizen. Öl, Kräuter und Parmesan in einem hohen, schmalen Behälter mit dem Stabmixer zerkleinern, bis die Masse glatt, grün und dickflüssig wird.
2. Den Fisch in eine Pfanne legen, mit etwas Kräuteröl einreiben und mit Salz und frisch gemahlenem Pfeffer bestreuen. Den Fisch ca. 5 Minuten im Ofen garen. Haben Sie ein digitales Steakthermometer, setzen Sie es auf 58 °C.
3. Servieren Sie den Fisch mit frischem Sommergemüse, einem Salat oder einer leckeren Linsen-Bohnen-Mischung als Beilage.

Hühnereintopf mit Schalotten und Zimt

(4 Portionen)

1½ EL Butter
6 Hühnerschenkel, halbiert
400 g kleine Schalotten, gehackt
500 ml Hühnerbrühe (Wasser + Suppenwürfel)
1 TL Zimt, gemahlen
1 TL Erythrit
Salz und frisch gemahlener Pfeffer
½ TL frischer Rosmarin, gehackt
50 g Pinienkerne
1 EL Olivenöl

1. Die Hälfte der Butter in einer Pfanne schmelzen und das Hähnchen an allen Seiten scharf anbraten und aus der Pfanne nehmen und zur Seite legen. Die Pfanne auswaschen und die Schalotten im Rest der Butter glasig braten.

2. Hühnchen und Schalotten in einen Topf geben und die Hühnerbrühe darübergießen. Zimt, Erythrit, Salz, Pfeffer und Rosmarin hinzufügen. Ca. 40 Minuten köcheln lassen.

3. Stellen Sie sicher, dass sich die Knochen von den Hähnchenschenkeln lösen. Die Pinienkerne in einer trockenen Pfanne leicht rösten und kurz vor dem Servieren über das Essen streuen und jede Portion mit ein paar Tropfen Olivenöl beträufeln.

Huhn- und Gemüsewok mit Erdnüssen

Dieses Gericht ist ebenso wohlschmeckend wie nahrhaft, unter anderem ist es eine gute Quelle für Vitamin C, Vitamin B6, Folsäure und Mangan, und eine sehr gute Quelle für Protein, Vitamin A, Vitamin K und Niacin (Vitamin B3).

(4 Portionen)

2 EL Sojasauce
2 EL trockener Sherry oder Weißwein
3 EL + 3 TL kaltgepresstes Rapsöl
2 TL Erythrit, zum Verteilen
600 g Hähnchenfilet ohne Knochen und Haut, in 2,5 cm breiten Streifen
2 EL Chili, ohne Samen, fein gehackt
4 Frühlingszwiebeln, gehackt, weiße und grüne Teile getrennt
500 g Blattspinat
Natriumreduziertes Salz
Pfeffer
50 g grob gehackte gesalzene Erdnüsse

1. 1 EL Sojasauce, 1 EL Sherry oder Weißwein, 1 TL Rapsöl und 1 TL Erythrit in einer mittelgroßen Schüssel verrühren. Hähnchen darin 20–30 Minuten marinieren. Die restlichen 1 EL Sojasauce, 1 EL Sherry oder Weißwein, 2 TL Rapsöl und 1 TL Süßstoff in einer anderen kleinen Schüssel verrühren und beiseitestellen.

2. 2 EL Rapsöl in einer großen Bratpfanne oder einem Wok bei starker Hitze erwärmen. Die Chilischoten und die weißen Teile der Frühlingszwiebeln dazugeben und 30 Sekunden lang anbraten und umrühren. Das Hähnchen in die Pfanne geben und unter Umrühren ca. 3 Minuten lang (oder bis das Huhn gegart ist) anbraten. Diese Mischung in eine saubere Schüssel geben.

→

3. 1 EL Rapsöl in der gleichen Pfanne/im Wok bei starker Hitze erhitzen und eine Handvoll Spinat einrühren, bis er weich ist, den restlichen Spinat ebenfalls portionsweise dazugeben. Ca. 3 Minuten sautieren, bis der Spinat weich ist.

4. Das Huhn zurück in die Bratpfanne oder den Wok geben und die beiseitegestellte Sojasaucenmischung ca. 1 Minute einrühren, bis alles wieder warm ist. Mit Salz und Pfeffer würzen und auf eine Servierplatte legen. Zum Servieren die grünen Stücke der Frühlingszwiebel und die gerösteten Erdnüsse darüberstreuen.

Forellenfilet mit Selleriepüree

(4 Portionen)

600 g Forellenfilet
Zitronenpfeffer
1 EL Zitronensaft
1 großer Knollensellerie, gewürfelt
100 ml Vollmilch
1 EL Crème fraîche (am besten die Light-Variante)
2 EL kaltgepresstes Olivenöl
Salz und frisch gemahlener Pfeffer
2 Tomaten, in Scheiben

1. Das Forellenfilet in vier gleich große Stücke schneiden. Die in einer Ofenform mit Zitronenpfeffer bestreuten und Zitronensaft beträufelten Stücke bei 90 °C in den vorgeheizten Ofen geben und ca. 30 Minuten oder bis der Fisch eine Kerntemperatur von ca. 60 °C hat garen.

2. Den Knollensellerie in Wasser kochen, bis er gar ist. Das Wasser abgießen und den Sellerie mit einem Stabmixer pürieren. Mit Milch, Crème fraîche und 1 EL Olivenöl vermischen und mit Salz und Pfeffer würzen.

3. Die Tomaten auf einen Servierteller legen und mit 1 EL Olivenöl beträufeln. Mit Salz und Pfeffer verfeinern. Das Forellenfilet und den Selleriepüree dazugeben und genießen.

Panierter Dorsch mit Pesto, Tomaten und Knoblauch

(6 Portionen)

2 Knoblauchzehen, mit Schale
3 EL kaltgepresstes Olivenöl
2 kleine rote Chilischoten, entkernt und gehackt
900 g Tomaten, in Würfeln
100 ganze schwarze Oliven
2 Dorschfilets, ohne Haut und Gräten, ca. 450 g
3 EL Pesto (Basilikum, Olivenöl, Knoblauch, Pinienkerne und Parmesan;
*   kann im Supermarkt gekauft werden)*

Zitronenschale gerieben (von 1 kleinen Zitrone)
Natriumreduziertes Salz
Pfeffer
12 Scheiben Speck/Räucherschinken

1. Den Ofen auf 200 °C vorheizen. Knoblauch in einer Pfanne mit 2 EL Öl braten, dann die Knoblauchzehen auf ein Backblech in den Ofen geben, 15 Minuten rösten und anschließend beiseitestellen. Die Chilischoten zusammen mit Tomaten und Oliven in die Pfanne geben und umrühren.
2. Eine Seite des Fischfilets mit Pesto bestreichen und mit der geriebenen Zitronenschale, Salz und Pfeffer bestreuen. Das zweite Filet darüberlegen und mit Speck/Räucherschinken umwickeln, sodass die Speckscheiben an der Fischunterseite überlappen. Mit Pfeffer und dem Rest des Öls verfeinern.
3. Das Fischpaket auf den Rost legen (eine Stufe über das Backblech) und 20 Minuten (oder bis der Fisch fast durch ist) im Ofen garen lassen.
4. Den Fisch auf einen Servierteller geben, den Knoblauch in der Sauce des Bleches zerdrücken und die Schale wegwerfen. Den Fisch in Scheiben schneiden und mit Oliven, Tomaten, Chili und der Sauce vom Backblech servieren.

Rosmarinhühnchen mit Tomatensauce

(4 Portionen)

1 EL kaltgepresstes Olivenöl
8 ausgelöste Hähnchenschenkel, ohne Haut
1 Rosmarinzweig
1 rote Zwiebel, gehackt
3 Knoblauchzehen, in dünnen Scheiben
2 Sardellenfilets, fein gehackt
1 Dose (400 g) gehackte Tomaten
1 EL Kapern, abgeseiht
75 ml Rotwein (optional) oder Wasser
Pfeffer
400 g gedünsteter Brokkoli oder Blumenkohl
Frischer grüner Salat

1. Die Hälfte des Öls in einer beschichteten Bratpfanne erhitzen und die Hähnchenschenkel auf allen Seiten anbraten. Rosmarin fein hacken, die Hälfte des Rosmarins in die Pfanne geben, umrühren und die Hähnchenschenkel auf einem Teller beiseitestellen.

2. Das restliche Öl in der gleichen Pfanne erhitzen und die roten Zwiebeln 5 Minuten (bis sie weich sind) anbraten. Knoblauch, Sardellen und restlichen Rosmarin hinzugeben und ein paar Minuten lang braten. Tomaten, Kapern und Wein (falls gewünscht, sonst Wasser) dazugeben.

3. Aufkochen lassen und die Schenkel zurück in die Pfanne geben. Zugedeckt 20 Minuten (oder bis die Schenkel durch sind) kochen lassen. Mit Pfeffer abschmecken und mit gedünstetem Brokkoli oder Blumenkohl und einem frischen grünen Salat servieren.

Hähnchensalat mit Kichererbsen

Dieser Salat strotzt vor mediterranen Aromen, und ein leicht gesüßter Wein gibt dem Dressing das besondere Etwas.
(6 Portionen)

2 Dosen (à 400 g) Kichererbsen
300 g Kirschtomaten
300 g eingelegte Paprika (aus dem Glas)
1 gegrilltes Huhn
1 kleiner Bund krause Petersilie, zum Garnieren

Für die Sauce
2 Knoblauchzehen, geschält und gehackt
2 EL süßer Weißwein (oder 2 EL trockener Weißwein und 1 TL Erythrit)
6 EL Öl (aus dem Paprikaglas)
½ TL Paprikapulver
Saft von ½ Orange
Evtl. etwas Erythrit

1. Die Sauce zuerst machen: Knoblauch, Weißwein, Paprikaöl, Paprikapulver, Orangensaft und evtl. Süßstoff mit einem Stabmixer oder einer kleinen Küchenmaschine zu einer gleichmäßigen Sauce mixen.
2. Kichererbsen abseihen, Tomaten und Paprika halbieren und alles in einer großen Schüssel vermischen. Die Hälfte der Sauce darübergießen, gut mit einem Löffel vermischen und auf einen Servierteller legen. Das Huhn auf einen Teller legen und die Knochen auslösen. Das Fleisch in Portionen schneiden und am Salat verteilen. Den Rest der Sauce darübergießen und mit gehackter Petersilie garnieren.

Schweinekoteletts mit Tomateneintopf, Kapern und Rosmarin

(4 Portionen)

4 Schweinekoteletts (1½ cm dick, insgesamt 1 kg)
¼ TL natriumreduziertes Salz + etwas zum Abschmecken
¼ TL Pfeffer + etwas zum Abschmecken
2 EL kaltgepresstes Olivenöl
2 Knoblauchzehen, gepresst
1 Dose (400 g) Tomatenwürfel
2 EL Kapern, abgeseiht
1 EL Honig
1 Bund frischer Rosmarin, fein gehackt
Grüner Salat oder Ofengemüse zum Servieren

1. Das Fleisch mit Salz und Pfeffer bestreuen. 1 EL Öl erhitzen, in einer Brat-pfanne (30–35 cm Durchmesser) bei mittlerer Hitze zum Brutzeln bringen und die Koteletts auf beiden Seiten ca. 5 Minuten anbraten, danach auf einen Teller legen und mit Folie abdecken.

2. Das restliche Öl in die Pfanne geben und den Knoblauch 30 Sekunden lang bei mittlerer Hitze anbraten.

3. Tomaten und andere Zutaten hinzufügen und 3 Minuten lang unter mehr-maligem Umrühren köcheln lassen. Die Koteletts und evtl. die Sauce vom Teller hinzugeben und ohne Deckel 2–3 Minuten (bis sie durch sind) kö-cheln lassen. Mit Salz und Pfeffer würzen.

4. Mit grünem Salat oder im Ofen gebackenem Gemüse servieren.

Hackbraten mit Linsen

Hackfleisch ist einfach zu verarbeiten. Kombiniert mit Linsen kann es zu Speisen mit niedriger glykämischer Last, feiner Textur und leckerem Geschmack zubereitet werden. Gemüse dazu – fertig! Kann auch leicht eingefroren werden. (6 Portionen)

1 Zwiebel, gehackt
2 EL frische krause Petersilie, gehackt
2 EL frischer Schnittlauch oder Frühlingszwiebeln, gehackt
400 g Hackfleisch
1 EL Senfpulver
½ TL frisch gemahlener schwarzer Pfeffer
2 EL Worcestersauce (oder Sojasauce)
2 EL Tomatenmark
1 Fleischbrühe-Suppenwürfel
400 g Tomatenwürfel aus der Dose
Wasser
200 g grüne Linsen
4 TL kaltgepresstes Leinsamenöl
Petersilie, Knoblauch und Leinsamenöl zum Servieren

1. Zwiebel, Petersilie und Schnittlauch oder Frühlingszwiebeln in einer beschichteten großen Pfanne bei mittlerer Hitze braten. Umrühren, bis die Zwiebeln weich und fast transparent sind.
2. Fleisch hinzufügen und braten, bis es leicht bräunlich ist. Senfpulver, Pfeffer, Worcestersauce und Tomatenmark hinzugeben und gut umrühren. Brühwürfel und Dosentomaten hinzufügen, die leere Tomatendose mit Wasser ausspülen und Wasser hinzufügen.
3. Lassen Sie die Mischung aufkochen. Linsen abspülen und hinzufügen, umrühren, zugedeckt ca. 30 Minuten köcheln lassen, bis die Mischung eine dickflüssige Konsistenz hat.
4. Petersilie zerdrücken, Knoblauch hacken und zusammen mit Leinsamenöl (wenn gewünscht) kurz vor dem Servieren hinzufügen.

Norwegisches Labskaus mit Twist

(4 Portionen)

200 g weiße Bohnen
600 g Rinderschulter oder -rücken, ohne Knochen
Butter zum Braten
1 Zwiebel, grob gehackt
400 ml Wasser
1 Brühwürfel
Liebstöckel (oder Thymian), fein gehackt
2 große Möhren, gewürfelt
½ mittelgroße Steckrübe, gewürfelt
½ kleiner Knollensellerie, gewürfelt
1 Stange Lauch, gewürfelt
Salz, Pfeffer und Schnittlauch
Ein wenig Blattpetersilie, zum Servieren

1. Die Bohnen über Nacht einweichen und mit kaltem Wasser spülen. Fleisch in kleine Würfel schneiden und mit Butter in einer Pfanne zusammen mit der Zwiebel anbraten.
2. Fleisch und Zwiebel anschließend in den Topf mit den Bohnen geben. Wasser und Brühwürfel hinzugeben, aufkochen lassen, Liebstöckel hinzufügen und alles 30–40 Minuten ziehen lassen, bis Bohnen und Fleisch zart gegart sind.
3. Gemüse in einen Topf geben. Alles aufkochen und ziehen lassen, bis es zart ist. Mit Salz, Pfeffer und Schnittlauch würzen.
4. Kurz vor dem Servieren mit ein wenig gehackter Blattpetersilie bestreuen.
5. Alternativ können Sie Dosenbohnen verwenden und gleichzeitig mit dem Gemüse in den Topf geben.

Ofenlachs mit frischen Tomaten und Zwiebeln

(4 Portionen)

800 g Lachsfilet
100 ml kaltgepresstes Olivenöl
2 EL frischer Thymian, fein gehackt
2 EL frischer Oregano, fein gehackt
50 ml Weißwein oder Fischfond
Salz
Frisch gemahlener Pfeffer
6 Tomaten, in Scheiben
2 große Zwiebeln, in Ringen
2 EL geriebener Parmesan
Gehackte Petersilie, zum Garnieren

1. Den Fisch in ca. 4x4 cm große Stücke schneiden. Olivenöl, Thymian, Oregano, Weißwein, Salz und Pfeffer in einer hohen Schüssel gut vermischen, am besten mit einem Stabmixer.
2. Den Boden einer Auflaufform mit Tomatenscheiben und Zwiebelringen bedecken. Den Fisch einschichten und darüber noch eine Schicht Zwiebeln und Tomaten legen.
3. Das Dressing darübergießen und die Form bei 160 °C in den vorgeheizten Ofen schieben. Nach 40 Minuten die Form rausnehmen und mit Parmesan bestreuen.
4. Das Gericht weitere 10 Minuten im Ofen lassen, bevor Sie es vor dem Servieren mit etwas gehackter Petersilie verfeinern.

Tipp

Für dieses Gericht können fast alle Fische verwendet werden. Weißer Fisch, der generell zarteres Fleisch hat, kann vor der Zubereitung in Salzlake eingelegt werden. Dafür 70 g Salz in einem Liter kaltem Wasser auflösen und die Fischstücke in dieser Lake vor Verarbeitung 8 Minuten lang einlegen.

Wählen Sie täglich eine dieser ABC-F-Mahlzeiten statt der entsprechenden ABF-Mahlzeit

ABC-F-Mahlzeit:

A = Protein
B = niedrigglykämische Kohlenhydrate
C = mittelglykämische Kohlenhydrate
F = Fett

Hinweis: Als Müslis eignen sich z. B.:

• Ackerlust Bio kohlenhydratreduziertes Low-Carb Fitness Müsli –glutenfrei, ohne Zucker/zuckerfrei
• WYLD Bio Low-Carb Müsli
• Zweiglein Bio Protein Low-Carb Müsli Mandel-Vanille

ABF	Vorschlag 1	Vorschlag 2	Vorschlag 3	Vorschlag 4
Frühstück	**Müsli** 200 ml Kefir oder Sauermilch 30 g Müsli 150 g Beeren 1 TL Erythrit	**Haferbrei** *Aufkochen:* 30 g große Haferflocken 200 ml Wasser 200 ml Wasser *Lauwarm abkühlen lassen* *Einrühren:* 200 ml Kefir 2 TL fein gehackte Mandeln 1 TL Kürbiskerne 1 TL Erythrit Zimt	**Joghurt mit Müsli** 200 g griechischer Joghurt 2 % 150 g gefrorene/frische Beeren 2 TL Müsli	**Belegtes Knäckebrot** 2 Stück empfohlenes Knäckebrot siehe S. 138 100 g Hüttenkäse 2 Scheiben Schinken 1 Tomate ½ Avocado Pfeffer und Salz *Getränk:* 200 ml Kefir oder Buttermilch

ABF	Vorschlag 1	Vorschlag 2	Vorschlag 3	Vorschlag 4
Mittagessen	**Belegtes Brötchen** 2 Scheiben kohlenhydratarmes Brot 6 Scheiben Kräuterschinken ½ Avocado 1 Tomate 2 Salatblätter	**Belegtes Brötchen** 2 Scheiben kohlenhydratarmes oder Vollkornbrot 1 große Dose Makrele in Tomatensauce Gurke	**Belegtes Brötchen** 1 Scheibe Roggenbrot/Pumpernickel 1 große Dose Makrele in Tomatensauce Gurke	**Belegtes Brötchen** 1 Scheibe Roggenbrot/Pumpernickel 1 Ei, gebraten oder gekocht 2 Scheiben Räucherlachs Tomate Gurke
Abendessen	**Taco-Salat** siehe Rezept S. 145 **Schweinefleisch** **mit Dörrpflaumen und Joghurt** siehe Rezept S. 217 **Schweinefleisch** **mit Ingwer und Chili** 150 g Schweinefleisch in Streifen *Gebraten mit:* 1 EL Kokosöl 1 cm frischem Ingwer, gehackt oder gerieben 10 Cashewnüssen 2 EL süßer Chilisauce ½ Banane 80 g Wildreis	**Würstchenauflauf** **mit Lauch und Limabohnen** siehe Rezept S. 216 **Pasta mit Sahnesauce** 30 g kohlenhydratarme Pasta (Kichererbsen, Linsen) *Beim Erhitzen vermischen:* 60 g Schinken 60 g Erbsen 50 ml Kochsahne 2 EL geriebener Light-Käse 1 Knoblauchzehe Salz, Pfeffer Salat nach Wunsch mit 1 EL Olivenöl	**Ofenlimabohnen und -zucchini** **mit gehobelter Walnuss** siehe Rezept S. 218 **Enchiladas mit Schweinefleisch** siehe Rezept S. 218 **Frikadellen** 2 Frikadellen, am besten selbstgemacht **Tomatensalsa** 1 Tomate, gehackt Rote Zwiebel, fein gehackt Petersilie, fein gehackt 1 gekochte Kartoffel	**Meeresfrüchte-Gratin** siehe Rezept S. 220 **Ofendorsch** 150 g Dorsch *Im Ofen garen mit:* 2 Möhren in Scheiben 1 Lauch, fein gehackt Zitronensaft 100 g Quark 1 % 100 ml leichte saure Sahne Kräuter nach Geschmack Salz und Pfeffer 80 g Basmatireis
Spätmahlzeit	**Belegtes Knäckebrot** 2 Scheiben empfohlenes Knäckebrot (siehe S. 138) 1 gekochtes Ei 1 Dose Sardinen 1 Tomate in Scheiben	**Belegtes Brötchen** 1 Scheibe Roggenbrot/Pumpernickel 90 g Garnelen 1 EL Quark 1 % ½ Avocado Zitrone Dill, Pfeffer und Salz	**Müsli mit Nüssen und Beeren** 30 g Müsli 4 EL Sojaflocken 10 Nüsse/Mandeln, gehackt 150 g Beeren 200–300 ml Milch	**Belegtes Knäckebrot** 2 Stück Konzelmanns Low-Carb-Knäckebrot oder ein anderes empfohlenes Knäckebrot (siehe S. 138) 1 große Dose Makrele in Tomatensauce 10 dicke Gurkenscheiben

ABC-F-Rezepte

Würstchenauflauf mit Lauch und Limabohnen

Ein besonders sättigendes Gericht. Die würzigen Würstchen verleihen dem Auflauf einen aufregenden Geschmack, und die Limabohnen tragen viele Nähstoffe und wasserlösliche Ballaststoffe bei und bringen Ihnen einen stabilen Blutzucker. (4 Portionen)

1 EL kaltgepresstes Olivenöl

*75 g Chorizowurst (kann durch Peperoniwurst oder andere grobe Würste
    ersetzt werden), grob gehackt*

4 große Lauchstangen, in dünnen Scheiben

3 Knoblauchzehen, in dünnen Scheiben

100 ml Weißwein

1 TL Erythrit

500 ml Gemüsebrühe (evtl. Suppenwürfel verwenden)

2 Dosen (à 400 g) Limabohnen (große weiße Bohnen), abgeseiht

*85 g altes Brot, zerkrümelt, oder Semmelbrösel (kann auch durch fein
    gemahlene Mandeln oder geriebenen Parmesankäse ersetzt werden)*

Frischer Salat, zum Servieren

1. Ofen auf 200 °C vorheizen (Heißluftofen 180 °C). Öl in einer Pfanne erhitzen, die Wurst ein paar Minuten lang in Öl anbraten, bis sie leicht knusprig wird, herausnehmen und im Öl in der Pfanne Lauch und die Hälfte des Knoblauchs 5 Minuten braten, bis alles weich ist. Wein, Erythrit, Brühe und Bohnen dazugeben und 5 Minuten köcheln lassen. Brot mit dem Rest des Knoblauchs mischen.
2. Die Lauch-Knoblauch-Mischung in eine Auflaufform geben, die Würstchen untermischen und Brotkrümel darüberstreuen.
3. Die Auflaufform für 10 Minuten (oder bis die Oberfläche goldbraun ist) in den Ofen geben und mit einem frischen Salat servieren.

Schweinefleisch mit Dörrpflaumen und Joghurt

Ein sättigendes Gericht, das in wenigen Minuten zubereitet ist.
(4 Portionen)

2 Schweinefilets (ca. 500 g), in Medaillons geschnitten

2 EL Weizenmehl mit etwas Salz und Pfeffer gemischt

25 g geschmolzene Butter

20 entkernte Dörrpflaumen

2 EL Brandy oder Cognac

300 ml Weißwein

1 EL Dijonsenf oder anderer scharfer Senf

1 EL Honig

200 g Quark oder saure Sahne

Natriumreduziertes Salz

Pfeffer

4 TL kaltgepresstes Leinöl für zusätzliche Omega-3-Fettsäuren (optional)

Brokkoli, Blumenkohl oder grüner Salat als Beilage

1. Das Fleisch mit der Salz-Pfeffer-Mehl-Mischung bedecken.
2. Butter in einer großen Bratpfanne erhitzen und das Fleisch (in Portionen) bei mittlerer Hitze für ca. 3 Minuten auf jeder Seite anbraten, herausnehmen und die Dörrpflaumen, Brandy/Cognac, Weißwein, Senf und Honig in die Pfanne geben.
3. Auf die Hälfte der Flüssigkeitsmenge einkochen lassen. Quark oder saure Sahne hinzugeben und umrühren, bis sie zu einer cremigen Sauce wird.
4. Mit Salz und Pfeffer abschmecken und das Fleisch zum Erwärmen wieder in die Pfanne geben, aber nicht aufkochen lassen, damit Quark oder Sahne nicht flocken. Wenn gewünscht, Leinöl vor dem Servieren hinzufügen und als Beilage Brokkoli, Blumenkohl oder grünen Salat reichen.

Enchiladas mit Schweinefleisch

Wenn Sie das Schweinefleisch ersetzen wollen, bieten sich dafür Hähnchen- oder Putenfilets an.
(8 Portionen)

1 Dose gewürfelte Tomaten (400 g)
1 große grüne Paprika, gehackt
140 g Zwiebeln, gehackt
2 EL Worcestersauce
1–2 EL Chilipulver
¼ TL Knoblauchpulver
300 g Schweinefilet, in mundgerechten Stücken
8 Tortillas (alternativ Pfannkuchen)

1. Tomaten, Paprika, Zwiebeln, Worcestersauce, Chilipulver und Knoblauchpulver in einer mittelgroßen Schüssel gut vermengen.
2. Die Saucenmischung und das Fleisch in einen Topf geben und zu einer dicken Sauce einköcheln lassen. Am Ende soll die Sauce auf etwa 1 l eingekocht sein. Falls es zu wenig ist, etwas Wasser hinzugeben. Den Topf vom Herd nehmen.
3. Ca. 125 ml der Mischung in der Mitte jeder Tortilla verteilen, diese in der Mitte falten und zusammenrollen.

Ofenlimabohnen und -zucchini mit gehobelter Walnuss

Dies ist ein Abendessen, das reich an Ballaststoffen und eine gute Eisenquelle ist. Außerdem ist es ein wärmendes und deshalb ideales Wintergericht! Darüber hinaus weist es eine niedrige glykämische Last auf.
(6 Portionen)

350 g Limabohnen (große weiße Bohnen), in kaltem Wasser über Nacht einweichen (kann durch Dosenlimabohnen ersetzt werden)
4 EL kaltgepresstes Olivenöl
2 Zwiebeln, klein geschnitten
4 Knoblauchzehen, gehackt
1–2 rote Chilischoten, entkernt und klein gehackt
2 Dosen fein gewürfelte Tomaten (à 400 g)
1 TL getrockneter Oregano
1 TL getrockneter Rosmarin
2 Lorbeerblätter

425 ml trockener Weißwein
425 ml Gemüsebrühe
Natriumreduziertes Salz
Pfeffer
700 g Zucchini, geschält und in Stücken

Gehobelte Walnüsse
50 g Brotkrümel/Semmelbrösel oder geriebener Parmesan
25 g Walnüsse, fein gehobelt/gehackt
1 EL frischer Rosmarin, gehackt
4 EL krause Petersilie, gehackt

1. Die Bohnen abseihen und in einem großen Topf mit Wasser bedecken, aufkochen lassen, Hitze reduzieren und ca. 1 Stunde teilweise mit Deckel köcheln lassen, bis die Bohnen weich sind. Das Wasser abseihen.
2. 2 EL Öl in einer großen Pfanne erhitzen und die Zwiebeln anbraten, bis sie leicht braun sind. Knoblauch, Chili, Tomaten, getrockneten Oregano und Rosmarin, Lorbeerblätter, Weißwein, Brühe, Salz und Pfeffer hinzugeben und aufkochen lassen.
3. Hitze verringern und ohne Deckel 20 Minuten köcheln lassen. Die Zucchini hinzugeben und weitere 20 Minuten mäßig kochen lassen. Mit Gewürzen abschmecken, wenn gewünscht.
4. Den Ofen auf 180 °C vorheizen (Umluft 160 °C). Die Bohnen in eine große feuerfeste Form (oder zwei kleinere) geben.
5. Die Gemüsepfannenmischung über den Bohnen verteilen. Die Zutaten für die gehobelten Walnüsse gut miteinander vermischen und auf die Bohnen und das Gemüse geben. 30 Minuten (bis die Kruste golden und knusprig ist) im Ofen backen.

Meeresfrüchte-Gratin

Dieses Gericht ist eine ideale Quelle für die Vitamine A, C, B1, B3 und B6, Kalzium, Eisen, Magnesium und Folsäure.
(8 Portionen)

1 Zwiebel, gehackt
2 Knoblauchzehen, gehackt
1 grüne Paprika, gehackt
200 g Butter
30 g Weizenmehl
500 g frisches Krabbenfleisch
1 l Wasser
500 g frische Garnelen, geschält und geputzt
500 g kleine Jakobsmuscheln
500 g Flunderfilet
750 ml Vollmilch
100 g geriebener Emmentaler oder Jarlsberg-Käse
1 EL Weißweinessig
1 TL Worcestersauce
½ TL natriumreduziertes Salz
1 Messerspitze gemahlener Pfeffer
50 g geriebener Parmesan

1. Zwiebel, Knoblauch und Paprika in 100 g Butter in einer Bratpfanne mit dickem Boden sautieren, bis alles weich ist. Die Hälfte des Mehls dazugeben und bei mittlerer Hitze unter häufigem Rühren 10 Minuten köcheln lassen. Das Krabbenfleisch einrühren und die Pfanne beiseitestellen.

2. Wasser in einem großen Topf zum Kochen bringen. Garnelen, Jakobsmuscheln und Flunder 3 Minuten lang köcheln lassen. Die Meeresfrüchte-Mischung mit einem Schöpflöffel aus dem Wasser nehmen und beiseitestellen. 250 ml vom Brühwasser abnehmen.

3. Den Rest der Butter in einem Topf mit dickem Boden bei mittlerer Hitze schmelzen lassen, das restliche Mehl einrühren und ca. 1 Minute unter ständigem Umrühren köcheln lassen. Vorsichtig die Milch und das Brühwasser einrühren und unter ständigem Rühren auf mittlere Hitze stellen, bis die Mischung eindickt. Den geriebenen Käse, Essig, Worcestersauce, Salz und Pfeffer hinzugeben. Danach langsam die Meeresfrüchte-Mischung einrühren.

4. Den Ofen auf 175 °C vorheizen. Eine 20 x 30 cm große feuerfeste Form einfetten und das Krabbenfleisch am Boden der Form verteilen. Die Meeresfrüchte-Mischung darüber verteilen und Parmesan darüberstreuen. 30 Minuten im Ofen garen, bis die Kruste goldbraun ist, und rasch servieren.

Stellen Sie Ihren eigenen Menüplan zusammen

Gehen Sie in der Menüplanung jetzt einen Schritt weiter und stellen Sie Ihre eigenen Mahlzeiten zusammen. Sie folgen jetzt den Prinzipien, die Sie bereits kennen, und setzen Mahlzeiten aus A – Proteinen, B – niedrigglykämischen Kohlenhydraten, F – Fett und einige Mahlzeiten aus C – mittelglykämischen Kohlenhydraten zusammen.

Darüber hinaus sollten Sie viel trinken und können ein oder zwei Zwischenmahlzeiten wählen. Um ein ausgewogenes Tagesmenü zusammenzustellen, sollten Sie im Laufe eines Tages Folgendes zu sich nehmen:

1. 4 Portionen A (Frauen) oder 5 (Männer)
2. 4 Portionen B
3. 4 Portionen F
4. Maximal 1 Portion C – alternativ können Sie B wählen, wenn Sie möchten
5. 1–2 Zwischenmahlzeiten

Wählen Sie Lebensmittel aus den Listen auf S. 177 und Kap. 5 aus und stellen Sie diese zu vollwertigen Mahlzeiten zusammen. Erstellen Sie einen Plan für alle restlichen Tage der Woche. Irgendwann geht das Prinzip in Fleisch und Blut über, und Sie müssen möglicherweise gar nichts mehr aufschreiben.

Eine Mahlzeit pro Tag kann so aufgebaut sein: ABC-F und Getränk

- Protein
- Lebensmittel mit mittlerer GL
- Lebensmittel mit niedriger GL
- Fett

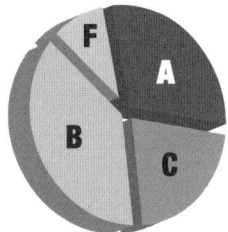

Die anderen Mahlzeiten sollen so aufgebaut sein: ABF und Getränk

- Protein
- Lebensmittel mit niedriger GL
- Fett

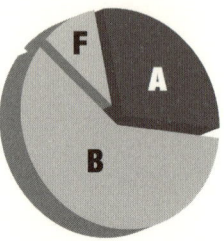

Tag Nr.	A – Protein	B – geringe GL	C – mittlere GL	F – Fett	Getränk
Frühstück					
Mittags					
Abends					
Spät					
Snack 1					
Snack 2					

Welche Art von Snacks kann ich essen? Was ist mit Essen und Getränken bei einer Party?

Was tun, wenn Sie sich zwischen den Hauptmahlzeiten nach etwas Süßerem sehnen? Vermissen Sie Ihren Lieblingskuchen und Schokolade?

Sie werden in sozialen Kontexten so oder so Herausforderungen begegnen, da meistens Essen serviert wird, das in großen Mengen nicht gut für Sie ist, wenn Sie auf Ihr Gewicht achten wollen. Ab S. 135 in Kap. 6 erfahren Sie, wie Sie solche Herausforderungen bestehen können.

KAPITEL 9

Zehn Geheimnisse, um langanhaltend gesund und schlank zu bleiben

———————•———————

Wenn Sie eines Tages aufwachen und sich hundertprozentig gesund fühlen – wie würden sich das anfühlen? Es gibt sicherlich viele Antworten auf diese Frage, aber die Mehrheit der Befragten antwortet, dass sie sich voller Energie, ruhig, entspannt und schmerzfrei fühlen würde. Manche Menschen sind selten krank und haben immer Energie und Motivation. Sie nehmen nicht zu oder haben keine Gedächtnislücken. Was ist wohl deren Geheimnis?

Ich werde nun zehn dieser Geheimnisse mit Ihnen teilen, zehn wichtige Regeln. Zum einen sind sie eine Zusammenfassung dessen, was ich bereits beschrieben habe, zum anderen sind es zehn wichtige Regeln, auf die Sie sich im Alltag stützen sollten. Was Sie tun müssen, ist, eine bewusste Entscheidung zu treffen und ihr zu folgen.

Die Verdauung optimieren

Unser ganzer Körper (einschließlich des Gehirns) besteht aus der Nahrung, die wir essen. Wenn etwas überhaupt nicht ein- oder aufgenommen wird, kann es auch nicht verwertet werden. Daher ist optimale Verdauung – ein »gutes Bauchgefühl« – so wichtig.

Wie effektiv Sie verdauen, d. h. die Nahrung aus den Nahrungsmitteln aufnehmen, hat einen direkten Einfluss auf Ihre körperliche Gesundheit und Ihren Geisteszustand. Es bestimmt auch Ihre Lebenserwartung und wie fit oder erschöpft Sie sich fühlen. Diejenigen, die täglich Gemüse, frisches Obst, Samen, Nüsse und Fisch zu sich nehmen, haben nachweislich die gesündeste Verdauung. Viele Lebensmittel wie Obst und Gemüse enthalten Enzyme, die der Verdauung helfen, aber nur, wenn sie roh oder nur leicht gekocht gegessen werden. Es ist deshalb wichtig, dass 50–60 % Ihrer Nahrung entweder roh oder unter 100 °C wärmebehandelt sind. Je niedriger die Temperatur, desto besser. Vermeiden Sie wenn möglich Frittieren und Grillen sowie Braten und Garen im Ofen bei starker Hitze. Es ist in Ordnung, wenn Sie Speisen indirekt grillen und bei mittlerer oder niedriger Hitze in der Pfanne oder im Ofen garen. Kochen und Dampfgaren sind sanftere Methoden, die zusammen mit langsamem Braten unter 100 °C empfehlenswert sind. Die Zubereitung dauert dann länger, aber Ihre Gesundheit ist es wert und der Geschmack wird Sie überzeugen.

Übermäßige Aufgeblähtheit kann darauf hindeuten, dass Sie eine Nahrungsmittelempfindlichkeit, -intoleranz oder SIBO (siehe Kap. 11 und 12) entwickelt haben. Suchen Sie professionelle Hilfe auf, um durch spezielle Bluttests festzustellen, was Sie nicht vertragen – Weizen, Kuhmilch und Hefe sind die häufigsten Sündenböcke, klarerweise weil sie in der täglichen Ernährung der meisten eine große Rolle spielen. Die Verdauung kann auch träge sein, wenn man nicht genug Magensäure oder Verdauungsenzyme produziert. Die Produktion geht mit dem Alter zurück, weswegen die zusätzliche Gabe von Salzsäure und Verdauungsenzymen sinnvoll sein kann. Eine gesunde Darmflora ist sowohl für eine optimale Verdauung als auch für ein gut funktionierendes Immunsystem und die optimale Gehirnfunktion wichtig, weil der Darm eng mit dem Gehirn kommuniziert. Probiotika und möglicherweise Glutamin können bei der Wiederherstellung der Darmgesundheit unterstützend wirken.

Probiotika helfen, den Darm mit guten Bakterien zu versorgen. Lebensmittel wie Joghurt mit lebenden Kulturen, Kefir und verschiedene Arten von Sauer- und Buttermilch, Sauerkraut und andere fermentierte Nahrungsmittel sind reich an solchen guten Bakterien. Wenn Sie Nahrungsergänzungsmittel benötigen, wählen Sie Breitspektrumprodukte, die sowohl Acidophilus- als auch Bifidus-Stämme enthalten, und denken Sie daran, dass diese maximal zwei Wochen überleben, also alle zwei Wochen neu besorgt werden müssen.

Die Aminosäure Glutamin versorgt die Zellen, die die Darmschleimhaut bedecken, mit Nährstoffen, schützt sie und hilft ihnen, sich zu regenerieren. Neue Forschung hat ergeben, dass Glutaminmangel im Darm eine Rolle bei der Entwicklung von IBD (entzündliche Darmerkrankung), Colitis ulcerosa und Morbus Crohn spielen kann. Sollten Sie Glutamin einnehmen, empfiehlt es sich, abends vor dem Zubettgehen einen Teelöffel in Wasser aufzulösen.

Bringen Sie Ihren Blutzucker ins Gleichgewicht

Wenn Ihr Blutzucker niedrig ist, fühlen Sie sich müde und hungrig. Wenn Sie den Tank mit Treibstoff füllen, der schnell brennt (Kohlenhydrate sind purer Treibstoff), z. B. zucker- oder stärkehaltige und stark raffinierte Nahrung, steigen der Blutzucker und der Insulinspiegel schnell an. Der Körper speichert den überschüssigen Zucker als Fett, woraufhin der Blutzucker wieder schnell abfällt und Sie in den Teufelskreis des »Jo-Jo-Blutzuckers« kommen, der zu Gewichtszunahme führt und eine Vielzahl an Stresshormonen ausschüttet. Wenn die Blutzuckerbelastung kontinuierlich hoch ist, erhöht sich das Risiko von Übergewicht, Typ-2-Diabetes, Herz-Kreislauf-Erkrankungen, häufig auftretenden Krebsarten und chronischen Entzündungen.

Um den Blutzuckerspiegel auszugleichen, wählen Sie Nahrungsmittel, die einen niedrigen Blutzuckerspiegel gewährleisten, wie Gemüse, frisches Obst (reife Bananen, Mangos und Datteln sind Ausnahmen), Beeren, Samen, Nüsse, Hülsenfrüchte und Vollkornprodukte. Essen Sie öfters, dafür aber kleine Portionen, anstatt wenige und große Mahlzeiten zu planen. Optimal wären: Frühstück, Vormittagssnack, Mittagessen, Abendessen und ein Spätsnack. Dies würde Ihrem Körper eine ständige Treibstoffversorgung garantieren.

Gehirnjogging

Fragen Sie sich, wie die Chemie des Gehirns im Gleichgewicht bleiben kann? Wie der Körper Insulin abbaut, wenn der Blutzucker hoch ist, oder wie Adrenalin ausgeschüttet wird, wenn Sie gestresst sind, und was das für die Funktion des Gehirns bedeutet? Hinter den Kulissen läuft ein Prozess namens Methylierung ab, der alle Zellen und Prozesse im Körper betrifft und dafür sorgt, dass Sie glücklich, wach und motiviert sind. Eine optimale Methylierung zu gewährleisten ist das dritte »Geheimnis«, um langfristig gesund zu bleiben. Wenn der Homocysteinspiegel optimal ist, d. h. unter 9 (Referenzbereich 5–15), senkt dies Ihr Risiko für Schlaganfall, Herzinfarkt, Schwangerschaftsprobleme, Gedächtnisstörungen und Demenz, Depression, psychische Störungen, Osteoporose und viele andere gesundheitliche Probleme.

Ihr Arzt kann einen Homocysteintest anfordern, was in Kombination mit Vitamin D meiner Meinung nach eine sehr wichtige Untersuchung ist, viel wichtiger, als zum Beispiel das Gesamtcholesterin zu messen. Wenn der Homocysteinspiegel hoch ist (über 9, er darf nicht über 15 liegen), bedeutet dies, dass die Methylierung nicht optimal funktioniert. Dann ist es wichtig, sinnvolle Lebensstilverbesserungen zu finden, vor allem bewusster durch den Alltag zu gehen und achtsam zu essen, sich bewusst zu bewegen und Stress zu reduzieren. Eine Kombination von Nahrungsergänzungsmitteln kann ebenfalls helfen, speziell Folsäure (Vitamin B9), B6 (Pyridoxin), B12 (Cyanocobalamin), TMG (Trimethylglycin), Zink und Ergänzungen wie N-Acetylcystein (NAC), die das wichtigste Antioxidans des Körpers, Glutathion, erhöhen. Zwei von fünf Menschen über 60 Jahren leiden übrigens unter einem B12-Mangel, es wird vom Körper in Pillenform aber leider schlecht absorbiert, also ist es sinnvoll, Ergänzungen zu wählen, die Methylcobalamin enthalten, das am besten absorbierbar ist. Wenn Sie B12 in Tablettenform einnehmen, benötigen Sie hohe Dosen (500 mcg oder höher). Alternativ können Sie B12 in Spritzenform erhalten.

Nehmen Sie lebenswichtiges Fett zu sich

Omega-3- und Omega-6-Fettsäuren sind essenziell für eine stabile Gesundheit. Wenn die beiden im optimalen Gleichgewicht sind, fungieren sie unter anderem als natürliche entzündungshemmende, schmerzstillende Mittel und Antidepressiva. Omega-3-, Omega-6- und Omega-9-Fettsäuren sind die besten Freunde der Haut, denn sie halten sie weich und feucht. Omega-3-Fettsäuren stecken in pflanzlichen (Leinsamen, Hanfsamen und Walnüsse sind gute Quellen) und tierischen Lebensmitteln (Fisch und Schalentiere sind die Hauptquellen). Der Rückgang unserer Aufnahme von fettem Fisch, vor allem aufgrund der Fettphobie der letzten Jahrzehnte, und die gesteigerte Zufuhr von stark verarbeiteten Lebensmitteln, in denen das ganze Omega-3 entfernt und zu großen Mengen durch Omega-6 (in Form von billigen, raffinierten pflanzlichen Ölen und Margarinen) ersetzt wird, hat zu einem weit verbreiteten Omega-3-Mangel geführt.

Die Wahrscheinlichkeit einer optimalen Gesundheit steigt bei den Menschen, die drei oder mehr Portionen fetten Fisch (Hering, Sardinen, Makrelen, Lachs, Thunfisch und Forelle) pro Woche zu sich nehmen.

Essen Sie bunt für antioxidativen Schutz

Wie schnell der körperliche Alterungsprozess voranschreitet, hängt von der Oxidationsrate jedes Einzelnen ab. Kurz erklärt: Wir verbrennen unsere Nahrung mit dem Sauerstoff aus der Luft, die wir einatmen, und holen uns daraus Energie. Unsere eigenen »Abgase« am Ende dieses Prozesses heißen Oxidantien und sind Stoffe, die rosten, genau wie Metall. Unser Körper rostet also buchstäblich in größerem oder kleinerem Ausmaß.

Eine optimale Aufnahme von Antioxidantien hat sich deswegen als essenziell für ein langes und gesundes Leben herausgestellt. Im Allgemeinen gelten farbenfrohe pflanzliche Lebensmittel als eine wichtige Quelle für diese Wunderstoffe. Das Ziel sind täglich 5–10 Portionen (500–1000 g) Pflanzennahrung, von denen weniger als 200 g aus Früchten und der Rest aus Gemüse bestehen sollte. Es stimmt übrigens, dass dunkle Schokolade in Bioqualität Ihrem Körper guttut, weil sie reich an zwei antioxidativen Flavonoiden (Gallussäure und Epicatechin) ist, die schützend und lebensverlängernd wirken. Unser Körper produziert bei ausreichender Zufuhr gesunder Bausteine auch eine Reihe von eigenen Antioxidantien, wie Aminosäuren aus Protein, Mineralien wie Zink, Mangan und Selen und Vitamine, insbesondere Vitamin C und E.

Antioxidantien sind keine Solospieler, sondern funktionieren am besten wie ein Orchester. Daher ist es wichtig, sich eine abwechslungsreiche Ernährung zu gönnen und sowohl Lebensmittel aus Pflanzen als auch tierischen Ursprungs zu essen.

Gute antioxidative Quellen sind Gemüse und hier vor allem Brokkoli, Blumenkohl, Kohl und Kohlsprossen. Sie sind reich an potenten Antikrebs- und Entgiftungsstoffen, weswegen Gemüsesorten aus der Brokkoli- und Kohlfamilie das Risiko von Brust- und Prostatakrebs reduzieren. Eine regenbogenfarbene Ernährung kann sicherstellen, dass Sie viele Antioxidantien zu sich nehmen, siehe S. 110 ff..

Denken Sie daran, sich ausreichend zu »gießen«!

Wenn Sie erst bei Durstgefühl trinken, ist Ihr Körper bereits in einem Zustand der Austrocknung. Zu wenig Wasser verursacht, dass Sie sich müde fühlen, und kann zu Kopfschmerzen und reduzierter geistiger Kapazität führen. Logischerweise ist zu wenig Flüssigkeit auch ein wichtiger Grund für Verstopfung. Ihr Körper nimmt mehr Wasser auf, wenn Sie wenig und dafür öfter trinken, und absorbiert wiederum weniger, wenn Sie häufig zuckerhaltige Getränke trinken. Kaffee und Tee haben eine harntreibende Wirkung, die man mit Wassertrinken ausgleichen muss. Als Faustregel gilt: Trinken Sie mindestens acht Gläser Wasser (2 Liter) täglich. Halten Sie sich in einem wärmeren Klima auf oder trainieren Sie, benötigen Sie noch mehr Flüssigkeit. Das Gleiche gilt, wenn Sie schwanger sind oder stillen.

Der Körper besteht zu fast 70 % aus Wasser, das ständig erneuert werden muss! Einige Mineralwassersorten mit Kohlensäure enthalten relativ viel Salz (Natrium), daher ist es am besten, reines Leitungswasser (wenn es nicht stark gechlort wurde) oder abgefülltes Wasser ohne Kohlensäure zu trinken. Noch besser ist es, in einen guten Wasserfilter zu investieren, der in der Hauptwasserversorgung Ihrer Wohnung/Ihres Hauses installiert werden kann.

Du bist, was du … trinkst

Jüngste Forschungsergebnisse bestätigen etwas, das die Menschen im Mittelmeerraum seit langer Zeit praktizieren: Ein bis zwei Gläser Wein pro Tag, vor allem Rotwein, scheinen dazu beizutragen, Herz-Kreislauf-Erkrankungen vorzubeugen. Offensichtlich ist die Kombination von Antioxidantien in den Trauben und der Alkohol an sich von Vorteil – in Maßen, wohlgemerkt. Alkohol wird vom Körper ähnlich wie Kohlenhydrate umgewandelt. Die Hälfte der Energie des Alkohols verschwindet im Körper in Form von erhöhter Wärmeproduktion und schlägt so mit 3,5–4 effektiven Kalorien/g zu Buche. Denken Sie daran, dass Bier viele Kohlenhydrate (im Malzzucker) enthält, die einen schnellen Blutzuckeranstieg bewirken. Liköre enthalten viel Zucker und Longdrinks sind oft mit zuckerhaltigen Softdrinks gemixt. Mehr als zwei Gläser Wein pro Tag für Männer und ein Glas für Frauen scheinen die Insulinresistenz zu verschlimmern und wirken wie ein Stressfaktor für den Körper. Bei Frauen erhöht sich auch das Risiko für Brustkrebs leicht, dem kann allerdings durch eine Folsäurezufuhr von 400 mcg (Gemüse, Hülsenfrüchte, Nüsse, Samen, Vollkorn) täglich vorgebeugt werden. Wenn Sie ein problematisches Verhältnis zu Alkohol haben, sollten Sie um professionelle Unterstützung bitten und es in Betracht ziehen, ganz auf Alkohol zu verzichten.

Sorgen Sie für genug »Qi« in Ihrem Leben

In der Traditionellen Chinesischen Medizin bedeutet Qi (ausgesprochen Tschi) Lebensenergie oder Vitalität, womit die Balance zwischen spiritueller, emotionaler, mentaler und physischer Gesundheit gemeint ist. Qi oder Prana – was kurz gesagt »Energiefluss« bedeutet – wird im Osten seit mehreren tausend Jahren praktiziert. Im Westen wurde – und wird zum Teil immer noch – der Begriff lange Zeit mit Skepsis beäugt, vor allem weil Energie nicht mit konventionellen medizinischen und wissenschaftlichen Messinstrumenten untersucht werden kann.

Die traditionellen Formen des Qi-Trainings wie Tai Chi, Qigong und Yoga wurden entworfen, um Gefühle auszugleichen, den Geist zu beruhigen und den Körper zu verjüngen, indem durch akkumulierte Spannung entstandene Blockaden beseitigt werden. Das Gleiche kann durch Achtsamkeitsmeditation bewirkt werden, die in Europa langsam mehr und mehr Beachtung findet.

Stark, beweglich und in Form bleiben

Umfragen zeigen, dass Menschen mit optimaler Herzgesundheit normalerweise drei oder mehr Stunden pro Woche trainieren. Steigern Sie Ihren Energieverbrauch um 1000 kcal pro Woche durch körperliche Aktivität – das entspricht nur 15 Minuten Joggen, Radfahren oder Schwimmen oder 30 Minuten Gehen täglich –, so senken Sie das Risiko eines vorzeitigen Todes um ca. 20 %, unabhängig von Ihrem Körpergewicht.

Besorgen Sie sich einen Schrittzähler (oder eine App am Smartphone) und messen Sie Ihre täglichen Schritte eine Woche lang. Das Ziel ist es, in der ersten Woche 4000 Schritte täglich und in der zweiten Woche 6000 Schritte pro Tag zu gehen. Sobald Sie diese Ziele erreicht haben, streben Sie an, 10.000 Schritte pro Tag zu schaffen und dieses Niveau zu halten.

Trennen Sie Vergangenheit, Gegenwart und Zukunft

Unser Gemütszustand ist sehr wichtig für unsere Gesundheit. Gut funktionierende enge Beziehungen und ein verlässlicher Familien- und Freundeskreis sind wichtig für einen durch Ruhe und Harmonie gekennzeichneten Geisteszustand. Extreme Emotionen beeinflussen die Herzfunktion, hemmen das Immunsystem und stören die Verdauung. Alle Menschen sammeln im Laufe Ihres Lebens emotionale Spannungen an. Was den Unterschied ausmacht, ist, wie bewusst und achtsam wir mit unseren Gefühlen umgehen. Wenn Sie ein Gefühl ausdrücken wollen, atmen Sie tief durch und sagen Sie klar: »Ich fühle mich... (zum Beispiel wütend, frustriert, traurig) und das ist in Ordnung so.« Sie können dies gerne mehrmals wiederholen, bis Sie bemerken, dass das Gefühl sich verändert. Gestehen Sie sich zu, das Gefühl zu erleben – und sich selbst zu spüren, einfach durch Seinlassen – ohne sich selbst zu beurteilen.

Sinn finden

Ein Gefühl für Sinnhaftigkeit zu haben ist eines der prägendsten Merkmale derer, die eine optimale Gesundheit aufweisen. Zum Beispiel können Sie Sinn darin erleben, sich um Ihre Familie zu kümmern. Viele Menschen denken, dass ihr Leben Sinn macht, wenn sie ihre Arbeit als wichtig und sinnvoll empfinden. Für die meisten von uns fühlt es sich positiv an, etwas für andere zu tun, entweder indem wir einander bei wichtigen Dingen unterstützen oder einfach indem wir Menschen helfen, denen wir begegnen.

Und vergessen Sie nicht Ihre eigene Entwicklung – das Streben danach, die bestmögliche Version Ihrer selbst zu sein, schafft auch Sinnhaftigkeit.

KAPITEL 10

Der Darm – Ihr zweites Gehirn

———————•———————

Der Darm ist eigentlich Ihr zweites Gehirn. Er besitzt sein eigenes Nervensystem, das auf vielen Ebenen so funktioniert wie das Gehirn und die gleichen Stoffe einsetzt, um zu kommunizieren – Serotonin, Dopamin und Noradrenalin. Das sogenannte Bauchgefühl existiert also wirklich, und heute weiß man auch, dass eine kontinuierliche Kommunikation zwischen dem Darm und dem Gehirn stattfindet, die in beide Richtungen funktioniert. Zustände, die das Gehirn beeinflussen, können in Verdauungsstörungen resultieren, während Probleme mit der Verdauung schlechte Laune, Angst, Depression, Gedächtnisbeeinträchtigungen, Hyperaktivität, erhöhten oder verringerten Appetit usw. auslösen können. Viele Stoffe, die von unseren Darmbakterien produziert werden, werden von der Darmschleimhaut aufgenommen und können die Funktion des Gehirns beeinflussen. Eine ausgewogene Darmflora kann daher von großer Wichtigkeit für unsere Psyche sein.

Ihr Bauchgefühl

Haben Sie jemals über das nachgedacht, was im Alltag »Bauchgefühl« genannt wird? Existiert es wirklich? Haben Sie schon einmal erlebt, dass Ihnen in schwierigen Situationen, bei Stress, Unruhe oder Trauer der Appetit verging?

Fachleute wissen schon lange um die Wechselwirkung von Gehirn und Verdauung, aber in den letzten Jahren gab es viel eingehende Forschung, die gezeigt hat, dass der Darm eine noch viel größere Auswirkung auf unser Gehirn hat, als angenommen. Er beeinflusst und steuert Ihr Gehirn – tatsächlich gibt es neun mal mehr Nervenbahnen vom Darm zum Gehirn als umgekehrt! Diese wechselseitige Autobahn wird auch »Darm-Hirn-Achse« (»gut-brain-axis«) genannt und von drei wichtigen Körpersystemen reguliert:

1. Nervensystem
2. Immunsystem
3. Hormonsystem

Wie bereits geschildert, werden all unsere Bakterien, vor allem unsere Darmbakterien, von diesen drei Systemen stark beeinflusst. Die Bakterien im Darm produzieren ein Meer chemischer Substanzen, das absorbiert wird und an anderen Stellen im Körper wirkt. Einige dieser Substanzen sind Hormone oder haben hormonähnliche Wirkungen, was bedeutet, dass unsere Bakterienflora wahrscheinlich unsere größte »Hormondrüse« ist. Außerdem erinnern Sie sich vielleicht daran, dass manche Bakterien Substanzen produzieren, die Entzündungen in anderen Körperregionen, nicht zuletzt im Gehirn, verursachen können. Andere wiederum (Bifidobakterien und Lactobacillas) reduzieren das Risiko von Entzündungen (lesen Sie mehr über Entzündungen in Kap. 12, S. 267 ff.).

Forscher haben nun auch bewiesen, dass Depression, chronischer Angst und sogar anderen schweren psychischen Störungen (Autismus, Psychosen usw.) tatsächlich chronische Gehirninfektionen zugrunde liegen können, die – abhängig von der genetischen Veranlagung und anderen Faktoren wie stressiger Umwelt, Ernährung und Lebensstil – zu unterschiedlichen psychischen Symptomen oder Krankheiten führen können. Es wurde bewiesen, dass sowohl chronische Unterversorgung (zum Beispiel an Omega-3-Fettsäuren, Vitamin B12, Folsäure), chronische Belastungen mit Schwermetallen (Blei, Quecksilber) oder organische Schadstoffe psychische Störungen und Krankheiten begünstigen können.

Oft passiert etwas, das eine schwere depressive Phase auslöst, zum Beispiel eine Scheidung, ein Todesfall in der engen Familie oder massive Probleme in der Arbeit. Diese Ereignisse sind jedoch nur die Auslöser, die bereits halbvolle Gläser zum Überlaufen bringen können. Leider – und trotz all der veröffentlichten Forschung – hat die moderne Psychiatrie bisher wenig Interesse daran gezeigt zu erforschen, wie diese Belastungen reduziert oder das Gehirn und der Körper gestärkt werden können, um psychische Probleme zu vermeiden. Am öftesten dreht sich die Behandlung leider um Psychopharmaka, die oft nur Symptome kontrollieren, leider auch mit signifikanten Nebenwirkungen. Es ist wirklich erstaunlich, dass man nicht voraussetzt, dass das Gehirn und der Rest des Körpers miteinander verbunden sind und dass signifikante funktionelle Störungen an einem Ort anderswo im Körper Konsequenzen haben.

Ein bedeutender blinder Fleck die Gehirnfunktion und die geistige Gesundheit betreffend ist immer noch die Funktion des Darms und der Bakterienflora. Bereits erwiesen ist, dass eine unausgewogene Darmflora sehr oft mit psychischen Störungen einhergeht und die Behandlung mit Probiotika-Bakterien häufig Symptome wie Stress, Unruhe und Depression lindern kann.

Das enterische Nervensystem

Unser Darm hat sein eigenes Nervensystem, das sogenannte enterische Nervensystem (ENS), welches ein Teil des nicht willentlich steuerbaren, autonomen Nervensystems ist. Dieses steuert offensichtlich den Verdauungsprozess, aber nicht nur den, wie wir jetzt wissen. Im Nervensystem des Darms findet man die gleiche Art von Nervenzellen wie im Gehirn, die die gleichen hormonähnlichen Signalgeber einsetzen: Serotonin, Noradrenalin, Dopamin etc. Tatsächlich steht der Darm für 80–90 % der Produktion von Serotonin, dem Stimmungshormon des Körpers. Der Rest wird hauptsächlich im Gehirn produziert. Serotonin ist der Vorläufer von Melatonin, das den Schlaf steuert und in der Epiphyse, einer kleinen Drüse im Gehirn, produziert wird. Der Darm produziert jedoch 400-mal mehr Melatonin als die Epiphyse! Das enterische System wird von dem beeinflusst, was im Körper geschieht, von Nachrichten aus dem Gehirn und nicht zuletzt von Nachrichten, die aus dem Darmtrakt kommen, genauer gesagt aus unserer Nahrung und unseren Darmbakterien.

Psychobiotika: Darm im Gleichgewicht für Gehirn im Gleichgewicht

Forscher haben untersucht, wie probiotische Bakterien und präbiotische Ballaststoffe Menschen mit psychischen Störungen beeinflussen können. Die Einnahme von Probiotika kann Stress, Unruhe und Angst reduzieren und die Stimmung von Menschen mit chronischem Müdigkeitssyndrom und Reizdarmsyndrom (RDS) verbessern. Sie können außerdem das Niveau des Stresshormons Cortisol reduzieren.

Unsere Darmbakterien haben einen so starken Einfluss auf unsere seelische Gesundheit, dass der irische Psychiater Ted Dinan glaubt, dass probiotische Bakterien in Zukunft eine wichtige Rolle bei der Behandlung von Depressionen spielen werden. Dinan hat den Begriff »Psychobiotika« für die Mikroben im Darm geprägt, die potenzielle Vorteile für an psychischen Störungen Leidende bringen. Forscher können jetzt nicht nur herausfinden, welche Stämme von Darmbakterien das Nervensystem am stärksten beeinflussen, sondern auch genau die Mechanismen abbilden, durch die diese speziellen Darmbakterien auf das Gehirn wirken. Es ist seit langem bekannt, dass das Stresssystem stark an der Entwicklung einer Depression beteiligt ist. Menschen, die an schweren Depressionen leiden, haben oft einen erhöhten Cortisolspiegel, ein Hormon, das als Reaktion auf Stress ausgeschüttet wird. Eine der Studien fand heraus, dass ein probiotischer Cocktail von Lactobacillus helveticus und Bifidobacterium longum den Cortisolspiegel senken könnte. Viele physiologische und psychologische Prozesse, die mit Depressionen verbunden sind, können auf einen Mangel des Botenstoffes GABA zurückgeführt werden. Ein GABA-Mangel im Gehirn kann zu wiederholten negativen Gedanken und Depression führen. GABA ist auch der Stoff, der in Benzodiazepinen (wie Valium, Xanor, Gabapentin, Sobril usw.) beruhigende Signale ausschickt.

Forscher haben Darmbakterien gefunden, die aktiv GABA ausschütten. Zu den wichtigsten gehören die Untergruppen der Lactobacillas und Bifidobakterien. Interessanterweise führt der Konsum von dunkler Schokolade zu einem Anstieg beider Bakterienfamilien. Polyphenole (Substanzen mit u. a. antioxidativer Wirkung) in der Schokolade wirken präbiotisch und fördern somit das Wachstum nützlicher Bakterien, die bereits im Darm leben.

Eine Vielzahl von Mikroben kann andere Signalstoffe (Neurotransmitter) produzieren, wie Noradrenalin, Serotonin und Dopamin. Nahrungsergänzungsmittel mit dem Bifidobacterium infantis verändern den Serotoninspiegel auf die gleiche Weise, wie es das Antidepressivum Fluoxetin (Fluctin) erreicht.

Ein Team von Biologen am MIT in Boston hat herausgefunden, dass ein bestimmter Stamm des Lactobacillus reuteri, aufgenommen durch Joghurt oder als Nahrungsergänzungsmittel, die Stimmung hebt und die allgemeine psychische Gesundheit verbessert, indem er das Niveau von Oxytocin erhöht. Dieser Stoff wird auch Kuschelhormon genannt, da er ausgeschüttet wird, wenn Sie etwas genießen, jemanden umarmen oder Sex haben. Andere Mikroben wirken direkt auf die Nervenzellrezeptoren und beeinflussen verschiedene Gehirnfunktionen. Der Lactobacillus acidophilus, der in Joghurt, Kefir, Buttermilch, Sauerkraut und Kimchi vorkommt, verbessert die Funktionalität der Cannabinoid-Rezeptoren im Rückenmark. Diese Rezeptoren sind für die Regulierung von Schmerzwahrnehmung extrem wichtig. Das Bifidobacterium infantis, Lactobacillus reuteri und einige andere Darmbakterien-Stämme wirken auf das gesamte Immunsystem, indem sie Entzündungen verringern, die bei Depressionen häufig zu beobachten sind. Diese Mikroben beeinflussen auch den Appetit, senden durch Erhöhung des Leptinspiegels Sättigungssignale an das Gehirn und reduzieren Ghrelin, ein Hormon, das den Appetit anregt.

Psychobiotika beeinflussen das Gehirn also auf verschiedene Arten, der wichtigste Einsatzort ist der Vagusnerv, einer der zentralen Nerven, der Botschaften aus dem Darm zum Gehirn und umgekehrt transportiert und die Funktion der meisten inneren Organe beeinflusst. Die Signalstoffe aus den Mikroben aktivieren den Vagusnerv auf bestimmte Arten, unter anderem durch Stimulation des Belohnungszentrums im Gehirn.

Der Lactobacillus rhamnosus, ein Bakterienstamm, der Angst und Depression reduziert, wirkt auf das Gehirn direkt über den Vagusnerv, was wiederum im Gehirn die Anzahl der GABA-Rezeptoren erhöht.

Einige Bakterienstämme der Darmflora verbessern die Stimmung mit Hilfe des Hormonsystems, das unsere Reaktion auf Stress kontrolliert. Andere, wie das Bifidobacterium infantis und der Lactobacillus reuteri, wirken auf das Immunsystem, wo sie entzündungsfördernde Substanzen (Zytokine) unterdrücken.

Eine Mischung aus den Bakterien Lactobacillus helveticus und Bifidobacterium longum wirkt durch das neurohormonale System, indem sie das Stresshormon Cortisol senkt. Weitere Bakterien sind wichtig für die Verdauung von Ballaststoffen, denn bei diesem Prozess werden kurzkettige Fettsäuren produziert, die in den Blutkreislauf und weiter ins Gehirn dringen, wo sie den Appetit regulieren (zügeln). Umgekehrt haben Untersuchungen gezeigt, dass einige Psychopharmaka, ähnlich wie Antibiotika, die nützlichen Bifidobakterien und Proteobakterien reduzieren können, während sie die Anzahl der Firmicutes, auch Fettbakterien genannt, erhöhen. Es ist außerdem bekannt, dass die meisten psychiatrischen Medikamente eine signifikante Gewichtszunahme als Nebenwirkung haben.

Es wird noch eine Weile dauern, bis die ersten Psychobiotika als Medikamente zur Verfügung stehen, langsam, aber sicher sind sie jedoch auf dem Vormarsch, und haben sie sich durchgesetzt, werden sie eine enorme Bedeutung für die öffentliche Gesundheit haben. In der Zwischenzeit können Sie viele Vorteile daraus ziehen, Ihrem Darm sowohl Probiotika als auch Präbiotika zuzuführen. Mehr über diese Stoffgruppen in Kap. 4 und als Nahrungsergänzungsmittel in Kap. 7.

KAPITEL 11

Das Gleichgewicht im Darm und warum es oft gestört ist

———————•———————

Wie wir in Kap. 2 gesehen haben, entwickelt sich die Darmflora und ihr Gleichgewicht früh im Leben und hängt von der Art der Geburt (spontan oder Kaiserschnitt), der Darmflora der Mutter, der eigenen Ernährung und Antibiotikaeinnahmen in der frühen Kindheit ab.

Eine unausgewogene Darmflora kann von einer Reihe von Ereignissen herrühren:
- Normale, spontane Geburt oder Kaiserschnitt
- Stillen oder nicht
- Näheres Umfeld während der Erziehung
- Ernährung
- Einnahme von Antibiotika und Antibiotikaresistenz
- Stress
- Alter
- Magensäurehemmende Medikamente
- Umweltgifte – viele Umweltgifte weisen eine adipositasfördernde Wirkung auf und lösen Übergewicht durch die Störung des normalen Hormonhaushaltes aus. Es ist wichtig, solche Umweltprobleme (einschließlich Nahrung, Wasser, Luft) zu minimieren und Maßnahmen und Methoden zu finden, die dem Körper dabei helfen können, die Umweltgifte loszuwerden.

Mittlerweile ist ja klargeworden, wie enorm wichtig unsere Bakterienflora für Gesundheit und Gewicht ist. Jeder von uns ist ein wanderndes Ökosystem aus Mikroben, von denen wir zehnmal mehr besitzen als eigene Zellen. Dieses Ökosystem ist einzigartig und bei jedem Menschen anders, muss jedoch bei jedem im Gleichgewicht sein, was gute, gesunde und schlankmachende sowie schlechte, krankheitserregende Bakterien betrifft, die zu Gewichtszunahme beitragen. Wie bei allen Ökosystemen drohen Konsequenzen für das ganze System, wenn eine Spezies gestört ist.

Kaiserschnitt, Darmflora und Übergewicht

In Deutschland gibt es jedes Jahr rund 223.000 Kaiserschnitte. Der Kaiserschnitt als Entbindungsmöglichkeit hat sich in den letzten 30 Jahren verdoppelt.

Kaiserschnitte können in zwei Hauptkategorien unterteilt werden: geplant und akut. Ein geplanter Kaiserschnitt bedeutet, dass die Entscheidung mindestens acht Stunden vor dem Eingriff getroffen wird. Eine der Hauptursachen für Notkaiserschnitte ist auf Übergewicht – sowohl bei der Mutter als auch beim Fötus – zurückzuführen.

Meistens sind Kaiserschnitte für Mütter und ihre Babys zweifellos lebensrettend. In anderen Fällen werden sie unnötigerweise bei gesunden, risikoarmen Frauen durchgeführt, welche in der Lage wären, vaginal zu gebären. Die Gründe dafür sind vielfältig und kontrovers – einschließlich, aber nicht ausschließlich, einer Krankenhauspolitik, die bestimmt, wie und wie schnell sich die Geburt entwickeln sollte.

Ohne dass es als Beweis für Ursache und Wirkung verwendet wird, ist es ziemlich auffällig, wie erhöhte Inzidenz von Kaiserschnitt und Fettleibigkeit gemeinsam auftreten. Wenn wir wissen, dass es eine Verbindung zwischen Kaiserschnitt und gestörter Darmflora gibt und diese wiederum in Verbindung mit Fettleibigkeit steht, kann mit Sicherheit angenommen werden, dass die gestörte Darmflora ein gemeinsamer Nenner sein kann.

Der Anstieg der Geburten durch Kaiserschnitte in Deutschland und dem deutschsprachigen Raum spiegelt einen internationalen Trend wider. In Großbritannien, wo die Kaiserschnittrate sich ähnlich entwickelt hat, gab es eine Zunahme auf Niveau der USA und Kanadas, also über 20 %. In Westeuropa liegt Italien übrigens im Spitzenfeld, in den Niederlanden wird häufiger vaginal geboren.

Stillen, Darmflora und Übergewicht

Die Darmflora wird, wie bereits erwähnt, von Geburt an geprägt und ist das ganze Leben lang im Wandel. Während der vaginalen Geburt bekommt das Baby die Bakterienflora der Mutter mit, wie es bei der Geburt durch Kaiserschnitt nicht in gleicher Weise passieren kann. Glücklicherweise gleicht das Gestilltwerden aber einiges aus. Solange Säuglinge gestillt werden, besteht die Darmflora hauptsächlich aus Bifidobakterien. Muttermilch enthält auch Präbiotika (Oligosaccharide), die das Wachstum dieser Bakterien fördern.

Einige Säugetiere, beispielsweise Elefanten, essen den Stuhl der Mutter, was dadurch erklärt werden kann, dass sie die Darmbakterien der Mutter brauchen. Zu Wikingerzeiten war es üblich, einen Klumpen Erde in den Mund von neugeborenen Burschen zu legen, um sie groß und stark zu machen, und in vielen Volksstämmen wird dies immer noch regelmäßig praktiziert, bis die Kinder fünf Jahre alt sind. Heute glaubt man herausgefunden zu haben, dass das Essen von Erde dazu beiträgt, das Immunsystem eines Menschen zu stärken.

Könnte es also sein, dass die Übergewichtsepidemie bei Kindern, zumindest in den meisten westlichen Ländern, teilweise wegen eines Ungleichgewichts in der Darmflora der Kinder aufgrund von höheren Kaiserschnittraten und seltenerem Stillen entsteht?

Finnische Forscher fanden heraus, dass die Darmflora von übergewichtigen Kindern weit weniger Bifidobakterien enthält als die normalgewichtiger Kinder. Bifidobakterien verhindern, wie schon erwähnt, Entzündungen des Darms, Leaky-Gut-Syndrom und produzieren eine Vielzahl von Substanzen, die gut für unsere Gesundheit und vor allem unser Immunsystem sind. Kinder mit wenigen Bifidobakterien haben nicht nur ein höheres Risiko, später im Leben Übergewicht zu entwickeln, sondern auch mehr gelbe Staphylokokken im Stuhl, von denen Forscher glauben, sie produzierten Substanzen, die in geringem Maße Entzündungen fördern und zur Entwicklung von Übergewicht beitragen. Darmungleichgewicht wird ja, wie bereits beschrieben, auch in der Mutter-Kind-Linie vererbt. Die finnischen Forscher haben herausgefunden, dass übergewichtige schwangere Frauen eine andere Darmflora als normalgewichtige Schwangere aufweisen, was einer von mehreren Gründen dafür sein kann, dass Kinder übergewichtiger Mütter eine stärkere Tendenz dazu haben, selbst übergewichtig zu sein.

Nahrung und Bakterien spielen ebenfalls eine Rolle, denn heute werden Lebensmittel auf eine Weise produziert und wärmebehandelt, die nur wenige der nützlichen Bakterien fördert. Dies kann zur Entstehung von schädlichen (dysbiotischen) Bakterien und Pilzen im Darm führen. Ungesunde Bakterien können Enzyme und Toxine bilden, die die Darmzellen und die körpereigene Reinigungsfähigkeit und das Immunsystem schädigen können.

Wir leben länger als früher – hat das auch eine Kehrseite?

In Deutschland lag die Lebenserwartung im Jahr 1960 noch bei 69,62 Jahren. Im Jahr 2015 lag sie bereits bei 81,09 Jahren. Es ist unbestritten, dass wir es dem unermüdlichen Kampf gegen Infektionen mit Antibiotika und besserer Hygiene zu verdanken haben, dass wir nun – statistisch gesehen – länger leben als je zuvor. Die Entdeckung von Penicillin in den späten 1920er-Jahren war die vielleicht wichtigste Entdeckung für unsere Gesundheit überhaupt. Das Streben nach neuen Antibiotika begann in der zweiten Hälfte der 1940er-Jahre wieder stärker und wurde meist auf Bodenmikroben basierend durchgeführt.

So wurden im sogenannten Goldenen Zeitalter für Antibiotika ständig neue Wirkstoffe entdeckt. Die letzten drei Jahrzehnte stagnierte die Entwicklung neuer Arten von Antibiotika wieder, gleichzeitig nahm die Resistenz der Mikroben zu, was möglicherweise neue Strategien bei der Behandlung von Infektionskrankheiten erfordert.

Fest steht, dass Übergewicht, Fettleibigkeit und Diabetes Typ 2 in den letzten 30–40 Jahren zahlenmäßig explodiert sind, was eine teilweise Erklärung für Herz-Kreislauf-Erkrankungen und mehr Krebsfälle darstellen könnte. Kann all das etwas mit unserer Bakterienflora im Darm zu tun haben? Wenn ja, was hat dazu geführt?

Die Hygienehypothese – sind wir zu sauber geworden?

Aufgrund der Zunahme von allergischen Erkrankungen in den vorangegangenen Jahrzehnten, präsentierte der Epidemiologe David Strachan 1989 die Hypothese, dieser Anstieg werde durch die Tatsache verursacht, dass Kinder seien im Laufe ihres Aufwachsens heutzutage weniger Infektionen ausgesetzt sind als früher. Man hatte beobachtet, dass die erhöhte Inzidenz von Heuschnupfen in den westlichen Industrieländern am ausgeprägtesten war und dass Kinder mit älteren Geschwistern und Kinder, die auf einem Bauernhof oder mit einem Hund aufwuchsen, weniger anfällig für allergische Erkrankungen waren. Der gemeinsame Nenner dieser »schützenden« Faktoren war eine erhöhte Exposition gegenüber Mikroben wie Viren, Bakterien und Würmern. Dies wurde so interpretiert, dass diejenigen, die in der frühen Kindheit vor Infektionen geschützt waren und sehr »hygienisch« gelebt haben, leichter Allergien entwickeln (»Hygienehypothese«).

Diese Hypothese wurde später aufgrund von Forschungen über die Entwicklung eines Typs weißer Blutkörperchen (Lymphozyten) in der Zeit nach der Geburt bestätigt. Indem der Körper Infektionen ausgesetzt ist, entwickeln sich die Lymphozyten dahingehend, dass sie Mikroben bekämpfen. Wenn sie nie Infektionen ausgesetzt sind, produzieren diese Lymphozyten jedoch andere Antikörper, die allergische Reaktionen hervorrufen können. Folglich könnten übermäßige Hygiene mit Abwesenheit von Infektionen in der Kindheit Allergien fördern.

Mittlerweile ist auch anerkannt, dass die Hygienehypothese bezüglich der reduzierten Bakterienexposition für eine viel größere Bandbreite chronischer Entzündungskrankheiten als nur Asthma und Heuschnupfen gilt, sondern auch auf Krankheiten wie Diabetes Typ 1, Multiple Sklerose (MS) und auch einige Arten von Depression und Krebs angewandt werden kann.

2003 stellte Graham Rook die »Alte-Freunde-Hypothese« auf, die eine bessere Erklärung der Beziehung zwischen mikrobieller Exposition und entzündlichen Krankheiten zu liefern scheint. Er behauptet, dass die Exposition gegenüber Viren, wie bei Erkältungen, Grippe, Masern und anderen häufigen Infektionen der Kindheit, sich in den letzten 10.000 Jahren relativ neu entwickelt hat, während es bereits während der Evolution der Säugetiere und Menschen bakterielle Infektionen gab, die Teil unserer Bakterienflora wurden und somit von unserem Immunsystem toleriert werden. Er glaubt, dass wir von diesen »alten Freunden« so abhängig geworden sind, dass sich unser Immunsystem ohne sie nicht richtig entwickeln kann oder es ohne sie nicht optimal arbeitet.

Kurz gesagt: Unser Immunsystem ist tatsächlich abhängig von regelmäßigem Unterricht, also vom »Lernen«, und unsere Bakterien (und der Darm enthält nun mal die meisten) sind die Lehrer. Die frühe Exposition gegenüber Bakterien und anderen Mikroben ist wirklich wesentlich für die Entwicklung eines optimal funktionierenden Immunsystems, das weder gegen harmlose Substanzen (Pollen, Lebensmittel, Tierhaar) vorgeht, noch eigene Körperzellen, wie bei der Fehlinterpretation eines Angreifers bei Autoimmunerkrankungen, angreift.

Kann die Übergewichtsepidemie also durch Faktoren der Sauberkeit und ein dadurch gestörtes Immunsystem erklärt werden? Es ist wahrscheinlich, dass unser westlicher, sauberer Lebensstil und die Auswirkung, die dieser auf unsere Bakterienflora hat, eine wesentliche Ursache für die explosionsartige Zunahme von Übergewicht und Fettleibigkeit darstellt. Ein wesentlicher Faktor kommt noch hinzu und kann zusammen mit der Hygienehypothese weitere Erklärungen liefern: Antibiotika.

Antibiotika – Freund oder Feind?

Wir haben es also zum Großteil der Entdeckung der Antibiotika zu verdanken, dass wir länger leben als je zuvor. So gesehen sind sie definitiv unsere Freunde, vorausgesetzt sie werden vernünftig verwendet, was leider nicht immer der Fall ist. Der Einsatz von Antibiotika hat weltweit stark zugenommen, und dies hat zu einer unserer größten Bedrohungen geführt, nämlich der Antibiotikaresistenz. Außerdem verursacht eine häufige Einnahme eine erhebliche Störung der Bakterienflora, die wiederum – wie wir gesehen haben – immens wichtig für unser Immunsystem, unseren Stoffwechsel und unser Körpergewicht ist.

Antibiotika ist der Name einer Reihe von Medikamenten, die die Verbreitung von Mikroorganismen hemmen oder töten (Antibiotikum, vom griechischen *anti* = gegen und *bios* = Leben). Für Biologen umfasst dies Stoffe, die von lebenden Organismen produziert werden, um andere Organismen fernzuhalten. Als Beispiel möchte ich Bakterien und Pilze nennen, die entweder als Parasiten oder vom Abbau toten Materials leben. Da beide die gleiche Nahrungsquelle haben, versuchen sie, einander durch das Ausscheiden von Stoffen, die der andere nicht verträgt, zu vergiften. So produzieren einige Schimmelarten Penicillin, um Bakterien fernzuhalten, während Actinobakterien Amphotericin produzieren, um Pilze abzutöten.

Wenn man heutzutage allgemein über Antibiotika spricht, bezieht man sich meistens auf Medikamente gegen Bakterien, in der Regel synthetisch hergestellte Präparate, denen die Gegenstücke in der Natur fehlen. Solche

Medikamente können entweder bakterizid (abtötend) oder bakteriostatisch (wachstumshemmend) sein.

Antibiotika werden verwendet, um schädliche und in einigen Situationen lebensbedrohliche Infektionen bei Menschen und Haustieren zu bekämpfen. Es ist jedoch so, dass Antibiotika nicht nur schädliche Bakterien abtöten, sondern teilweise auch die normale Bakterienflora, die wir in uns tragen. Dies ist schon lange bekannt, unter anderem weil über längere Zeit im Krankenhaus verabreichte Breitbandantibiotika gegen ernsthafte Infektionen zu einer potenziell lebensbedrohlichen Infektion mit einem Bakterium namens Clostridium difficile führen können, das Teil der gesunden Darmflora ist, jedoch normalerweise nur in geringen Mengen vorkommt. Wenn die Antibiotika viele andere gesunde Bakterien abtöten, wächst das Clostridium difficile heftig. Dieses Bakterium kann gegen alle bekannten Antibiotika resistent sein, und die bis heute angewandte Therapie dagegen ist, den Kot eines gesunden Menschen (und damit dessen bakterienreiche, gesunde Darmflora) durch einen Einlauf in den Darm des kranken Menschen zu übertragen.

Neuere Forschungen zeigen jedoch, dass auch kurze, ganz typische Breitbandspektrumkuren die Darmflora verändern, sodass sie nie wieder genauso wird wie vor der Kur. Im Optimalfall dauert es einige Wochen bis hin zu vielen Monaten, um wieder eine ausgeglichene Darmflora aufzubauen. Studien haben gezeigt, dass es bei einigen Antibiotika bis zu vier Jahre dauern kann, bis die Darmflora nach deren Einnahme wieder gesund ist. In der Zwischenzeit ist man gesundheitlich sehr anfällig, unter anderem gegenüber dem Leaky-Gut-Syndrom, siehe S. 48 ff., Kap. 3.

Die meisten von uns haben in ihrem Leben bereits mehrere antibiotische Behandlungen durchgemacht, viele sogar schon als Kind. Besonders gravierend ist dies bei Säuglingen und in der frühen Kindheit, vor allem bei Kindern, die mit Kaiserschnitt geboren und nie oder nur sehr kurz gestillt wurden.

Zum Glück ist aufgrund der wachsenden Besorgnis über die Entwicklung von Antibiotikaresistenz in den letzten zwanzig Jahren ein Rückgang bei der Verschreibung von Antibiotika zu verzeichnen. Es hat sich herausgestellt, dass viele Infektionen meist auch ohne deren Verwendung relativ schnell abheilen, insbesondere wenn das Immunsystem stark ist (optimaler Spiegel von Vitamin D, gesunde Darmflora, etc.).

Wir nehmen Antibiotika aber nicht nur zu uns, wenn wir uns mit einer bakteriellen Infektion anstecken. Leider werden uns auch Antibiotikarückstände durch Nahrung und Trinkwasser zugeführt.

Können Antibiotika schuld an Übergewicht und der Adipositas-Epidemie sein?

Jedes Jahr werden Tonnen von Medikamenten weggeworfen, nur die Hälfte davon wird zurück zur Apotheke gebracht. Der Rest wird anderswo entsorgt, zum Beispiel im Müll, in der Toilette oder in der Spüle. Und wenn dies geschieht, landen sie früher oder später im natürlichen Kreislauf. Auch Medikamente, die eingenommen wurden, enden schlussendlich in der Natur, da der Körper einen Teil der Medizin wieder durch Urin und Stuhl ausscheidet.

Dies gilt sowohl für Menschen als auch für Nutztiere. Kläranlagen können Medikamentenrückstände nicht vollständig herausfiltern. Da Medikamente in gewissem Maße dafür gemacht sind, dem biologischen Abbau im Körper zu trotzen, können sie ungewollt lange Zeit in der Natur überleben.

Kläranlagen sind gebaut und konzipiert, um organische Stoffe wie Phosphor und in einigen Fällen Stickstoff, der aus Urin und Stuhl kommt, zu entfernen, dienen jedoch nicht der Filterung von Medikamentenrückständen oder Umweltgiften. Es gibt zwar Reinigungsmethoden, die teilweise auch solche Substanzen entsorgen, diese würden aber kostspielige Umbauten und Investitionen erfordern, und die Methoden an sich sind schwierig, energieintensiv und teuer. Einige der Medikamente, die in die Kläranlage kommen, werden in den Klärschlamm weitergeleitet, der als Dünger verwendet wird – und wir wollen unsere Erde nicht mit Medikamenten düngen, oder?

75 % der Antibiotika, die Nutztiere bekommen, werden unverändert durch ihren Stuhl und Urin wieder ausgeschieden. Tierkot wiederum wird als Düngemittel verwendet und gelangt so in Boden, Oberflächenwasser und Grundwasser. Antibiotika können auch im Meerwasser durch ihren Einsatz in der Fischzucht verbreitet sein und finden sich außerdem durch Absorption in pflanzlichen Lebensmitteln wie Mais, grünem Salat, Kartoffeln, Möhren, Frühlingszwiebeln und Kohl, wie Untersuchungen gezeigt haben. Auch in Muscheln und Fisch, also in lebenden Organismen, finden sich Medikamentenrückstände. Obwohl die Werte niedrig sind, wissen wir

nur wenig darüber, wie Organismen im Laufe der Zeit durch diese Stoffe beeinflusst werden können. Sogar im hohen Norden wurden die Wirkstoffe von Antidepressiva in Wasserproben gefunden, und Bakterien der Antarktis sind sogar resistent gegen Antibiotika. In einigen Ländern wurden tatsächlich geringe Mengen von Medikamentenrückständen im Trinkwasser nachgewiesen. Die Konzentration war sehr niedrig, und es hieß, es gebe kein Risiko für die Menschen. Aber ist das wirklich so?

Antibiotika können die Umwelt durch das Fördern von Resistenzen (Bakterienunempfindlichkeiten) beeinflussen. Dies kann wiederum dazu führen, dass wir größere Probleme bei der Behandlung von Infektionen bekommen. Es ist auch bekannt, dass Hormone und hormonregulierende Wirkstoffe in Arzneimitteln wie Östrogen in Antibabypillen männliche Fische und Frösche zweigeschlechtlich machen können, sodass ihre Fortpflanzungsfähigkeit herabgesetzt wird.

Weitaus weniger bekannt ist die in der westlichen Welt seit den 1940er-Jahren gebräuchliche Verwendung von niedrig dosierten Antibiotika aufgrund ihrer wachstumsfördernden Auswirkungen auf Nutztiere. Vieles deutet darauf hin, dass Menschen, denen in geringen Dosen Antibiotika in Trinkwasser und Nahrung verabreicht werden, oft unter Übergewicht leiden. Dies kann eine von mehreren Erklärungen hinter der wachsenden Adipositas-Epidemie sein, die in den Vereinigten Staaten am schlimmsten ist, aber auch in anderen Staaten immer problematischer wird.

Nach Angaben des Bundesgesundheitsministeriums würde man durch den Genuss von Fleisch, Fisch, Eiern, Honig oder Milch über die zulässigen Grenzwerte von Medikamentenresten kommen, sofern die Aufbewahrungsfristen nicht eingehalten werden. Werden einem Tier in der Nahrungsmittelproduktion Medikamente verabreicht, werden diese (oder ihre Umwandlungsprodukte) über kurz oder lang vom Tierkörper ausgeschieden. Das Bundesinstitut für Arzneimittel und Medizinprodukte legt die Aufbewahrungsfristen für Eier, Milch, Fleisch oder Honig fest, wenn eine Genehmigung für das Inverkehrbringen von Arzneimitteln für in Deutschland aufgezogene Nutztiere ausgestellt wird. Die Aufbewahrungsfrist wird in Tagen angegeben und vom Tag der letzten Dosis und/oder ihren Umwandlungsprodukten aus berechnet, sodass sie niedriger als der sichere Wert des betreffenden Lebensmittels ist. Der behandelnde Tierarzt ist verpflichtet, die Aufbewahrungsfristen auf dem Rezept einzuhalten und den Bauern bei der Behandlung von Nutztieren mit Medikamenten darüber zu informieren. Dies ist eine sehr wichtige Information für Tierbesitzer, denn sie stellt sicher, dass Lebensmittel, die für den menschlichen Verzehr bestimmt sind, keine schädlichen Mengen an Medikamentenrückständen beinhalten. Aber was genau ist gesundheitsschädlich?

Vieles deutet darauf hin, dass selbst kleine Antibiotikarückstände in Lebensmitteln und Getränken mit der Zeit die menschliche Darmflora negativ beeinträchtigen. (Antibiotika als Wachstumsförderer anzuwenden ist in der EU/im EWR-Raum seit 2006 verboten, in anderen Ländern, aus denen viel importiert wird, jedoch nicht.) Wenn chronische, wenn auch niedrig dosierte Mengen von Antibiotika unter anderem unsere Darmflora stören und Übergewicht fördern, kann dies – wie gesagt – eine wichtige Erklärung für den starken Anstieg von Übergewicht im gesamten Westen sein. In den Vereinigten Staaten ist dies sicher am besten zu beobachten, da die Menschen in den Staaten mit dem höchsten Antibiotikaverbrauch am übergewichtigsten und fettleibigsten sind, während es auch die höchsten Diabeteszahlen gibt. Auch in der EU sehen wir, dass die südeuropäischen Länder einen viel höheren Antibiotikaverbrauch haben als der Norden, und auch hier tritt Fettleibigkeit bei Erwachsenen und besonders bei Kindern gehäuft auf. Fast ein Drittel der Kinder in den europäischen Mittelmeerstaaten ist übergewichtig!

In den Vereinigten Staaten werden etwa 70 % aller Antibiotika bei Nutztieren angewandt; das ist achtmal so viel, wie für Menschen verschrieben wird, und der Hauptgrund dafür ist, das Wachstum und das Gewicht der Tiere zu fördern. Untersuchungen haben gezeigt, dass Antibiotika auch beim Menschen die Gewichtszunahme erhöhen – uns also »mästen« wie die Nutztiere. Auch wenn der Gesamtverbrauch an antibakteriellen Wirkstoffen in der Tierhaltung mittlerweile relativ niedrig ist: Selbst geringe Antibiotikamengen sind ein Problem für unsere Darmflora und wahrscheinlich langfristig auch für unsere Gesundheit und unser Gewicht, abgesehen von der Resistenzproblematik.

Stress, Darmflora, Gesundheit und Gewicht

Eine der Hauptursachen für Unwohlsein, Krankheit und Übergewicht ist Stress. Stress ist ein dem Tier und Menschen zugrunde liegender Mechanismus, der einen in den Kampf- oder Fluchtmodus bringt. In der Natur können Tiere als gestresst beobachtet werden, wenn sie bedroht werden oder wachsam und bereit für die Jagd oder Suche nach Nahrung sein müssen. Die Stresshormone bereiten den Körper auf eine Handlung vor: Puls und Blutdruck erhöhen sich, der Blutzucker wird aus seinen Speichern freigesetzt, sodass man so schnell wie möglich laufen kann. Nach einer akuten Stresssituation zu laufen führt dazu, dass die Stresshormone schnell wieder aus dem Blutkreislauf abgebaut werden. Wenn die gefährliche Situation gebannt ist, sitzt eine Antilope nicht herum und denkt darüber nach, was geschehen ist oder macht sich Sorgen, was in Zukunft passieren könnte – könnte ein weiterer Löwe auftauchen? Sie kehrt gemütlich zu ihrem gewohnten Leben zurück, isst Gras und lässt es sich gutgehen.

Glücklicherweise müssen die meisten von uns nicht um ihr Leben fürchten und ihre Nahrung nicht jagen. Weil wir aber nicht achtsam und bewusst im Jetzt leben, sondern meistens in der Vergangenheit oder der Zukunft, stressen wir uns trotzdem, und das typischerweise wegen Kleinigkeiten. Wir können die Vergangenheit und die Zukunft nicht ändern oder kontrollieren. Wir sind nervös, weil wir uns zu viel zugemutet haben oder Fristen einhalten müssen, weil wir uns um die Kinder, den Job oder die Wirtschaft sorgen. Gleichzeitig laufen wir nirgendwohin. Wir sitzen hinter unseren PCs, und unsere Stresshormone sind weiterhin chronisch erhöht und arbeiten in unserem Blutkreislauf weiter. Natürlich hat dies eine schädliche Wirkung auf unsere Psyche und unseren Körper. Langfristig erhöhte Stresshormone verursachen ein Ungleichgewicht der Signalstoffe im Gehirn (Serotonin, Dopamin, GABA, Noradrenalin) und lösen Probleme wie Angst und Depression, oft auch Gedächtnisversagen aus.

Darüber hinaus führen aktivierte Stresshormone dazu, dass Muskelmasse abgebaut und zu Blutzucker transformiert wird. Dies bedeutet wiederum, dass die Verbrennungskapazität der Zellen kleiner wird, wir Gewicht zunehmen und das Risiko von Diabetes und Herzerkrankungen steigt. Das Immunsystem ist geschwächt, weswegen das Risiko von Infektionen und Krebs gesteigert wird.

Wie reagieren unsere guten und zahlreichen Bakterienfreunde, wenn wir gestresst sind? Untersuchungen haben gezeigt, dass bei Menschen, die Stress oder Angst empfinden, sowohl in der Menge als auch in der Art der Darmbakterien Veränderungen auftreten. Die guten Bacteroides sind reduziert und die potenziell schädlichen Clostridien erhöht, parallel zu einer erhöhten Entzündungsneigung. Stress kann auch eine langfristige Reduktion der gesundheitsfördernden Lactobacillen und Bifidobakterien nach sich ziehen.

Kein Grund zur Verzweiflung! Zum Glück ist Hilfe nahe. Zuerst sollten Sie sich dabei helfen lassen, Ihre persönlichen Ursachen von Stress zu
identifizieren, und etwas dagegen tun. Sie können das Pferd aber auch von
hinten aufzäumen und sich widerstandsfähiger gegen Stress machen, indem Sie Ihre Darmflora stärken. Dies können Sie durch die Zufuhr von
organischen Lebensmitteln/Nahrungsergänzungsmitteln (Probiotika) und
Bakterien, die diese Probiotika ernähren können (präbiotische Ballaststoffe) erledigen. Neue Studien bestätigen, dass Probiotika die Darmflora vor
Schäden durch Stress schützen können und die Darmfunktion verbessern,
insbesondere durch die Verringerung von Lecks im Darm. Letzteres ist
unter anderem ein Ergebnis einer ungesunden Darmflora, die die Bildung
von entzündlichen Toxinen durch ungünstige Bakterien erhöht.

Magensäurehemmende Medikamente bringen neue Probleme mit sich

Stress kann auch zu anderen Magen-Darm-Problemen beitragen, beispielsweise einem Magengeschwür oder einer Gastritis, in der Regel tritt
dies in Kombination mit einer Infektion durch das Bakterium Helicobacter pylori auf. Oft werden dagegen Medikamente verordnet, die die Produktion von Magensäure entweder neutralisieren oder verringern. Dies
wiederum kann neue Probleme verursachen und deshalb eigentlich nicht
als ursachenorientierte Behandlung bezeichnet werden, weil Magensäure an sich wichtig ist für die Gesundheit des Verdauungssystems und der
Darmflora (wie in Kap. 2 erklärt).

Viele Menschen nehmen Medikamente, weil sie unter Sodbrennen, Aufstoßen, saurem Reflux und Blähungen kurz nach den Mahlzeiten leiden.
Diese Reflux-Symptome (Gastroösophagealer Reflux, kurz GERD) werden
durch eine Reizung der Auskleidung des unteren Teils der Speiseröhre und
den Rückfluss kleiner Mengen Mageninhalts verursacht. Der Magen soll jedoch einen hohen Säuregehalt haben, und wer viel Magensäure produziert,
ist somit gesund und schafft sich nur neue Probleme, indem er seine optimale Verdauung von Proteinen in der Nahrung durch Medikamente stoppt
und damit Störungen der Darmflora und Leaky Gut Tür und Tor öffnet.
Reflux kann mehrere Ursachen haben. Übergewicht/Adipositas ist eine von
ihnen, weil das massivere Bauchfett leichter auf den Magen drückt und die
Speiseröhre die Säfte zum Rückfließen bringt. Ein weiterer Grund kann ein

Zwerchfellbruch sein, die überwiegende Mehrheit leidet aber unter einer Beweglichkeitsstörung im Verdauungstrakt (Motilität). In Wirklichkeit ist Sodbrennen ein neurologisches Problem. Patienten mit Sodbrennen haben eine zu hohe Ansammlung von Magensäure, weil der Magen nicht richtig entleert wird, nicht, wie oft angenommen, wegen einer zu hohen Produktion der lebenswichtigen Säure. Die herabgesetzte Entleerungsfähigkeit kann allerdings auch durch ein ineffizientes Ventil zwischen der Speiseröhre und dem Magen begleitet werden, weswegen es der Magensäure möglich ist, zurück in die Speiseröhre zu fließen, was ein brennendes Gefühl in der Brust, Aufstoßen von Säure und Rülpsen verursachen kann.

Der Verdauungstrakt funktioniert normalerweise wie ein Einbahnförderband, das Inhalt herangeschoben bekommt. Die Nahrung muss den Mund und die Speiseröhre passieren, von dort in den Magen und durch Dünn- und Dickdarm schließlich durch das Rektum gelangen. Wenn das Förderband verlangsamt oder abstoppt, spüren wir Symptome wie Lebensmittel, die möglicherweise in der Kehle oder Speiseröhre feststecken, Blähungen und Säureanhäufung im Magen, Magenkrämpfe oder Verstopfung. Eine unzureichende Funktion des Verdauungstrakts tritt auf, weil das unwillkürliche (vegetative) Nervensystem nicht funktioniert, wie es sollte.

Zahlreiche Forschungsarbeiten zeigen, dass die gestörte Funktion des autonomen Nervensystems für die schlechte Entleerung des Magens und einen ineffizienten Sphinkter (Schließmuskel) beim Übergang zwischen der Speiseröhre und dem Magen verantwortlich ist. Kurz gesagt ist das vegetative Nervensystem ein Teil des Nervensystems, das alle Körperfunktionen steuert. Es hilft, die Blase zu entleeren, den richtigen Blutdruck im Gehirn zu halten, es regelt die Schweißbildung unserer Haut, koordiniert Erektion und Ejakulation und steuert die Muskeln und Ventile, die Nahrung in unserem Verdauungssystem vorwärtsschiebt. Wenn das autonome Nervensystem sich ungewöhnlich verhält, wird die Entleerungsfunktion des Magens reduziert. Der Magen produziert noch die gewohnten Mengen an Säure, da der Mageninhalt aber nicht wie gewohnt entleert wird, bekommen wir Sodbrennen.

Es ist erwiesen, dass der übermäßige Genuss von schnell in Zucker umgewandelten Kohlenhydraten schädlich für unser autonomes Nervensystem ist und zu Problemen wie Sodbrennen, einer Neigung zu Insulinresistenz und Krankheiten wie Diabetes, Bluthochdruck und Herzerkrankungen führen kann.

Es klingt ziemlich simpel, dass man nur die Kohlenhydrataufnahme reduzieren muss, um Sodbrennen innerhalb weniger Wochen zu heilen, sodass man nach ca. einem Monat keine säurehemmenden Medikamente mehr braucht – so simpel ist es aber tatsächlich. Ich rate meinen Patienten, die Zufuhr von Kohlenhydraten (generell Zucker und Stärke) auf weniger als 100 g pro Tag zu begrenzen, um Sodbrennen loszuwerden. Als positive Nebenwirkung nehmen sie ab, kontrollieren ihren Diabetes, verbessern Blutdruck, Arthritis, Schlafapnoe, Reizblase und erektile Dysfunktion.

SIBO und Reizdarmsyndrom

Anstatt weniger gesunde Kohlenhydrate zu konsumieren, nehmen die meisten Menschen leider lieber Medikamente, die die Magensäureproduktion hemmen. Wenn die Magensäure reduziert wird, werden nicht alle potenziell schädlichen Bakterien im Magen abgetötet und ziehen weiter, um den Darm zu besetzen. Dies kann zu einem übermäßigen Wachstum von Bakterien im Dünndarm beitragen, einem Leiden namens SIBO (small intestine bacterial overgrowth). Mehr als die Hälfte der vom Reizdarmsyndrom (RDS) Betroffenen leiden unter SIBO. Tatsächlich zeigte eine Studie, dass bis zu 84 % der Probanden aufgrund einer bakteriellen Überwucherung im Dünndarm von RDS betroffen waren.

SIBO ist ein Leiden, bei dem die Bakterien aus dem Dickdarm ihren Weg nach oben in den Dünndarm finden. Es geht nicht unbedingt nur um schädliche Bakterien, die Probleme entstehen auch, wenn gewöhnliche Bakterien von ihrem eigentlichen Zuhause im Dickdarm aufwärts in den Dünndarm ziehen. Der Dünndarm ist klein und sollte normalerweise flach sein, wenn ihn nicht gerade kleine Mengen von Lebensmitteln passieren. Hat man zu viele Bakterien im Dünndarm, fermentieren diese Ballaststoffe und andere Nährstoffe, die noch im Dünndarm vorhanden sind, was Blähungen und Bauchkrämpfe verursacht. Eine Behandlung von SIBO führt zu einer 75%igen Reduktion der RDS-Symptome und kann sowohl mit einem spezifischen Antibiotikum als auch mit einer Kräutermischung, die faktisch fast doppelt so gut wirkt, durchgeführt werden. Beide Behandlungsarten dauern vier Wochen und sind nur auf Rezept möglich.

SIBO führt zu verminderter Verdauung und Nährstoffaufnahme und erhöht die Produktion von Wasserstoff und/oder Methangas im Darm als Ergebnis der Fermentation. Atemtests gelten heute als die häufigste Diagnosemethode für SIBO, während die sicherste Methode eigentlich eine Probenentnahme von Darminhalt aus dem oberen Dünndarm wäre, aber das ist bei weitem nicht so leicht durchzuführen wie ein Atemtest. Ein SIBO-Test kann in vielen Kliniken und bei niedergelassenen Ärzten durchgeführt werden. Um eine mögliche positiv getestete bakterielle Überwucherung zu behandeln, kann man mit Ärzten oder Ernährungswissenschaftlern zusammenarbeiten.

Die typischen SIBO-Symptome umfassen:

- Blähungen/Blähbauch
- Rülpsen
- Bauchschmerzen, -krämpfe und Unwohlsein
- Verstopfung, Durchfall oder beides
- Sodbrennen
- Übelkeit
- Reduzierte Nährstoffaufnahme (Malabsorption)
- Lebensmittelintoleranzen, Kopfschmerzen, Gelenk- und Muskelschmerzen, Müdigkeit, Rosazea, Psoriasis (Schuppenflechte)

Wie bereits erwähnt, können die Bakterien unsere Nahrung vergären (verdauen), bevor wir alle Nährstoffe herausgefiltert haben, was zu einem Mangel an Mikronährstoffen wie Eisen und Vitamin B12 führen kann. Die Fermentation produziert Wasserstoff und/oder Methangas, was zum Reizdarmsyndrom, Beschwerden wie Blähungen, Schmerzen und verändertem Stuhl führen kann. Die Gase beeinflussen die Darmbeweglichkeit, auch wenn Wasserstoff generell eher mit Durchfall und Methan mit Verstopfung assoziiert wird. Es hat sich gezeigt, dass Methan die Darmmotilität um fast 60 % verzögern kann. Wenn sowohl Wasserstoff als auch Methan involviert sind, kann eine Mischung aus Durchfall und Verstopfung die Folge sein. Durchfall an sich kann ebenfalls zu einer verminderten Nährstoffaufnahme führen. Das andere Problem bei SIBO ist, dass die Bakterien die Struktur des Dünndarms zerstören, sodass Verdauung und Nährstoffaufnahme reduziert werden.

Eine gute Verdauung ist das A und O, um SIBO vorzubeugen. Eine gesunde Darmbeweglichkeit stellt sicher, dass die Bakterien im Dickdarm nicht Fuß fassen können. Wird die Aufnahme von Zucker und Stärke auf weniger als 100 g pro Tag reduziert, hilft das enorm (üblich sind über 300 g!), die Produktion von Magensäure, Enzymen und Galle funktioniert dann ausreichender und unerwünschte Bakterien werden besser abgewehrt.

Magensäurehemmende Medikamente sind heute weit verbreitet, um die Säuresekretion im Magen zu reduzieren, erhöhen aber das SIBO-Risiko, vor allem in Hinblick auf die Überwucherung durch Bakterien, die Wasserstoff produzieren, welche oft die schlimmsten Bauchschmerzen verursachen. Eine mögliche Behandlung besteht aus spezifischen Ernährungsumstellungen (SCD, was für »Specific Carbohydrate Diet« steht, FODMAP, worüber Sie mehr auf S. 283 ff. lesen können, oder die GAPS-Diät, die für »Gut and Psychology Syndrome Diet« steht) gemeinsam mit natürlichen (pflanzlichen) oder antibiotischen Arzneimitteln (Rifaximin). Ein individualisierter und maßgeschneiderter Behandlungsplan muss mit sorgfältiger Nachbereitung erstellt werden, weil das Risiko eines Rückfalls hoch ist. Darum ist es auch nicht empfehlenswert, die Behandlung selbst durchzuführen. Wenn die Bakterien aus dem Darm entfernt sind, ist noch nicht unbedingt das ursächliche Problem beseitigt, weswegen viele Patienten, die auf eigene Faust therapieren, einen Rückfall erleiden. Um eine angemessene Behandlung zu gewährleisten, müssen deshalb zuerst die Ursachen von SIBO identifiziert und Veränderungen in Ihrem Alltag umgesetzt werden.

Altern, Darmflora, Gesundheit und Gewicht

Wenn man älter wird, nimmt die Anzahl der Bifidobakterien ab, und bei manchen Menschen verschwinden sie vollständig aus dem Darm, was das Risiko einer Wucherung störender Bakterien und anderer Mikroorganismen erhöhen kann. Dies kann zu Verstopfung, Durchfall, einem Reizdarm und entzündlichen Darmerkrankungen wie Morbus Crohn (in der Regel im Dünndarm) und Colitis ulcerosa (am häufigsten im Dickdarm) führen, was sich oft in blutigem Stuhlgang und schlechter Nährstoffaufnahme äußert. Ein durch diese Erkrankungen überbeanspruchtes Immunsystem kann das generelle Infektionsrisiko erhöhen. Ältere Menschen leiden sehr oft unter Verdauungsstörungen, meist Verstopfung, was mit einer schlechten Darmflora, geringer Flüssigkeitsaufnahme, zu vielen Medikamenten, zu wenig Bewegung und zu wenig Ballaststoffzufuhr in der Ernährung zu tun haben kann. In diesem Fall sind zusätzliche Milchsäurebakterien zur Stärkung des Immunsystems, entweder in Form von gesäuerten Milchprodukten oder als Nahrungsergänzung zusammen mit Ballaststoffen emp-fehlenswert. Lesen Sie mehr über Verstopfung in Kap. 12.

Dass unsere Gene die Länge des Lebens und die Krankheiten, an denen wir sterben werden, bestimmen, wurde in den letzten Jahren glaubhaft wi-derlegt. Neuere Untersuchungen zeigen, dass wir durch unseren Lebensstil, unsere Ernährung und unsere Umwelt in bedeutendem Maße mitbeeinflus-sen, wie unser Genmaterial sich ausprägt. Bei der genetischen Disposition geht es nicht nur um das, was Sie von der Natur mitbekommen haben, son-dern auch wie das Mitgegebene ausgeformt und benutzt wird. Alle Gene ha-ben einen Schalter, den wir an- oder abschalten und je nachdem, wie wir le-ben, steuern können. Ob man in einer verschmutzten Stadt oder auf einem kleinen Bauernhof lebt, macht einen riesigen Unterschied für das, was Fach-leute den »genetischen Phänotyp« nennen. Durch unsere Entscheidungen beeinflussen wir also schlicht und einfach unsere eigenen Gene.

Es gibt natürlich eine Reihe von Faktoren, die wir nicht beeinflussen können. So liegt beispielsweise eine Katastrophe wie der Tschernobyl-Un-fall, der die Gesundheit vieler Menschen stark negativ beeinflusst hat, au-ßerhalb unserer persönlichen Kontrolle. In einigen Bereichen hätten nur Politiker und andere Mächte eine so aussagekräftige Entscheidungsauto-rität, dass sie Einfluss auf uns hätte. Jedoch hat jeder von uns täglich die Möglichkeit, seinen Lebensstil neu zu wählen und zu verändern. Hier geht es um so Profanes wie Schlaf, Bewegung, zwischenmenschliche Beziehun-gen – und darum, in welchem Ausmaß wir uns im Alltag stressen lassen.

Einer unserer wichtigsten Umweltfaktoren lebt direkt in uns, größten-teils in unserem Darm – gemeint sind unsere Bakterien. Mit unseren Er-nährungs- und Lebensstilentscheidungen beeinflussen wir diese Bakteri-en, die 100-mal mehr Gene tragen als wir selbst, maßgeblich mit.

Wenn wir älter werden, entwickelt sich manches leider oft in die falsche Richtung. Alles tut weh, und was nicht wehtut, funktioniert nicht mehr richtig, und was noch funktioniert, hat seine Macken … leider vermin-dern sich auch unsere Darmbakterien von selbst. Die Vielfalt der Darm-flora nimmt mit zunehmendem Alter ab, und wie ich bereits erklärt habe, bedeutet dies eine generell schlechtere Gesundheit und eine höhere An-fälligkeit für Entzündungen im Körper. Damit geht auch ein schlechte-res Immunsystem und ein dadurch erhöhtes Risiko für Infektionen und Krebs einher. Die gesunden Bifidobakterien nehmen drastisch ab, wenn wir älter werden, weil sie sich nicht mehr so problemlos wie früher an der Darmschleimhaut festhalten können. Das bedeutet leider auch, dass sie die Schleimhaut nicht wie bei jüngeren Menschen schützen können und Toxine und andere Fremdstoffe leichter Fuß fassen, da sie durch die Schleimhaut in den Körper gelangen, wo sie Entzündungen verursachen und Fettleibigkeit fördern. Lactobacillas und Bifidobakterien produzieren Milchsäure und senken damit den PH-Wert an der Darmschleimhaut. Darüber hinaus fermentieren sie die zugeführten Ballaststoffe und produzieren kurzkettige Fettsäuren, was die Darmschleimhaut vor Krebsbildung schützt.

Wenn wir älter werden, ist es daher besonders wichtig, dafür zu sorgen, den Darm im Gleichgewicht zu halten, was wiederum erfordert, dass die Ernährung ausgewogen ist. Dazu benötigen Sie die regelmäßige Zufuhr gesunder Darmbakterien und ausreichend Ballaststoffe, zusätzlich zum optimalen Gleichgewicht zwischen Proteinen, langsam abbaubaren Kohlenhydraten und gesunden Fetten. Gerade weil die gesunden Darmbakterien es schwieriger haben, sich im Darm niederzulassen und zu überleben, ist es für über 50-Jährige so wichtig, dem Körper regelmäßig Probiotika und Präbiotika zuzuführen.

Umweltgifte, Darmflora, Gesundheit und Gewicht

Eine Reihe von Umweltschadstoffen wirken fettleibigkeitsfördernd, denn sie lösen Übergewicht aus, indem sie das hormonelle Gleichgewicht stören. Es ist wichtig, solche Gifte zu minimieren (dazu gehören Lebensmittel, Wasser, Luft) und Maßnahmen zu ergreifen, die dem Körper dabei helfen können, die Belastungen loszuwerden.

Viele der Umweltgifte gelangen in erster Linie über das Essen in unseren Organismus. Mehr als 80.000 von Menschenhand hergestellte Chemikalien werden derzeit in den Vereinigten Staaten verwendet und 22.000 davon wurden erst in den letzten 50 Jahren eingeführt. Nur 200 dieser Chemikalien wurden auf ihre Sicherheit getestet und nur fünf sind teilweise durch das US-Arzneimittelgesetz geregelt (Toxic Substances Control Act). Uns fehlt es jedoch nicht an Forschung, die die schädlichen Auswirkungen dieser Umweltschadstoffe, Pestizide, Kunststoffe und Lebensmittelzusatzstoffe untersucht. Das Center for Disease Control (CDC) in den Vereinigten Staaten, das dem deutschen Bundesgesundheitsministerium entspricht, untersucht regelmäßig, wie stark die Bevölkerung Umweltchemikalien ausgesetzt ist, und veröffentlicht jährlich Erhebungen und Berichte (National Health and Nutrition Examination Survey, NHANES). Der 4. Bericht aus dem Jahr 2009 hat festgestellt, dass es eine »weit verbreitete Exposition« von Industriechemikalien wie Flammschutzmitteln gab. Bisphenol A (in Plastik enthalten) und Perfluoroctansäure (Inhaltsstoff von Gleitbeschichtungen) wurden ebenfalls in den meisten Blut- und Urinproben der Teilnehmer festgestellt.

Die Environmental Protection Agency (EPA) hat ebenfalls eine Studie über die Exposition der Bevölkerung gegenüber toxischen Chemikalien durchgeführt. Diese Studie, die sich von 1970 bis 1989 erstreckte, testete den Gehalt von Umweltgiften im Fettgewebe, weil viele chemische Giftstoffe fettlöslich sind und somit im menschlichen Fett gespeichert werden. Die Studie dokumentierte ein »signifikantes Vorkommen von Pestizidrückständen in der allgemeinen Bevölkerung« (alle Altersgruppen).

Unsere chemische Welt beeinflusst sogar Neugeborene. Im Jahr 2004 führte die Environmental Working Group (EWG) in den Vereinigten Staaten eine Studie durch, die Nabelschnurblut von zehn Babys in Krankenhäusern untersuchte. Mindestens 287 Chemikalien, einschließlich Pestiziden, Flammschutzmitteln, Perfluorchemikalien (Perfluorcarbone, PFC) und Abfallprodukten aus der Verbrennung von Kohle, Benzin und Müll konnten nachgewiesen werden.

Wenn man die Ergebnisse dieser Studien betrachtet, liegt die Schlussfolgerung nahe, dass wir alle erheblichen toxischen Belastungen ausgesetzt sind. Weil Giftstoffe in Fettgewebe abgelagert werden, tragen übergewichtige Menschen mehr Giftstoffe mit sich als schlanke.

Umweltgifte können zu Übergewicht führen

In den letzten Jahren wurden wir uns dieser toxischen Belastung mehr und mehr bewusst und wissen nun, dass ein signifikanter Anteil der Zunahme der Fettleibigkeit und des Problems einer stagnierenden Gewichtsreduktion nach Diäten mit Umweltgiften zu tun hat. Untersuchungen haben nämlich ergeben, dass bestimmte Umweltschadstoffe hormonelle Störungen bewirken, Müdigkeit hervorrufen und den Energiehaushalt durcheinanderbringen, sodass manche Menschen anfälliger für Gewichtszunahme werden. Dazu tragen mehrere Faktoren bei: Einige Substanzen begünstigen, dass Individuen eine größere Anzahl von Fettzellen ansammeln (meistens schon in der Kindheit, aber auch später im Leben), dass bestehende Fettzellen vergrößert werden oder sich eine abnorme Fettzellenverteilung im Körper bildet. Andere Toxine verändern den Spiegel des appetitregulierenden Hormons Leptin oder erhöhen die Aktivität von Östrogenen, auch bei Männern.

Die Hypothese der Umweltgift-Fettleibigkeit wurde zum ersten Mal 2002 im *Journal of Alternative and Complementary Medicine* aufgestellt. Die Adipositas-Epidemie sei nicht durch Veränderungen der Nahrungsaufnahme, Bewegungsgewohnheiten oder auch Genetik zu erklären, hieß es. Die Kalorienzufuhr sei während des gesamten 20. Jahrhunderts stetig gesunken, sodass die reine Verringerung der körperlichen Aktivität keine statistische Korrelation mit dem extremen Anstieg der Fettleibigkeit der letzten Jahrzehnte rechtfertige. Die Autorin schloss mit der Hypothese, dass die menschliche Chemikalienexposition viele der natürlichen Gewichtskontrollmechanismen des Körpers beschädigt haben könnte und dass dieser Effekt eine signifikante Rolle in der globalen Adipositas-Epidemie spiele.

Umweltgifte können zu Hormonstörungen führen, indem sie entzündungsfördernde Substanzen (Zytokine) nähren, die zu erhöhtem oxidativen Stress führen, was wiederum den Energieumsatz und damit das Gewicht beeinflusst.

Ein Artikel, der 2003 in der Zeitschrift *Obesity* veröffentlicht wurde, untersuchte die Wirkung von Organochlorverbindungen (die in Pestiziden und Kunststoffen verwendet werden) auf die Fettverbrennung und Gewichtskontrolle. Die Forscher verglichen 63 Studien und fanden viele Mechanismen, die dem Gewichtsverlust entgegenwirken. In erster Linie bemerkten sie, dass Organochloride die Immun- und Schilddrüsenfunktion verändern können, insbesondere die Triiodthyronin-Konzentration (T3, ein wichtiges Stoffwechselhormon) im Blut verringern.

Andere Mechanismen umfassen:

- Das Herabsetzen des Energieumsatzes und die Hemmung von Enzymen in den Mitochondrien der Zellen, wo die Fettverbrennung stattfindet
- Reduzierte Fettverbrennungskapazität in der skelettnahen Muskulatur
- Geringere Konzentration an Thyroxinen (Stoffwechselhormonen)
- Entzündung als Ursache und Wirkung der Freisetzung von Toxinen
- Darüber hinaus können Herbizide (Unkrautvernichter) hormonelle Veränderungen auslösen, was sowohl bei Frauen als auch bei Männern zu Östrogenüberschuss und erhöhter Fettspeicherung führt.

Was verursacht die Stagnation beim Abnehmen?

Viele, die versuchen, Gewicht zu verlieren, nehmen 10 oder 15 Kilo ab, stagnieren dann aber im Gewicht und schaffen es nicht unter diesen magischen Punkt. Das kann unter anderem daran liegen, dass Giftstoffe, die im Fettgewebe gespeichert waren, in den Blutkreislauf gelangen, wenn Sie Fettmasse verlieren. Erhöhte Toxinwerte im Blut können einen Entzündungsprozess hervorrufen, der den Körper in seinem hochentwickelten Entgiftungssystem hemmt. Dieser Entzündungsprozess kann auch die Reserven von Glutathion leeren, einem wichtigen körpereigenen Antioxidans, was die Entgiftungsfähigkeit der Leber reduziert (mehr über Glutathion siehe S. 112 f., Kap. 5).

Sogenannte obesigene Substanzen (Chemikalien, die Fettleibigkeit auslösen/fördern) wirken, indem sie in unser Hormonsystem eingreifen. Die Liste dieser ist lang und wird immer länger – sie umfasst unter anderem Bisphenol A (BPA), bromierte Flammschutzmittel, Phthalate, Perfluoroctansäure (PFOA), Polyvinylchlorid (PVC), das Pestizid Atrazin, DDT (schon lange verboten, aber immer noch in großen Mengen in der Umwelt vorhanden), etc. All diese finden sich in Gegenständen, die wir im Alltag benutzen, wie z.B. in beschichteten Pfannen und Töpfen, Thermopapier (auf welches Kassenrechnungen gedruckt werden), Plastikflaschen mit den Recyclingsymbolen Nr. 3 und 7, Kosmetika und anderen Körperpflegeprodukten wie Nagellack, Sonnencremes, ja sogar in Leitungswasser. Diese Substanzen tragen nicht nur zu einem erhöhten Übergewicht bei exponierten Menschen bei, sondern wirken auch auf zukünftige Generationen, denn sie werden, wie bereits erwähnt, über das Nabelschnurblut auf Ungeborene übertragen.

Wie wirken sich Umweltgifte auf die Darmflora aus?

Wie Sie bereits wissen, sind unsere Bakterien ein wichtiger Teil von uns. Bakterien sind normalerweise einzellige Organismen, was wiederum bedeutet, dass sie viel leichter von externen Umweltfaktoren (ergo Umweltgiften) beeinflusst werden können. Ein Beispiel ist Glyphosat, das weltweit mit Abstand am häufigsten verwendete Pestizid. Bis März 2012 gab es 26 genehmigte Glyphosatpräparate. Von diesen sind nur 12 für den Einsatz in Hobbygärten zugelassen. Eine umfassende Bewertung dieser Pflanzenschutzmittel wurde von der EU zwar durchgeführt, politische Entscheidungen stehen aufgrund von Lobbying jedoch noch aus. Der seit den 1980er-Jahren den Markt beherrschende Produzent behauptet zwar, dass Glyphosat für den Menschen kaum giftig sei (zumindest kann mit gewöhnlichen toxikologischen Untersuchungen fast nichts nachgewiesen werden), viele Experten sehen diese selbstfinanzierten Studien jedoch kritisch. Glyphosatrückstände können in Grundnahrungsmitteln wie Weizen, Zucker, Mais und Soja nachgewiesen werden. Der Hersteller behauptet zwar beschwichtigend, Glyphosat wirke bei Pflanzen, habe aber keinerlei Wirkung auf Menschen und Säugetiere. Den Menschen fehle der chemische Mechanismus, durch den Pflanzen von Glyphosat beeinflusst würden. Das Problem an dieser Argumentation ist, dass *unsere Darmbakterien* durchaus über diesen Mechanismus verfügen und darum von Glyphosat beeinflusst werden. Tierversuche haben ergeben, dass Glyphosat für die gesunden Lactobacillas, Bifidobakterien und Enterokokken giftig ist, während es das Wachstum von potenziell schädlichen Clostridienarten unterstützt.

Glyphosat kann auch die normale Entgiftungsarbeit des Körpers beeinträchtigen, weswegen einige Wissenschaftler argumentieren, dass die Glyphosataufnahme durch unsere typische westliche Ernährung eine teilweise Erklärung der häufigsten Krankheiten sein kann, zu denen u. a. Verdauungsstörungen, Diabetes, Fettleibigkeit, Herzerkrankungen, Autismus, Krebs, Demenz, eingeschränkte Fruchtbarkeit zählen.

Schwermetalle, insbesondere Quecksilber und Blei, scheinen ebenfalls mit der Darmflora zu interferieren. Quecksilber liegt in Form von Dampf in der Luft und wird sowohl durch menschliche Aktivität (BerGLau), als auch von der Natur (Vulkanausbruch) freigesetzt. Dadurch setzt es sich in Erde, Seen, Flüssen und Meeren ab und gelangt so in die Nahrungskette. Darüber hinaus sind Zahnfüllungen mit Amalgam eine immer noch unterschätzte Quecksilberquelle. Blei erleben wir sowohl in Wandfarbe als auch in alten Wasserrohren. Große Mengen an Blei wurden aber auch früher in den Umlauf gebracht, bevor bleifreies Benzin als Treibstoff eingeführt wurde. Das Problem dabei ist, dass die emittierten Schwermetalle auch nach deren Verbot in der Natur bestehen bleiben.

All dies ist nur die Spitze des Eisbergs, wir wissen eigentlich noch nicht wirklich, welchen Cocktail an Umweltgiften wir unserer Gesundheit, Darmflora und unserem Gewicht zumuten. Wir sind auf mehr Forschung angewiesen, aber was kann jeder Einzelne von uns tun?

Gute Entgiftung muss sein

Wir können versuchen, die Belastung durch Umweltschadstoffe zu reduzieren, dazu komme ich später. Es ist jedoch, wie jeder verstehen wird, unmöglich, unsere Umgebung frei von Giften zu halten. Wir hören von allen möglichen Entgiftungen und Darmkuren. Wie seriös sind diese Heilmittel aber wirklich? Braucht man überhaupt Entgiftungsdiäten? Wie schafft man sein eigenes, gut funktionierendes Entgiftungssystem?

Man kann leicht verwirrt werden von all dem, was man liest. Sicher ist nur, dass die Entgiftung ein sehr wichtiger Prozess im Körper ist, weshalb das System zur Entgiftung/Entfernung von Schadstoffen aus der Umwelt, Luft, dem Wasser und Essen, aber auch den Abfallstoffen, die durch den normalen Stoffwechsel im Körper gebildet werden, ganz schön kompliziert ist.

Der Körper befreit sich durch Schweiß, Atemluft, Stuhl und Urin von seinem Abfall. Dieses Entgiftungssystem umfasst mehrere Organe, nämlich Leber, Nieren, Haut, Lunge und Darm. Mehrere wichtige Enzyme (z. B. Glutathion) unterstützen die Ausscheidung von Giftstoffen, Schwermetallen usw. Es ist wichtig, die Entgiftungseffizienz der Leber zu steigern, was durch eine spezielle Zusammenstellung von Nährstoffen geschehen kann (die als Co-Faktoren für Phase I und Phase II in der Entgiftung der Leber dienen, während sie gleichzeitig als Antioxidantien den Körper vor oxidativem Stress schützen). Kräuter wie Mariendistel, Löwenzahnwurzel, Ballaststoffe wie Inulin und Mikronährstoffe wie Vitamin C, Bioflavonoide, B-Vitamine und Aminosäuren aus Protein, um nur einige zu nennen, können die Entgiftung des Körpers unterstützen.

Einerseits ist es wichtig sicherzustellen, dass das körpereigene Entgiftungssystem gut funktioniert. Andererseits sollte man alles dafür tun, sich möglichst wenig den Toxinen aus der Umwelt auszusetzen. Auf diese Weise vermeiden wir eine Überbelastung unseres Entgiftungssystems, was wiederum bedeutet, dass das System leichter mit dem ohnehin notwendigen Entgiftungsprozess umgehen kann.

Es lohnt sich auf jeden Fall, einen guten Wasserfilter an der Hauptwasserquelle der eigenen Wohnung zu installieren, weil es fast wichtiger ist, Schadstoffe aus dem Dusch- und Badewasser zu entfernen als aus unserem Trinkwasser. Vermeiden Sie es, aus Plastikflaschen zu trinken, Speisen in einem Plastikbehälter aufzuwärmen, und achten Sie darauf, dass Frischhaltefolie die Nahrung nicht direkt berührt. Meiden Sie große Fischarten wie Thunfisch und Schwertfisch.

Wählen Sie Produkte in Bioqualität, vor allem bei Milchprodukten, Fleisch, Huhn und einigen Gemüsesorten und Früchten, die besonders mit Pestiziden aufgeladen sind. Es ist sehr vernünftig, einen qualitativ hochwertigen Luftfilter zu benutzen, besonders im Schlafzimmer, wo es die höchste Konzentration an ungesunden Partikeln gibt, man aber trotzdem ein Drittel seines Lebens verbringt. Ebenso hilft die Sauna (besonders die Infrarotsauna) sehr effektiv bei der Entgiftung des Körpers durch Ausschwitzen der ungesunden Stoffe.

Seien Sie vorsichtig bei der Kosmetik, die Sie anwenden. Einfaches Make-up kann Tausende von Chemikalien enthalten, die von der Haut noch viel leichter absorbiert werden als Nahrungsmittelgifte vom Darm. Kanadische Forscher testeten ganz normale Kosmetika auf Arsen, Cadmium, Blei, Quecksilber, Beryllium, Selen, Thallium und Nickel. Sie testeten unter anderem Concealer, Puder, Selbstbräunungscreme, Mascara, Lidschatten, Lippenstifte usw. In 96 % der Produkte wurde Blei nachgewiesen, in 20 % Arsen und in 51 % Cadmium. Nickel wurde in allen getesteten Produkten festgestellt, Beryllium in 90 %, Thallium in 61 % und Selen in 14 %. Achten Sie also genau darauf, welche Kosmetika Sie benutzen, und bevorzugen Sie hundertprozentige Naturprodukte ohne Zusatzstoffe.

Lebensmittel, die der Entgiftung des Körpers dienen

Damit alle entgiftenden Körperorgane und Systeme ideal funktionieren, sind mehrere ernährungsbedingte Faktoren wichtig. Schwefelhaltige Lebensmittel wie Proteine, Zwiebeln/Knoblauch etc., viele bunte Gemüsesorten und Beeren, genügend Vitamine und Mineralstoffe usw. tragen dazu bei. Einige Nahrungsergänzungsmittel unterstützen Entgiftungsprozesse, u. a. Chlorella-Algen, Koriandertropfen, Zeolith. Auch Medikamente wie DMSA (Dimercaptobernsteinsäure, erhältlich auf ärztliche Verschreibung, am besten von einem Entgiftungsspezialisten) können angewandt werden, um dem Körper insbesondere bei der Freisetzung von Schwermetallen zu helfen. Man kann auch testen, ob man besonders belastet ist (die Tests umfassen verschiedene Umweltschadstoffe) – fragen Sie Ihren Arzt oder lassen Sie sich in speziellen Kliniken beraten.

Für die normale Entgiftung ist eine gesunde Darmflora schlicht und einfach unerlässlich, denn viele Toxine werden von potenziell schädlichen Bakterien direkt in unserem Darm produziert. Wenn ein Ungleichgewicht auftritt, weil die gesunden Bakterien reduziert und die potenziell schädlichen erhöht werden, produzieren sie ungünstige Stoffe, die Entzündung und Übergewicht fördern und das gut arbeitende Immunsystem hemmen.

Leaky Gut (siehe S. 48 ff.) kann ebenfalls zu Übergewicht und vielen gesundheitlichen Problemen beitragen und ist ein wichtiger Faktor in der Belastung durch Giftstoffe aus unserer Nahrung und unseren Getränken. Außerdem trägt Leaky Gut zu Nahrungsmittelempfindlichkeiten und Immunreaktionen bei, die wiederum eine Entzündung hervorrufen, was oft zu Insulinresistenz und Problemen mit Fettleibigkeit und Diabetes führen kann. Lebensmittel, auf die man überempfindlich geworden ist, aus der Diät zu eliminieren, kann helfen, noch wichtiger aber ist eine vielseitige Ernährung mit natürlichen Lebensmitteln, denn diese hilft, Entzündungen zu reduzieren.

Im Zentrum von alledem steht, dass Bewegung, gutes Stressmanagement und erholsamer Schlaf extrem wichtig für den Entgiftungsprozess des Körpers sind. Ein gut geplantes Entgiftungsprogramm sollte nicht nur eine kurzfristige Gewichtsabnahme, sondern auch eine langfristige Lebensstiländerung beinhalten, und natürlich können Nahrungsergänzungsmittel dem Körper bei der inneren Reinigung helfen. Die Vorteile eines Gewichtsverlustes können nicht oft genug betont werden: geringeres Risiko von Herzerkrankungen, Diabetes und Krebs. Wir müssen die Probleme der Überernährung, des Mangels an körperlicher Aktivität, von zu viel Stress und zu wenig Schlaf anpacken – aber wir können auch die Auswirkungen von Umweltschadstoffen nicht länger ignorieren.

Ausgewogene Ernährung, Leben im Gleichgewicht und ausgewählte Nahrungsergänzungsmittel können dem Körper dabei helfen, mehr Giftstoffe auszustoßen und drastische Veränderungen zu bewirken: Die Körperzusammensetzung verändert sich, man erreicht einen besseren Blutzuckerspiegel, gesündere Blutfettwerte und eine verbesserte Leberfunktion. Viele schaffen es, das sogenannte Gewichtsplateau – dort, wo man mit dem Abnehmen nicht mehr weiterkommt – zu durchbrechen und ihre Gewichtsreduktion fortzusetzen.

Biologische vs. herkömmliche Lebensmittel – wann lohnt sich bio?

Der Verkauf von Lebensmitteln in Bioqualität ist in den letzten Jahren erheblich gestiegen, und es scheint, dass dies hauptsächlich auf den Wunsch der Verbraucher nach gesünderen Lebensmitteln zurückzuführen ist, nicht unbedingt auf deren Umweltbewusstsein. Nun sind Bio-Lebensmittel nicht automatisch gesünder als herkömmliche Lebensmittel. Weil Bio-Nahrung um einiges teurer ist, lohnt es sich nachzuprüfen, ob das Preis-Leistungs-Verhältnis stimmt. Welche Lebensmittel unterstützen unsere Gesundheit also wirklich mehr, wenn sie biologischer Herkunft sind?

Es gibt große Unterschiede darin, wie viel Pestizidrückstände normalerweise auf Obst und Gemüse haften, hier variieren die Werte von Produkt zu Produkt und von Land zu Land. Im Allgemeinen finden sich nur geringe Spuren von Pestiziden auf Lebensmitteln aus EU-Ländern und mehr auf solchen aus anderen Teilen der Welt. Die trotzdem zu sich genommene Menge an Pestizidrückständen möchte man natürlich so gering wie möglich halten. Bio-Obst und -Gemüse enthält nicht automatisch mehr Vitamine und andere Mineralien als herkömmliche Produkte, denn dies hängt unter anderem vom Boden und den Lichtbedingungen des Anbaugebietes ab. Auf der anderen Seite enthält Bio-Nahrung weniger Giftstoffe und ist daher auch umweltfreundlicher. Und wenn es um Antioxidantien geht, beinhalten Bio-Produkte mehr davon, weil sie langsamer wachsen und deshalb mehr darum kämpfen müssen zu überleben.

Welche konventionellen Produkte enthalten die meisten und die geringsten Pestizidrückstände? Eine unabhängige Organisation in den USA hat die beliebtesten Obst- und Gemüsesorten auf ihren Gehalt an Umweltgiften getestet.

Die 10 Sorten, die am schlechtesten abschnitten (immer in Bioqualität kaufen)

- Pfirsiche
- Äpfel
- Nektarinen
- Paprika
- Stangensellerie
- Erdbeeren

- Sauerkirschen
- Grünkohl
- Salat
- Trauben

... auch ziemlich schlecht (wenn möglich in Bioqualität kaufen)

- Möhren
- Birnen
- Spinat
- Kartoffeln
- Grüne Bohnen
- Gurken
- Himbeeren
- Pflaumen
- Orangen

Die 10 besten (kaum gesundheitliche Vorteile der Biovarianten)

- Zwiebeln
- Avocados
- Mais
- Ananas
- Mangos
- Spargel
- Grüne Erbsen
- Kiwis
- Weißkraut
- Auberginen

... auch ganz okay (in Nichtbioqualität gesundheitlich in Ordnung)

- Wassermelonen
- Brokkoli
- Tomaten
- Süßkartoffeln
- Grapefruit
- Zuckermelonen
- Bananen (aber: Die Schale enthält oft viele Pestizide)

Die folgende Tabelle ist eine Liste der Lebensmittel, die eine Rolle für die Gesamtaufnahme von Pestiziden während eines ganzen Tages spielen. Die Untersuchung wurde von der dänischen Lebensmittelbehörde durchgeführt.

In Deutschland gehören Johannisbeeren, Mandarinen, Mangos, Weintrauben, Auberginen, Bohnen (mit Hülsen), Feldsalat, frische Kräuter, Knollensellerie, Kulturpilze, Paprika, Rettich, Radieschen und Spinat zu den Lebensmitteln, die die meisten Pestizidrückstände enthalten (Quelle: Bundesamt für Verbraucherschutz, 2015).

Lebensmittel	Pestizidrückstand pro Tag (in mcg)*
Äpfel	23,6
Weizenbrot	15,4
Kartoffeln	7,2
Birnen	4,8
Tomaten	4,2
Gurken	3,8
Wein	3,5
Salat	2,5
Trauben	2,2
Orangen	2,0
Zitronen	1,9
Clementinen	1,8
Kiwi	1,8
Haferflocken	1,7
Paprika	1,0

*Die Menge an Pestiziden, die das Lebensmittel beinhaltet, verglichen mit der durchschnittlichen Tageszufuhr.

KAPITEL 12

Darm, Gewicht, Gesundheit und Krankheit

●

Die Verbindung zwischen unserer Darmflora und unserem Körpergewicht ist teilweise darauf zurückzuführen, dass verschiedene Bakterien mehr oder weniger energiereiche Nährstoffe aus dem Essen und den Getränken ziehen können und langsam, aber sicher zu Energieungleichgewichten führen. Außerdem können sie teilweise Entzündungen im Körper fördern, die wir nicht bemerken können, was unter anderem zu Insulinresistenz und dadurch dann zu Übergewicht und allem, was mit dieser Hormonstörung verbunden ist (erhöhtes Risiko für Typ-2-Diabetes, Herz-Kreislauf-Erkrankungen, häufig auftretende Krebsformen, usw.), führen kann. Aber was meint man eigentlich, wenn man von Entzündungen spricht?

Entzündung – wenn es im Körper brennt

Sie haben sich vermutlich schon mal Ihren Knöchel verstaucht oder eine kleine Verbrennung zugezogen und entdeckt, dass der verletzte oder verbrannte Bereich gerötet, geschwollen oder wärmer war – denn das sind die klassischen Entzündungszeichen, die durch hormonähnliche Substanzen ausgelöst werden, die Eicosanoide genannt werden. Diese bestehen aus körpereigenen Omega-3- und Omega-6-Fettsäuren und dienen dazu, den Schaden zu bekämpfen; eine natürliche und notwendige Reaktion, ähnlich der Bildung und Ausschüttung von Adrenalin und Cortisol infolge akuten Stresses. Unter gewissen Umständen können Entzündungen jedoch chronisch werden und einen bestehenden Krankheitszustand verschlechtern oder eine chronische Erkrankung verursachen.

Aufgrund eines stressigen Lebensstils, falscher Ernährung (schnell wirkende Kohlenhydrate, Transfette, zu viel rotes Fleisch), mangelnder körperlicher Aktivität sowie aufgrund von Tabakrauchexposition und anderen Umweltgiften leiden viele von uns unter einem oder mehreren chronischen Entzündungszuständen. Diese können von Magenkatarrh (Gastritis), Ekzemen (Dermatitis) über Osteoarthritis, Asthma bis hin zu Vaskulitis reichen, einer Sammelbezeichnung für eine Gruppe von Krankheiten, die durch Entzündungen in den Blutgefäßen, dem Herz, dem Gehirn, den Nieren, den Augen und anderen Organen (z. B. ist die Migräne eine Form von Vaskulitis) gekennzeichnet sind. Entzündungen haben tatsächlich bei allen chronischen Krankheiten ihre Finger im Spiel. Das Einzige, was variiert, ist der betroffene Körperteil und welcher Zelltyp angegriffen wird. Weltweit leiden Millionen von Menschen an chronischen Entzündungserkrankungen und nehmen regelmäßig irgendeine Art von entzündungshemmenden Medikamenten ein – wie Acetylsalicylsäure, Ibuprofen oder Cortison – und das jeden Tag.

Neue Forschungsergebnisse der letzten Jahre haben gezeigt, dass einer der Hauptgründe sogenannter chronisch-systemischer Entzündungen – d. h. Entzündungen, die den ganzen Körper betreffen, aber nicht unbedingt akute Symptome hervorrufen – direkt in uns liegen. Unter anderem kann ein Ungleichgewicht unserer Darmflora eine solche Entzündung durch chemische Bakteriensubstanzen fördern, die von unserem Darm aufgenommen werden. Für mehr über die häufigsten Ursachen für eine gestörte Darmflora und Faktoren, die zu Entzündungen führen, siehe Kap. 3 und 11.

Chronische Entzündungen bedeuten, dass etwas mit der generellen Gesundheit nicht stimmt. Anstatt den Körper zu reparieren – was der Zweck einer lokalen, temporären Entzündung ist –, schwächt eine chronische Entzündung den Körper, beschleunigt den Alterungsprozess und löst Krankheiten aus. Die Verbreitung von entzündlichen Erkrankungen hat in den letzten 40 bis 50 Jahren dramatisch zugenommen, parallel zum gesteigerten Verbrauch von Fertiggerichten, Transfettsäuren, raffinierten Kohlenhydraten und Zucker und dem Rückgang von natürlichen und unverarbeiteten Lebensmitteln wie Gemüse und Nüssen.

Einige Nahrungsmittel fördern Entzündungen, während andere Entzündungen verringern. Was Sie essen – Proteine, essenzielle Fettsäuren, Vitamine und Mineralstoffe sowie lebende, organische gesunde Bakterien (Probiotika) und Ballaststoffe, die diesen Probiotika

Nahrung liefern (Präbiotika) –, beeinflusst direkt das Ausmaß von Entzündungen in Ihrem Körper. Essen Sie mehr entzündungsfördernde als entzündungshemmende Lebensmittel, ebnen Sie den Weg für entzündliche Erkrankungen. Und leider ist es so, dass Sie mit einem Typ chronischer Entzündungen, wie z. B. Asthma, einem höheren Risiko ausgesetzt sind, in Zukunft weitere chronische Entzündungen zu entwickeln.

Entzündungsfördernde Lebensmittel

Die folgenden Lebensmittel unterstützen Entzündungen im Körper:
- **Pflanzenöle, verarbeitete Lebensmittel und Margarine:** Omega-6-reiche Pflanzenöle, wie Sonnenblumen-, Soja-, Mais- und Distelöl, alle verarbeiteten Lebensmittel, die solche Öle enthalten, einschließlich der meisten Arten von Margarine und frittierten Lebensmitteln.
- **Transfettsäuren:** Diese kommen in Lebensmitteln vor, die teilweise gehärtete/hydrogenierte pflanzliche Öle/Fette enthalten. Häufig in verarbeiteten Lebensmitteln wie einigen Arten von Margarine, Milch und Sahneersatz, trockenen Kuchen und Keksen, Croissants und Gebäck, einigen Arten von industriell gebackenem Brot, Fertiggerichten, Salatdressings und Suppenpulver. Transfette sind weltweit größtenteils verboten, in Deutschland jedoch nicht!
- **Prooxidative Lebensmittel und Substanzen:** Dazu gehören Lebensmittel, die die Oxidation durch Bereitstellung von überschüssigen freien Radikalen erhöhen, was z. B. das Risiko von chronischen Krankheiten und vorzeitiger Alterung erhöht. Hier sprechen wir zum Beispiel von Grillgut, Transfettsäuren und Alkohol in größeren Mengen.
- **Antibiotika** (sowohl häufige Anwendung als auch langfristige Niedrigdosisexposition durch Speisen und Getränke, siehe S. 244 ff.).

Neben Lebensmitteln gehören Rauchen, Abgasexposition und andere schädliche Substanzen zu den Faktoren, die zu erhöhter Oxidation führen.

Entzündungshemmende Lebensmittel

Die folgenden Fettsäuren und Nahrungsmittel können Entzündungen reduzieren:

- Omega-3-Fettsäuren: Die beste Wirkung scheinen die Fettsäuren in fettem Fisch, Tran, Robben- und Krillöl zu haben. Omega-3 kann auch aus Pflanzen aufgenommen werden (Leinsamen, Rapsöl und Walnüsse), aber diese müssen in unserem Körper erst zum Typ »Fisch-Omega-3« umgewandelt werden, was nicht immer in ausreichendem Maße geschieht. Omega-3-Fettsäuren stellen sicher, dass der Körper Entzündungsreaktionen abheilen lässt, wenn sie nicht mehr gebraucht werden, und verhindern so chronische Entzündungen. Indem Sie 500 g fetten Fisch pro Woche und 1–2 Teelöffel gemahlenen Leinsamen oder Leinöl täglich zu sich nehmen, wird Ihrem Körper ausreichend Omega-3 zugeführt. (Alternativ können Sie Tran oder Fischöl mit reinem Omega-3 als Nahrungsergänzungsmittel einnehmen; siehe Kap. 7). Wenn Sie an einer chronischen Entzündung leiden, müssen Sie die tägliche Menge an Omega-3 möglicherweise signifikant erhöhen.
- Omega-6-Fettsäuren: Die mäßige Aufnahme von Omega-6-Fettsäuren ist notwendig, weil eine akute Entzündung eine wichtige Reparaturfunktion des Körpers darstellt. Erst wenn eine Entzündung chronisch wird, tritt der zerstörerische Charakter in den Vordergrund und der heilende in den Hintergrund. Die westliche Ernährungsweise enthält allerdings konstant viel zu viel Omega-6 und zu wenig Omega-3, eine Erklärung für die große Verbreitung chronischer Entzündungen. Wir sollten nicht mehr als das Zwei- bis Vierfache an Omega-6 verglichen mit Omega-3 zu uns nehmen, in Wirklichkeit sind es aber 20- bis 30-mal mehr. Wenn der Speiseplan zu viel Omega-6-Fettsäuren enthält, werden Substanzen (einschließlich Arachidonsäure) gebildet, die zu einer verstärkten Entzündungsneigung führen.
- Die Lösung besteht darin, Pflanzenöle wie Soja-, Mais- und Sonnenblumenöl plus Margarine und verarbeitete Nahrungsmittel, die auf solchen Ölen basieren, zu meiden. Ersetzen Sie diese durch kaltgepresstes Olivenöl extra vergine und Rapsöl, essen Sie eine Handvoll verschiedener unbehandelter Nüsse, Kerne und Samen täglich

und schon führen Sie Ihrem Körper genug, aber nicht zu viel Omega-6 zu.

- Antioxidative Lebensmittel: Nüsse, Kerne und Samen, insbesondere Walnüsse, Beeren (z. B. Blaubeeren), Gewürze wie Zimt und Nelken sowie Kräuter wie Oregano verhindern Oxidation und Entzündung. Antioxidative Nahrungsergänzungsmittel (die normalerweise Vitamin C, E und Selen enthalten) sind fast überall erhältlich und sinnvoll, wenn die generelle Aufnahme von Omega-6 hoch ist oder Sie an chronischen Entzündungen leiden.

- Probiotika und Präbiotika: Gesunde Bakterien wie Lactobacillas, Bifidobakterien und spezielle Ballaststoffe, die Nährstoffe für diese Bakterien bilden, haben sich als entzündungshemmend im Körper herausgestellt. Unsere Darmbakterien spielen eine wichtige Rolle bei der Entzündungshemmung, indem sie buchstäblich verhindern, unserem Immunsystem beizubringen, auf harmlose Substanzen aus Speisen und Getränken negativ zu reagieren. Wenn das Immunsystem nicht funktioniert, wie es sollte, kann es entweder auf harmlose Substanzen hin einen Angriff starten, wie bei einer Allergie, oder aber die körpereigenen Zellen angreifen, wie es bei Autoimmunerkrankungen der Fall ist.

Die Forschung zeigt, dass eine »stille« (d. h. symptomfreie) chronische Entzündung auch durch eine nicht ausbalancierte Darmflora signifikant zu Übergewicht und allem, was damit verbunden ist, beitragen kann.

Das schlechte Bauchgefühl

Nach Erkältungen sind Verdauungsprobleme die häufigste Ursache dafür, sich ärztlichen Rat einzuholen. Eine breite Palette von Beschwerden, von einem schwachen Immunsystem bis hin zu Depressionen und einem chronischen Müdigkeitssyndrom, kann auf eine fehlerhafte Magen-Darm-Funktion zurückzuführen sein.

Abgesehen von der Luft, die wir atmen, und dem, was unsere Haut über die Umwelt aufnimmt, gelangt alles, was uns beeinflusst, durch den Darmtrakt in unseren Körper. Dünndarm, Dickdarm und Enddarm haben zusammengenommen die Kontaktfläche der Größe eines Tennisplatzes. Diese Größe schafft natürlich auch eine hohe Anfälligkeit. Dass die Verdauung optimal funktioniert, ist extrem wichtig für Gesundheit und Lebensqualität. Was im Magen und Darm passiert, ist sehr kompliziert, deshalb kann auch immer viel schiefgehen auf dem Weg von der Nahrungsaufnahme bis zu den Abfallstoffen in Form von Stuhlgang. Außerdem ist der Dickdarm ein lebendes Ökosystem, das wie gesagt aus neun mal mehr Bakterien besteht, als wir Zellen in unserem Körper haben.

Obwohl Umfragen zeigen, dass zwei von drei Menschen kleinere oder größere Probleme mit der Verdauung haben, sind sich die wenigsten bewusst, wie das Verdauungssystem wirklich funktioniert.

Ratschläge für ein besseres Bauchgefühl

1. Achten Sie auf viel rohe (oder minimal erhitzte) Pflanzennahrung in Ihrer Ernährung: Ca. 60 % von dem, was Sie innerhalb eines Tages essen, sollte roh oder nur leicht gekocht oder gedünstet sein.

2. Um die Aufnahme von Schadstoffen zu reduzieren, sollten Sie zumindest bei folgenden Obst- und Gemüsesorten, Milch- und Fleischwaren Produkte in Bioqualität bevorzugen. Im Hinblick auf Pestizidrückstände sind nämlich Erdbeeren, Kirschen, Pfirsiche/Nektarinen, Tomaten, Möhren, Spinat, Stangensellerie, Kartoffeln und alle Paprikasorten am ungesündesten. Nicht so genau mit einer biologischen Anbauweise müssen Sie es bei Zwiebeln, Wassermelonen, Brokkoli und Kohl nehmen.

3. Kauen Sie das Essen gut, denn hier beginnt die Verdauung. Lassen Sie sich beim Essen Zeit – wenn Sie unter Stress essen, wird die Nahrung nicht richtig verdaut. Herunterschlingen bewirkt, dass Sie mehr essen, als Sie müssten, denn es dauert zwanzig Minuten, bis die Signale des Sättigungsgefühls im Magen das Gehirn erreichen.

4. Lassen Sie sich auf Nahrungsmittelunverträglichkeiten, Leaky Gut und alle anderen Schäden im Verdauungsprozess testen, wenn Sie Verdauungsprobleme haben.

5. Das Reizdarmsyndrom ist eine Störung, die in starkem Ausmaß von der Psyche beeinflusst wird – und umgekehrt. Denken Sie an Stressmanagement und ausreichenden geruhsamen Schlaf – sehr wichtig!

6. Wählen Sie eine Ernährungsweise, die das Wachstum von Pilzen (Candida) nicht fördert – Pilze lieben Zucker und Stärke.

7. Schließen Sie aus, dass Sie Magengeschwüre aufgrund einer bakteriellen Infektion haben, und behandeln Sie diese rasch, wenn Sie betroffen sind.

RDS – wenn der Darm »wütend« ist

»Reizdarm«, Leaky Gut und »Nahrungsmittelintoleranz« sind nur einige der Begriffe, die allgemeine Verdauungsprobleme beschreiben. Worum geht es hier aber wirklich?

Das Reizdarmsyndrom (kurz: RDS oder IBS = Irritable Bowel Syndrom) ist, wie schon erwähnt, eine Erkrankung, unter der bis zu 20 % der Bevölkerung in der einen oder anderen Form leiden.

Die Diagnose ist ein Sammelbegriff und umfasst eine Reihe von Störungen der Darmfunktion bei Transport und Verdauung. Typische Symptome sind Schmerzen und Beschwerden im Bauch, der sich oft aufgebläht und schmerzhaft anfühlt. Typisch für die Störung ist auch, dass der Stuhl zwischen Verstopfung und Durchfall wechselt. Manche RDS-Betroffenen kämpfen mit träger Verdauung und andere mit zu schlechtem Stoffwechsel. Innerhalb der Gesamtbevölkerung leiden mehr Frauen als Männer unter RDS.

Obwohl ein Reizdarm eine sehr häufige Erkrankung ist, scheint die Schulmedizin ein wenig ratlos, woher die Beschwerden kommen mögen. Das bedeutet nicht, dass keine Ursachen existieren, nur dass die üblichen Werkzeuge der modernen Schulmedizin die Gründe nicht identifizieren können, obwohl in den letzten Jahren viel rund um dieses Thema geforscht wurde. Trotzdem gibt es keinen bestimmten Test, der herausfindet, ob ein Patient daran leidet; man arbeitet also mit einer sogenannten Symptomdiagnose.

Da die Symptome in einem breiten Spektrum von Beschwerden auftreten, wird der Patient nach der Eliminierungsmethode ausgetestet. Wenn andere mögliche Krankheiten untersucht – und ausgeschlossen – wurden, bleibt oft nur mehr die Diagnose Reizdarm übrig, was leider eine sehr lästige Diagnose für viele Betroffene ist. Es existieren jedoch verschiedene Ursachen für RDS-Symptome, und sie können alle mit fortgeschrittenen Tests ausgewertet werden, die leider oft zur Analyse an Speziallaboratorien im Ausland geschickt und selbst bezahlt werden müssen. Ich betone, dass ein Reizdarm keine spezifische entzündliche Erkrankung ist wie Morbus Crohn und Colitis ulcerosa. Die Ursachen des Reizdarmsyndroms sind mannigfaltig und komplex. Es wurde nachgewiesen, dass die Beschwerden durch psychische Faktoren wie Stress, Angst und Sorgen und durch verschiedene Arten von Lebensmitteln ausgelöst werden können. Der Reizdarm scheint auch in Verbindung mit anderen Störungen zu stehen wie

Fibromyalgie (FMS) und dem chronischen Erschöpfungssyndrom. Neue Untersuchungen zeigen, dass mehr als die Hälfte derer, die an RDS leiden, eigentlich mit einer bakteriellen Überwucherung im Dünndarm (SIBO, small intestine bacterial overgrowth) kämpfen, die wie erwähnt mit einem speziellen Atemtest diagnostiziert werden kann und für die eine spezifische Therapie möglich ist (siehe S. 252 ff.).

RDS kann auch aufgrund einer erhöhten Darmpermeabilität oder einem Leaky Gut auftreten (siehe S. 48 ff.).

Den meisten Menschen mit Reizdarmsyndrom wird erzählt, dass sie den Rest ihres Lebens mit den Beschwerden werden leben müssen, doch das muss nicht so sein. Zusätzlich zu den üblichen Tests, die andere Diagnosen ausschließen können, gibt es ja wie gesagt Tests, bei denen die Proben bisher noch ins Ausland geschickt werden müssen. Nahrungsmittelintoleranzen oder erhöhte Nahrungsmittelempfindlichkeiten als Folge des Leaky Gut Syndroms sollten ausgetestet und die generelle Verdauung (Magensäure, Verdauungsenzyme und Darmflora) auf ihre uneingeschränkte Funktion abgeklärt werden.

Wenn die Magenschmerzen durch Dinge ausgelöst werden, die Sie essen, wäre es klug, wenn Sie über einen gewissen Zeitraum ein »Ernährungstagebuch« führen.

Wenn Essen zum Feind wird

Nahrungsmittelintoleranz gilt als ein zunehmendes Problem in der westlichen Welt. Rund ein Fünftel der Menschen findet, dass die Nahrung, die sie essen, zu Unbehagen führt, sei es in Form von Verstopfung oder Durchfall, Übelkeit, Bauchkrämpfen, Blähungen, Sodbrennen usw. Manche werden davon gereizt, andere hyperaktiv – oder müde. Zu weiteren Symptomen zählen Kopfschmerzen/Migräne, Muskelschmerzen und Konzentrationsschwierigkeiten.

Die Schleimhaut des Dünndarms ist ein wichtiger Teil des Immunsystems, die man sich wie ein »feinmaschiges Sieb« vorstellen kann. Sie ist des Darms Außengrenze und hat unter anderem die Aufgabe, potenziell gefährliche Giftstoffe, Mikroben und unvollständig verdaute Nahrung aus dem Darm nicht in den Blutkreislauf gelangen zu lassen. Bei dem beschwerdereichen Zustand, den wir Leaky Gut nennen (siehe S. 48 ff.), ist das Sieb nicht engmaschig genug, weswegen Proteine aus der Nahrung in die Blutbahn geraten, bevor sie in ihre kleinsten Bestandteile namens Aminosäuren zerlegt werden. Dies führt zu einer Reaktion des Immunsystems, welche wiederum viele und teilweise ernsthafte und starke Beschwerden hervorruft.

Nahrungsmittelintoleranzen und/oder Nahrungsmittelempfindlichkeiten können darum viele verschiedene – und teilweise sehr unangenehme – Symptome mit sich bringen, die man nicht sofort in einen unmittelbaren Zusammenhang mit dem zu sich genommenen Essen stellt.

Was bedeutet Nahrungsmittelintoleranz genau?

Die Begriffe »Nahrungsmittelallergie«, »Nahrungsmittelintoleranz« und »Nahrungsmittelüberempfindlichkeit« werden oft synonym verwendet und sorgen so für Verwirrung.

Im Wesentlichen gilt als gemeinsames Merkmal eine abnormale Reaktion auf einige Lebensmittel, die sich auf vielfältige Weise manifestieren kann. Dabei kann es sich um Mechanismen der Aktivierung des Immunsystems und eine darauffolgende Produktion von Antikörpern oder nicht als Immunreaktion anerkannte Effekte handeln. Ein Beispiel dafür ist die Lactoseintoleranz (Milchzuckerintoleranz), bei der der Körper nicht genug vom Lactase-Enzym produziert, das Milchzucker aufspaltet. Deshalb wird dieses Problem nicht als Reaktion des Immunsystems, sondern als Enzymmangel eingestuft.

Die häufigsten Typen von Nahrungsmittelintoleranz sind:

Lactoseintoleranz

Ganze 80 % der Weltbevölkerung entwickeln im Erwachsenenalter eine Intoleranz gegenüber Lactose (Milchzucker). So gesehen ist Lactoseintoleranz der »Normalfall«, Europäer sind jedoch am seltensten betroffen.

Für diejenigen, die an Lactoseintoleranz leiden, ist es wichtig, Milchzucker zu vermeiden oder Lactase-Nahrungsergänzungsmittel einzunehmen, damit der zu sich genommene Milchzucker besser aufgespalten werden kann. Zu beachten ist dabei, dass Milchzucker auch in Trockenmilchpulver in industriell hergestellten Produkten (z. B. Kuchen) versteckt sein kann. Wenn die Milch zu Joghurt, Kefir oder Buttermilch verarbeitet wird, wird die Lactose weitgehend abgebaut, weswegen viele von Lactoseintoleranz Betroffene eine gewisse Menge an Sauermilch-produkte problemlos essen können. Je härter der Käse, desto weniger Lactose enthält er. Lactoseintoleranz kann durch einen Bluttest nachge-wiesen werden.

Einige vertragen Lactose, entwickeln aber eine Intoleranz gegenüber dem Protein in der Milch. Schlimmstenfalls leidet man dann bei allen Arten von Milchprodukten unter den bekannten Beschwerden. Ein Bluttest kann beispielsweise diagnostizieren, ob man speziell Kuhmilchproteine nicht verträgt oder das Problem bei Ziegen- und/oder Schafsmilch liegt. Lactoseintoleranz kann sowohl mittels Gentest (Bluttest), eines speziellen Atemtests oder eines Lactose-Belastungstests diagnostiziert werden. Ihr Arzt kann Ihnen eine Überweisung für die Allergiezentrale ausstellen, damit die Tests von der Krankenkasse bezahlt werden.

Fructoseintoleranz und Fructosemalabsorption

Fructose ist eine Zuckerart, die man in jedem Obst, in Beeren und Honig und in kleineren Mengen in vielen Gemüsesorten findet. Es gibt zwei Varianten von Intoleranz gegenüber Fructose: Die sogenannte Fructose-intoleranz ist eine seltene, erbliche und potenziell seriöse Krankheit, die aufgrund eines Enzymmangels die schlechte Aufnahme von Fructose aus dem Darm nach sich zieht. Ähnlich wie bei der Lactoseintoleranz resul-tiert das in Blähungen, Bauchkrämpfen und Magenschmerzen, aber auch schwerere Symptome sind möglich wie epileptische Anfälle, Gelbsucht, Lebervergrößerung, Übelkeit, Müdigkeit und Stimmungsschwankun-gen. Da der handelsübliche Zucker aus Fructose und Glucose (Trauben-zucker) besteht, vertragen Betroffene weder den sehr häufig benutzten raffinierten Zucker noch versteckten Zucker in industriellen Produkten. Bei der angeborenen Fructoseintoleranz spürt man die Symptome von früher Kindheit an und sollte immer von einem Spezialisten untersucht und begleitet werden.

Ein weitaus häufigeres und weniger schwerwiegendes Leiden ist die Fructosemalabsorption, die Unbehagen beim Essen von Obst, Beeren, Zu-cker, Fructose und einigen Gemüsesorten verursacht. Weil die betroffe-nen Menschen vorsichtig sein müssen, welche Obst- und Gemüsesorten sie zu sich nehmen, sollten sie die Einnahme von Vitaminen, Minerali-en, Antioxidantien und Ballaststoffen durch Nahrungsergänzungsmittel in Erwägung ziehen. Die Fructosemalabsorption kann durch einen Atemtest nachgewiesen werden.

Glutenintoleranz

Es ist vor allem *Gliadin*, ein Bestandteil von Gluten, auf das viele Menschen negativ reagieren. Gluten ist ein Protein, das in den Getreidesorten Weizen, Gerste, Roggen, Dinkel, Kamut, Emmer (Zweikorn) und Einkorn vorkommt. Alle Mehltypen aus diesen Getreidearten enthalten Gluten. Hafer enthält kein Gluten, kann aber geringe Spuren von Gluten aus anderen Getreiden enthalten, die sowohl auf dem Feld als auch im Produktionsprozess zu Haferflocken oder Hafermark hineingeraten können. Für fluffiges Brot und Gebäck benutzt man Hefe, Sauerteig oder Backpulver, um den Teig aufgehen zu lassen. Gluten bildet ein Netzwerk aus kleinen Bläschen, die Gas und Wasserdampf im Teig verteilen, und funktioniert so als »Kleber« für den Teig und macht es einfacher, diesen weiterzuverarbeiten.

Qualität und Quantität von Gluten im Mehl können variieren (zum Beispiel wird der Glutengehalt in kohlenhydratreduziertem Brot niedriger sein), sodass dem Teig manchmal nachträglich noch Gluten hinzugefügt wird, um seine Backfähigkeit zu erhöhen. Dies wird gemacht, um extragrobes Brot mit hohem Ballaststoffgehalt backen zu können, das aber trotzdem luftig und fluffig ist, zum Beispiel mit Vollkornmehl, Gerste, Roggen, Hafer und Samen im Teig. In einem solchen Brot mit zugesetztem Gluten ist dessen Gehalt normalerweise nicht höher als in einem gewöhnlichen Weißmehlbrot aus Weizen. Einige kohlenhydratarme Brotrezepte fügen große Mengen an Gluten hinzu, was man daran erkennen kann, dass Gluten als eine der ersten drei Zutaten auf dem Lebensmitteletikett/Rezept angeführt wird. Handelsübliches Gluten wird aus Weizen gewonnen, und hinzugefügtes Gluten sollte eindeutig in der Zutatenliste gekennzeichnet sein – achten Sie doch mal darauf, wenn Sie abgepacktes Brot kaufen.

Der Glutengehalt und die Eigenschaften von Gluten können innerhalb der verschiedenen Getreidesorten variieren, wobei Weizengluten die besten Backeigenschaften aufweist. Mehle aus Mais, Reis, Hirse und Buchweizen können glutenhaltiges Mehl ersetzen, verfügen aber nicht über dieselben Backeigenschaften.

Eine heftige Form der Glutenintoleranz heißt Zöliakie, eine sogenannte Autoimmunerkrankung, weil sie eine unangemessene Immunreaktion gegen die eigenen Darmzellen mit sich zieht, die vom Protein Gluten eingeleitet wird. Zöliakie kann durch Blutproben und eine Gastroskopie mit Gewebeproben aus dem Dünndarm nachgewiesen werden. Ihr Arzt kann Ihnen für diese Untersuchungen eine Überweisung ausstellen, sodass die Kosten von der Krankenkasse übernommen werden.

Zöliakie ist eine chronische Erkrankung, bei der die Zotten im Dünndarm durch Entzündungen geschädigt werden, aufgrund einer abnormalen Reaktion auf Gluten.

Zöliakie-Fakten

- Zöliakie ist eine Erkrankung, bei der die Zotten im Dünndarm aufgrund von Entzündungen zerstört werden.
- Die Entzündungen rühren von einer abnormalen Reaktion auf die in vielen Mehlsorten enthaltene Substanz Gluten her.
- Typische Symptome sind lockerer und häufiger Stuhlgang, Bauchschmerzen, Blähungen, Gewichtsverlust und Abgeschlagenheit – oft sind die Symptome nicht so offensichtlich.
- Eine Therapie umfasst glutenfreie Ernährung für den Rest des Lebens.
- Glutenfreie Lebensmittel enthalten kein Weizen, Roggen, Dinkel, Zweikorn, Gerste und Produkte aus diesen Getreidearten.
- Glutenfreie Ernährung lässt normalerweise alle Beschwerden verschwinden.

Typische Symptome der Zöliakie sind loser und häufiger Stuhl, der in großen Mengen vorhanden, gräulich und übelriechend sein kann, sowie Bauchschmerzen, Blähungen, Gewichtsverlust und Müdigkeit. Kinder, die an Zöliakie leiden, können kleiner und in schlechter allgemeiner Verfassung sein. Bei manchen Kindern scheint Verstopfung das einzige Symptom zu sein. Zöliakie kann sich auch in vagen und unerklärlichen Symptomen äußern. Sie bewirkt, dass wichtige Stoffe wie Eisen, Folsäure und Vitamin B12 nicht normal aufgenommen werden, was zu einer Anämie führen kann.

Sowohl Erwachsene als auch Kinder (etwas seltener) können unterschiedliche Hautveränderungen aufweisen, die typisch für die Krankheit sind. Weitere mit Zöliakie assoziierte Probleme können Kalziummangel und Tetanie sein, als weiteres, diagnostisch abgrenzbares Krankheitsbild ist unter anderem die Hauterkrankung Dermatitis herpetiformis bekannt, bei der kleine Bläschen auf der Haut auftreten, die Juckreiz und gereizte Haut verursachen. Die sogenannte sekundäre Lactoseintoleranz kann ebenfalls eine Konsequenz der Zöliakie sein, bessert sich aber rasch, wenn man Gluten vermeidet (im Gegensatz zur genetischen Lactoseintoleranz, die einem bis ans Lebensende erhalten bleibt). Auch neurologische und psychiatrische

Probleme werden mit der Zöliakie in Verbindung gebracht – Epilepsie und Psychosen, die den starken Zusammenhang zwischen Darmgesundheit und Gehirn untermauern (mehr darüber in Kap. 10).

Zöliakie kann in der Kindheit beginnen, die Krankheit tritt aber meistens im Erwachsenenalter erstmals auf und variiert innerhalb verschiedener Personengruppen signifikant. Am häufigsten sind hellhäutige Menschen in Europa und Nordamerika betroffen, auch in einigen arabischen Ländern und in Indien und in Pakistan ist sie verbreitet, wohingegen in weiten Teilen Asiens und südlich der Sahara in Afrika nur wenige Fälle bekannt sind. Wie viele Betroffene es in Deutschland genau gibt, ist nicht klar, es wird aber davon ausgegangen, dass unter 500 Personen mindestens eine unter Zöliakie leidet. Weil einige zufällig beim Serumtest diagnostiziert und andere aufgrund von Beschwerden ausgetestet werden, rechnet man aber mit einer hohen Dunkelziffer. Der Test auf Gluten-Antikörper im Blut kann ausschlaggebend und eine große Hilfe bei der Diagnose sein, während Experten bei Kindern eine Antikörpermessung bevorzugen, um mit Sicherheit Zöliakie diagnostizieren können. Es gibt auch Hauttests (meistens in Allergiezentren möglich), die einigermaßen zuverlässig sind. Um eine ganz sichere Diagnose zu bekommen, wird meistens eine Gastroskopie durchgeführt (Kinder werden vor der Untersuchung narkotisiert), wo Gewebeproben aus dem Dünndarm entnommen werden. Bei Erwachsenen ist die Probenentnahme und mikroskopische Untersuchung der Gewebeprobe aus dem Dünndarm die empfohlene Methode zur Diagnose, da sie als einzige als hundertprozentig verlässlich gilt.

Sie dürfen keine glutenfreie Ernährung einleiten, bevor die Diagnose nicht mit Sicherheit gestellt wurde, denn sonst schlagen die Tests nicht an und liefern die falschen Ergebnisse. Das wäre unangenehm, da es sich bei der Zöliakie um einen lebenslangen Begleiter handelt, der eine dauerhafte Umstellung der Ernährung erfordert, was aufwändig ist und von einer gesicherten Diagnose gestützt werden sollte. Je nach Arzt und Institut kann es sein, dass die Gastroskopie nach einem Jahr Ernährungsumstellung und Behandlung wiederholt wird, um die Ergebnisse zu vergleichen – einige Institute führen diese Follow-up-Untersuchung nur bei Zweifel an der Diagnose und nicht eingetretener Besserung durch.

Zonulin und Leaky Gut

Kürzlich wurde ein Protein namens Zonulin gefunden, dessen Wert durch die Untersuchung des Blutes gemessen werden kann. Dieses Protein wird sowohl als Reaktion auf die Zufuhr von Gluten produziert als auch infolge spezifischer Darmbakterien und scheint die Darmpermeabilität zu erhöhen, was zu Leaky Gut führen kann (siehe S. 48 ff.). Der Zonulinspiegel ist bei aktiver Zöliakie stark erhöht und bleibt weiterhin hoch, wenn Zöliakie-Betroffene Lebensmittel mit Gluten vermeiden. Menschen, die nicht positiv auf Zöliakie getestet wurden, nach eigener Angabe aber auf Gluten reagieren, können – müssen aber nicht – einen moderat erhöhten Zonulinwert aufweisen. Letztendlich erzählt das erhöhte Zonulin beim Bluttest, dass es Löcher im Darm gibt und es ratsam ist herauszufinden, ob eine Glutenunverträglichkeit vorliegt, man mit einer unausgewogenen Darmflora kämpft, einen die Überwucherung von schlechten Bakterien im Dünndarm plagt oder andere Reaktionen auf Nahrung, häufige Alkoholexzesse, Medikamente usw. schuld sind. Zonulin scheint auch die »Durchlässigkeit« zur sogenannten Blut-Hirn-Schranke zu unterstützen, die bei normaler Funktion verhindert, dass viele verschiedene potenziell schädliche Substanzen aus dem Blutkreislauf in das Gehirn gelangen.

Seinen Zonulinwert bestimmen zu lassen kann nie schaden, denn erhöhtes Zonulin kann ein Hinweis auf die Entwicklung von Zöliakie und anderen Autoimmunerkrankungen wie Typ-1-Diabetes, rheumatoider Arthritis (Gicht), Multipler Sklerose (MS), Hashimoto-Thyreoiditis (Entzündung der Schilddrüse, die einen trägen Stoffwechsel zur Folge hat) sein. Die Diagnose einer Zöliakie erhöht das Risiko für andere Autoimmunerkrankungen und umgekehrt.

Zonulin-Fakten

- Wenn Zöliakie- und Nicht-Zöliakie-Betroffene Gluten zu sich nehmen (und vermutlich sowohl eine gestörte Darmflora als auch die dazugehörige genetische Veranlagung aufweisen), erhöht sich der Zonulin-Proteinspiegel in Darm, Blut und Gehirn. Der Zonulinwert nimmt bei Menschen mit Zöliakie jedoch sehr deutlich zu.
- Zonulin funktioniert wie ein »Türsteher« für unseren Darm. Wenn die Konzentration von Zonulin ansteigt, öffnen sich die Verbindungsschranken (sogenannte T-junctions) zwischen den Darmzellen und bleiben offen, bis der Zonulinspiegel wieder nach unten geht.
- Wenn wir glutenhaltige Lebensmittel essen, bleiben die Verbindungen zwischen den Darmzellen bei einigen Menschen länger und weiter geöffnet als bei anderen. Dies ermöglicht es vielen Substanzen, aus dem Darm in den Blutkreislauf überzugehen, und verursacht unterschiedli-

che Beschwerden, die meistens im Zusammenhang mit solchen Darm-lecks stehen. Dieser Umstand betrifft Menschen mit Zöliakie definitiv, kann aber auch auf nicht positiv auf Zöliakie getestete Menschen zu-treffen.

- Darüber hinaus glauben Forscher, dass Zonulin auch die Verbindungs-schranken im Gehirn öffnet (eventuell auch in der Lunge), sodass auch die Blut-Hirn-Schranke geschwächt wird, was vor allem im Hinblick auf Menschen mit neurologischen/Verhaltensreaktionen auf Gluten oder RDS Sinn ergibt.
- Es ist immer noch unklar, warum der Zonulinwert bei einigen mehr und bei anderen nicht so stark ansteigt und was man dagegen tun kann, außer auf Gluten zu verzichten. Wahrscheinlich sollte man auch Alkohol und Medikamente meiden, weil sie den Darm ebenfalls schwächen und Leaky Gut fördern. Darüber hinaus scheint eine ge-störte Darmflora eine wesentliche Rolle zu spielen, gegen die Sie aktiv vorgehen können mit den Ratschlägen aus diesem Buch.

Glutenintoleranz ohne Zöliakie?

Vieles deutet darauf hin, dass es auch Menschen gibt, die auf Gluten re-agieren, ohne an den typischen Symptomen einer Zöliakie zu leiden oder positiv auf Zöliakie getestet worden zu sein. Die Erkrankung wird bisher »Non-celiac gluten sensitivity« oder auf Deutsch »nicht zöliakale Glu-tenunverträglichkeit/nicht zöliakiebedingte Glutenunverträglichkeit« ge-nannt und hat sich in den letzten Jahren zunehmend – neben der Zöliakie selbst – als anerkanntes Krankheitsbild durchgesetzt. Es stellte sich heraus, dass mehr Menschen glauben, daran zu leiden, als es tatsächlich der Fall ist. Andere scheinen auf andere Stoffe in glutenhaltigen Getreideprodukten zu reagieren; es handelt sich um andere Proteine oder sogenannte FOD-MAPs, also Zuckermoleküle, die der Körper nicht verdauen kann, wes-wegen sie von den Bakterien im Dickdarm fermentiert werden (siehe S. 28). Werden diese Moleküle, schlimmer noch, im Dünndarm fermentiert, nennt sich die Störung SIBO – und die Hälfte aller von Reizdarmsympto-men betroffenen Menschen kämpft mit SIBO (siehe S. 252 ff.).

Glutenfreie Speisen sind in den letzten Jahren sehr populär geworden, was meiner Meinung nach ein übertriebener Trend ist. Es gibt keine kla-ren Vorteile einer glutenhaltigen Ernährung, und ja, es gibt definitiv Leute, die auf Gluten negativ reagieren, und einige davon leiden unter Zöliakie. Viele reagieren jedoch auf andere Bestandteile in Getreideprodukten und glauben, dass ihre Beschwerden auf Gluten zurückzuführen sind, weil es ihnen bei glutenarmer oder glutenfreier Kost bessergeht – was in der Praxis meistens ein Aussparen von modernem Weizen bedeutet. Einige unterziehen sich auch einer Paläo-Diät (Steinzeiternährung), die glutenhaltige Getreidearten ausschließt, anderen wiederum hilft eine Variante der vielen Low-Carb-Programme. Es ist also schwierig auszumachen, was wirklich hilft.

Rühren die Beschwerden von einer Glutenunverträglichkeit oder einem anderen Getreidebestandteil her? Oder liegt es wirklich an SIBO?

Es gibt auch einige Leute, die auf modern verarbeiteten Weizen reagieren (statt wie vermutet auf Gluten). Eine sehr aussagekräftige Studie untersuchte die Wirkung von Weizenprodukten oder ähnlichen Erzeugnissen der Getreidesorte Kamut (auch Khorasan genannt) bei Menschen mit Reizdarmsyndrom (RDS). Wenn sie nur Getreide zu sich nahmen, das aus Kamut hergestellt wurde, litten sie unter typischen Symptomen wie Blähungen, Bauchschmerzen und signifikant verringerten Werten an den Entzündungsstoffen im Blut (Zytokinen). Sowohl der moderne Weizen als auch Kamut enthalten Gluten, sodass die Erklärung hier nicht Gluten sein muss, sondern etwas anderes im modernen Weizen sein kann. Es sei dazugesagt, dass moderner Weizen stark veränderte Gene und Proteine beinhaltet im Vergleich zu den Urgetreidesorten.

Es gibt andere Ursachen, die einen Teil der Nicht-Zöliakie-Glutenintoleranz erklären können. Sehr viele von uns leiden nämlich unter Übergewicht und einer gestörten Darmflora, oft auch einem Ungleichgewicht der Dünndarmbakterien (SIBO), was Bauchschmerzen und eventuell auch Durchfall auslösen kann, wenn sie Lebensmittel zu sich nehmen, die viele Ballaststoffe und/oder FODMAP enthalten (siehe weiter unten).

In einer Studie wurde untersucht, ob Personen, die an einer nicht zöliakiebedingten Glutenintoleranz zu leiden glaubten, sich durch eine leichte Form der FODMAP-Diät (die unten beschrieben wird) gesünder fühlten. Sie fühlten sich daraufhin besser, spürten jedoch ein starkes Unwohlsein, wenn sie zur FODMAP-reichen Kost zusätzlich reines Gluten zu sich nahmen. Interessanterweise ging es ihnen auch schlechter, wenn sie Molkenprotein aus Milch einnahmen. Es gibt also etwas im Weizen, in moderner

Kuhmilch und im Gluten, was bei einigen Menschen Beschwerden auslöst, aber noch nicht vollständig erforscht ist.

Was ist FODMAP?

FODMAP ist die Abkürzung für »fermentierbare Oligosaccharide, Disaccharide, Monosaccharide und Polyole«. Zusammengefasst sind dies schwer verdauliche Kohlenhydrate, die vom Dünndarm schlecht oder gar nicht absorbiert werden und deshalb in den Dickdarm weiterziehen, wo sie durch Fermentation von dessen Bakterien abgebaut werden.

FODMAP-Lebensmittel umfassen Fructo- und Galacto-Oligosaccharide (Fructose und Galactane), Lactose (Milchzucker), Fructose (Fruchtzucker), Tagatose und Polyole (auch bekannt als die Zuckeralkohole Sorbitol, Mannitol, Xylitol, Lactit, Isomalt und Maltit). Eine FODMAP-reduzierte Diät beinhaltet die Reduktion von Lebensmitteln mit hohem Gehalt an FODMAP, d. h. Lebensmittel, die reich an kurzkettigen Kohlenhydraten und Zuckeralkoholen sind.

Lebensmittelgruppe	Wenig FODMAP (kann verwendet werden)	Viel FODMAP (sollte vermieden/reduziert werden)
Obst	Bananen, Blaubeeren, Kiwi, Trauben, Zitrusfrüchte, Himbeeren, Erdbeeren	Äpfel, Birnen, Mango, Dosenfrüchte, Wassermelone, Honig, große Mengen an Trockenobst, Fruchtsaft, Fructose
Gemüse	Möhren, grüne Salate, Spinat, Oliven, Kartoffeln	Spargel, Rosenkohl, Bohnen, Hülsenfrüchte, Kohl, Knoblauch
Getreideprodukte	Reis, Hafer, Polenta, Mais	Roggen, Weizen (einige vertragen Dinkelmehl)
Milchprodukte	Lactosefreie Milch, Brie, Camembert, lactosefreier Joghurt, Sorbet	Milch, Eis, Joghurt, einzelne Käse
Süßes	Zucker, Glucose, Sirup (kleine Mengen), Süßstoffe (die nicht auf -ol enden)	Sorbitol, Mannitol, Xylitol, Lactit, Isomalt, Maltit, Honig

FODMAP-Forschung

Es ist mehrfach bewiesen, dass eine Reduktion von FODMAP-Lebensmitteln die Symptome des Reizdarmsyndroms (RDS) lindert. Eine australische Studie zeigte, dass 70 % der Teilnehmer eine Linderung aller RDS-Symptome bei einer FODMAP-reduzierten Ernährung spürten.

Hier gibt es jedoch ein großes ABER: Es ist so, dass viele Patienten mit RDS zwar weniger Beschwerden haben, wenn sie einer FODMAP-Diät folgen, es jedoch nichts gibt, was darauf hindeutet, dass diese gesund werden.

Wir sprechen hier nur von einer Linderung der Symptome. Die wirklich wichtige Frage ist: Hat diese Ernährungsweise irgendwelche langfristigen negativen Auswirkungen? Es ist so, dass FODMAP-reiches Essen an sich sehr gesund ist und eine wichtige präbiotische Wirkung hat, da es unsere Darmbakterien mit Nährstoffen versorgt (siehe Kap. 4). Die Vermeidung von FODMAP-Lebensmitteln scheint kurzfristig eine gute Strategie zu sein, aber neuere Studien zeigen, dass die Taktik, der Darmflora auf lange Sicht keine fermentierbaren Kohlenhydrate zuzuführen, auch negative Auswirkungen haben kann.

Die wahren Übel: Gestörte Darmflora und SIBO

Menschen, die sich besser fühlen, wenn sie eine FODMAP-Reduktions-diät machen, erleben langfristig ein erhebliches Ungleichgewicht in der Zusammensetzung ihrer Darmflora. Eine sehr gute Studie aus dem Jahr 2014 untersuchte die Darmflora bei RDS-Patienten und gesunden Probanden – vor und nach der Einhaltung zweier verschiedener Ernährungsformen: FODMAP-reduzierter Ernährung und einer typischen australischen Ernährung mit großem Vorkommen von FODMAP-Lebensmitteln. Die höhere FODMAP-Zufuhr war, verglichen mit der FODMAP-reduzierten Diät, wie erwartet mit der Zunahme von Darmbakterien und positiven gesundheitlichen Auswirkungen verbunden.

Eine britische Studie zeigte, dass eine FODMAP-reduzierte Ernährung eine Reduktion von Bifidobakterien im Dickdarm mit sich brachte – RDS-Patienten haben ohnehin zu wenig Bifidobakterien, daher ist es sehr bedauerlich, dass die FODMAP-Diät die Zahl noch weiter reduziert. Es wird aber noch weitere Untersuchungen brauchen, um sicher sagen zu können, ob eine FODMAP-Reduktion sich negativ auf die Darmbakterienflora auswirken kann. Aus diesem Grund ist es extrem wichtig, die zugrunde liegende Ursache der Verdauungsprobleme herauszufinden, vor allem wenn Ihnen die FODMAP-Diät zu besserer Gesundheit verhilft. Die Ursache des Problems zu bekämpfen, sowohl die Darmflora als auch die Verdauung im Allgemeinen zu verbessern, ist wesentlich. Die Folge einer FODMAP-reduzierten Ernährung muss auf lange Sicht nicht nur günstig für Ihre Gesamtgesundheit sein. Die sogenannte Darmdysbiose, Leaky Gut und SIBO (Überwucherung von Bakterien im Dünndarm) sind die häufigsten, aber nicht einzigen Störungen, die Ihnen starke Beschwerden durch FODMAP-

Lebensmittel bescheren. In Kap. 11 können Sie mehr über diese gesundheitlichen Probleme lesen.

Wenn Sie mit typischen RDS-Symptomen kämpfen, ist es eine gute Idee, einen qualifizierten und erfahrenen Arzt oder Ernährungstherapeuten aufzusuchen und ein individuelles Behandlungsprogramm zu entwickeln. Eine Ernährungsumstellung, bei der Sie nur wenige FODMAP-Lebensmittel zu sich nehmen, kann notwendig sein, um das zugrunde liegende Problem zu behandeln, aber wenn es gelöst ist, sollten Sie nach und nach wieder FODMAP-Speisen in Ihren Alltag integrieren, um eine gesunde Darmflora und eine langfristig positive Verdauung zu unterstützen.

Immunbezogene Nahrungsmittelreaktionen

Speisen, die eine Immunantwort auslösen, werden oft als »Allergie« oder »Überempfindlichkeit« bezeichnet, und diese treten auf, wenn der Körper auf Lebensmittel oder Substanzen aus der Umwelt (wie Pollen) reagiert, obwohl die meisten Menschen keine oder nicht ähnliche Reaktion wahrnehmen. Diese Überreaktion regt das Immunsystem an, Antikörper zu produzieren und die »fremden« Proteine anzugreifen, die das Immunsystem als Bedrohung einstuft.

Allergien sind in vier Arten unterteilt, basierend auf dem Teil des Immunsystems, der aktiviert wird, und der Zeit, bis eine Reaktion eintritt. Davon sind zwei Allergiearten wichtig, da sie am häufigsten mit negativen Reaktionen auf Lebensmittel zusammenhängen.

Typ-1-Überempfindlichkeit (Allergie)

Dieser Typ ist auch als IgE-Antikörper-Allergie/Typ-I-Überempfindlichkeit/echte Allergie bekannt, da die damit verbundenen Reaktionen durch die Produktion von IgE-Antikörpern gekennzeichnet sind und eine Freisetzung von Histamin und anderen chemischen Substanzen stattfindet, wenn die Betroffenen einem Allergen (zum Beispiel Erdnüsse oder Schalentiere) ausgesetzt sind. Diese Substanzen sind verantwortlich für »sofortiges Eintreten« von Symptomen, die innerhalb von Sekunden oder Minuten nach dem Verzehr bestimmter Lebensmittel auftreten können. Die Symptome klassischer »allergischer Reaktionen« umfassen Hautausschläge, Niesen, Atembeschwerden und anaphylaktische Schocks. Normalerweise ist es offensichtlich, welche Lebensmittel für eine Nahrungsmittelallergie verantwortlich sind, und diese sollten dann grundsätzlich vermieden werden. Typ-1-Allergietests können auf unterschiedliche Art und Weise (IgE-Bluttests, Hautkratztests usw.) durchgeführt werden.

Typ-3-Überempfindlichkeit (Allergie)

Andere Namen hierfür sind IgG-Allergie/Nahrungsmittelintoleranz/Nahrungsmittelsensitivität.

Die dazugehörigen Reaktionen sind gekennzeichnet durch die Produktion von IgG-Antikörpern und die allmähliche Bildung von großen Proteinmolekülen (bestehend aus Lebensmittelproteinen und IgG-Antikörpern), die sich in verschiedenen Geweben ablagern und eine chronische Entzündung (keine infektiöse Entzündung) verursachen. Sie sind verantwortlich für »verzögertes Eintreten« von Symptomen, die mehrere Stunden oder Tage nach dem Verzehr der nicht tolerierten Lebensmittel auftreten können. Die Symptome umfassen Angst, Depression, RDS, Kopfschmerzen/Migräne, Müdigkeit, Bluthochdruck, Ekzeme, Asthma, Gelenkschmerzen, chronische Sinusitis, Arthritis, Übergewicht und Fibromyalgie. Es ist möglich, auf die nicht vertragenen Lebensmittel/Produkte für eine kurze Zeit (2–3 Monate) zu verzichten und diese dann nach und nach wieder einzuführen, wenn sich die Symptome gebessert haben.

Typ-2- und Typ-4-Überempfindlichkeit

Die Typ-2-Hypersensibilität ist auf die Bindung kleiner (oft körpereigener) Moleküle auf Zelloberflächen zurückzuführen, sodass diese vom Immunsystem als Fremdkörper wahrgenommen werden und eine allergische Reaktion verursachen. Ein typisches Beispiel für eine Typ-2-Reaktion ist, wenn Sie von einer Person eine Bluttransfusion erhalten, die mit Ihrer eigenen Blutgruppe nicht kompatibel ist.

Eine Typ-4-Überempfindlichkeit resultiert häufig aus Kontaktreaktionen, bekannt ist hier die Nickelallergie. Weder Typ-2 noch Typ-4 sind allergische Reaktionen, die durch Nahrungsmittel verursacht werden können.

Was ist die Ursache von Allergien und IgG-bedingten Nahrungsmittelreaktionen?

Eine Allergie gegen Lebensmittel im weiteren Sinne ist eine Immunreaktion, die oft mit unserer Darmgesundheit in Verbindung steht. Wenn der Darm gesund ist, ketten sich die Zellen in der Darmschleimhaut eng aneinander, damit die gegessene Nahrung nach der Teilung in ihre kleinsten Bestandteile aus Protein (Aminosäuren) aufgenommen werden kann.

Wenn die Darmschleimhaut geschwächt ist, kann ein Loch in der Kette zwischen den Zellen die Folge sein, sodass größere Proteinfragmente in den Blut- und Lymphkreislauf gelangen. Man nennt dies Darmleck oder Leaky Gut (der medizinische Begriff lautet »erhöhte Darmpermeabilität«, (siehe S. 48 ff., Kap. 3). Der Körper nimmt diese Proteinfragmente als eine Bedrohung wahr und ist bestrebt, das Immunsystem durch IgG-Antikörper anzukurbeln. Dies sind große Moleküle, die einerseits aus Lebensmittelproteinen, andererseits aus IgG-Antikörpern bestehen, sich in verschiedenen Gewebezellen absetzen und chronisch-entzündliche Beschwerden im Körper verursachen können, zum Beispiel in Muskeln, Gelenken und anderen Organen – sogar im Gehirn. Dies kann eine Vielzahl von Symptomen und chronischen Entzündungen verursachen, die von diffusen Beschwerden bis hin zu sehr schweren und unheilbaren Krankheiten reichen können.

IgG-bedingte Nahrungsmittelreaktionen sind weder lebensbedrohlich noch tödlich. Oft liegt die Lösung darin, die Lebensmittel, gegen die der Körper Antikörper bildet, 2–3 Monate aus dem Speiseplan zu nehmen. Danach können sie wieder in den Alltag eingebaut werden.

Nahrungsmittelintoleranz kann viele Gründe haben, weswegen eine solide Abklärung umso wichtiger ist. Bei IgG-assoziierten Immunreaktionen (Typ-3-Allergie) sucht man nach IgG-Antikörpern im Blut; bis zu 200 Lebensmittel bzw. Antikörper können mit einer Blutprobe ausgetestet werden.

Nahrungsmittelintoleranz – eine Detektivarbeit

Die einzelnen Bestandteile der Sammeldiagnose »Nahrungsmittelunverträglichkeit« aufzudecken kann ein mühsames Puzzlespiel sein. Für diejenigen, die nicht wissen, auf welche Lebensmittel sie reagieren, empfehle ich, die passenden Untersuchungen bei Ärzten mit Spezialisierung auf Ernährungs- und Funktionsmedizin durchführen zu lassen. Wenn Sie den Verdacht auf Nahrungsmittelunverträglichkeit hegen, können Sie durch sogenannte Eliminations-, Provokations- und Rotationsdiäten mehr herausfinden. Bei diesen geht es darum, ein Lebensmittel ein paar Wochen lang wegzulassen und zu sehen, ob es Ihnen bessergeht. Danach können

Sie es wieder in Ihren Speiseplan einbauen und sehen, ob die Beschwerden zurückkommen. Daraufhin können Sie versuchen, dieses bestimmte Lebensmittel nicht öfter als jeden vierten bis fünften Tag zu sich zu nehmen. Kommen die Beschwerden trotzdem wieder, ziehen Sie in Betracht, das Lebensmittel ganz aus Ihrem Alltag zu streichen.

Magengeschwüre/Gastritis

Magengeschwüre und Gastritis werden in den meisten Fällen durch ein Bakterium verursacht, nämlich das Helicobacter pylori (allgemein bekannt als »Gastritisbakterium«), mit dem fast die Hälfte aller erwachsenen Menschen infiziert ist. Die Übertragung der Infektion passiert am häufigsten in der Kindheit, und die ausgebrochene Infektion verursacht bei etwa 30 % der Betroffenen Beschwerden in Form von Brennen und Krämpfen im oberen Teil des Magens. Bei etwa 10 % bilden sich Magengeschwüre im Zwölffingerdarm, und eine Minderzahl der Betroffenen hat aufgrund dieses Bakteriums ein höheres Magenkrebsrisiko. Die Infektion kann durch einen Blut-, Stuhl- oder Atemtest nachgewiesen und mit einer einwöchigen Kur mit speziellen Antibiotika behandelt werden.

Wenn der Darm zu arbeiten aufhört

Laut einer 2015 am American College of Gastroenterology durchgeführten Studie leiden mindestens 15 % der Bevölkerung an chronischer Verstopfung, was auch auf europäische Länder zutrifft. Die Studie zeigte eine eindeutige statistische Verbindung zwischen Menschen mit chronischer Verstopfung und anderen gesundheitlichen Problemen einschließlich Dickdarmkrebs, insbesondere Rektumkarzinomen ischämischer Colitis und Magenkrebs. Lange davor sah und dokumentierte man schon einen Zusammenhang zwischen Ausstülpungen des Darmes (Divertikulose), Entzündungen der Darmschleimhaut (Divertikulitis) und chronischer Verstopfung.

Die Verdauung endet im Dickdarm, nachdem der Körper sich den Großteil der Nährstoffe und des Wassers herausgefiltert hat, sodass nur die Abfälle, die er nicht mehr nutzen kann, herauskommen. Die Menge aber vor allem aber die Qualität und Herkunft Ihrer Nahrung sind wich-

tige Faktoren, die Ihre allgemeine Gesundheit und Ihr Wohlbefinden bestimmen.

Ein weiterer Faktor, der sich auf Ihre allgemeine Gesundheit und das
Risiko einer Verstopfung auswirkt, ist die Menge und Art der Bakterien,
die in Ihrem Darm leben. Diese Mikroben sind verantwortlich für das
Aufspalten und Verarbeiten von Lebensmitteln und sie können das Risiko von Allergien, Fettleibigkeit und anderen bisher genannten Beschwerden senken.

Forscher haben auch festgestellt, dass der Darm auf Stresssignale aus
dem Gehirn reagiert und das Gehirn gleichzeitig Signale vom Darm erhält, die der Auslöser für Traurigkeit sein können. Mit anderen Worten:
Der Verdauungstrakt und insbesondere der Darm hat mit viel mehr als
»nur« Verstopfung, Durchfall und Gewichtszunahme oder Gewichtsverlust zu tun. Wegen dieser Wechselwirkung mit der Gesundheit des restlichen Körpers sollte es nicht überraschen, dass Ihr Darm beeinflusst, wie
Sie aussehen und sich fühlen.

Wer leidet unter Verstopfung – und warum?

Einige der häufigsten Ursachen für Verstopfung sind Abführmittelmiss-
brauch, Hypothyreose (träger Stoffwechsel), Reizdarmsyndrom (RDS)
und nicht zuletzt das häufige Zurückhalten des Stuhldranges. Wenn Sie
den Drang, den Darm zu entleeren, konsequent ignorieren – zum Beispiel
indem Sie nie auf öffentliche Toiletten gehen, auch wenn Sie müssen –,
können Sie sich den normalen Stuhldrang nach und nach abgewöhnen.

Bestimmte Medikamente, wie Antidepressiva, nicht verschreibungspflichtige säureneutralisierende Medikamente, Blutdruckmedikamente und
Eisenpräparate können ebenfalls zu Verstopfung beitragen, so wie auch eine
leichte Dehydrierung es tut, wenn Sie nicht genug Wasser trinken.

Eine der Hauptursachen für Verstopfung ist jedoch die Ernährung, vor
allem wenn Sie eine Menge stark verarbeiteter Lebensmittel und nur wenige natürliche Lebensmittel mit vielen Ballaststoffen zu sich nehmen.

Einige Bevölkerungsgruppen leiden häufiger unter Verstopfung

1. Frauen, besonders während der Schwangerschaft oder nach der Geburt, da der Fötus Stuhlgang und Beweglichkeit des Darmes redu-

zieren kann. Je dehydrierter der Darm ist, desto langsamer wird die Verdauung und der Stuhlgang wird hart, trocken und schwerer zu entleeren.

2. Ältere Menschen entwickeln häufiger Verstopfung wegen trägeren Verdauungstempos und herabgesetzter Beweglichkeit des Verdauungstraktes.

3. Menschen, die einen niedrigeren sozioökonomischen Status haben, weil sie weniger frische und nur geringfügig verarbeitete Lebensmittel und Gemüse, Hülsenfrüchte und Vollkornprodukte zu sich nehmen.

4. Kinder können Verstopfungsprobleme haben, weil sie oft zu wenig ballaststoffreiches Essen und lieber Pasta, Weißbrot und raffiniertes Mehl mit viel Zucker bevorzugen.

5. Menschen, die gerade operiert wurden und sich nicht ausreichend bewegen oder wie gewohnt ernähren können.

Viele Medikamente erhöhen das Verstopfungsrisiko

Die Verstopfungsgefahr steigt mit zunehmender Anzahl von eingenommenen Medikamenten. Besonders problematisch ist dies bei älteren Menschen, die oft eine ganze Medikamentenbatterie nehmen und dies täglich.

Verschiedene und viele verschreibungspflichtige und rezeptfreie Medikamente scheinen das Risiko für Verstopfung zu erhöhen. Zu den problematischen Medikamenten gehören: Stoffwechselhormone (Thyroxin, Novothyral, Euthyrox), entzündungshemmende Medikamente wie Ibuprofen, Acetylsalicylsäure (Aspirin, ASS etc.), säureneutralisierende Mittel (Rennie), Eisenergänzungsmittel und starke Schmerzmittel.

Krankheiten, die Verstopfung verursachen können

Andere Krankheiten können Verstopfung als Begleiterscheinung haben, weswegen eine gründliche Untersuchung des ganzen Körpers bei Verstopfung sinnvoll ist. Zu diesen Erkrankungen, die die normale Entleerung des Darms blockieren können, gehören Tumore, Entzündungen wie Divertikulitis oder entzündliche Darmerkrankungen (Morbus Crohn und Colitis ulcerosa) und Rupturen des Rektums (Analfissuren). Die Nerven im Darm betreffend zählen dazu Morbus Parkinson, Rückenmarksverletzungen, Hirnschäden, Schlaganfälle, autonome Neuropathie und Multiple Sklerose.

Wenn die Verstopfung von den Muskeln ausgeht, die beim Entleeren des Darmes relevant sind, handelt es sich oft um eine schwache Beckenmuskulatur oder Schwierigkeiten bei der Koordination von Entspannung und Anspannung (Dyssynergie). Darüber hinaus können Hormonprobleme wie Hypothyreose (träger Stoffwechsel), Diabetes, Hyperparathyreoidismus (zu hohe Produktion des Bauchspeicheldrüsenhormons) und Hormonveränderungen während der Schwangerschaft Verstopfung fördern. Ein Reizdarm kann entweder Verstopfung oder abwechselnd Durchfall und Verstopfung verursachen.

Der Zusammenhang zwischen Verstopfung und Ihrer körperlichen Gesundheit besteht definitiv, zusätzlich zu dem, was ich bereits geschrieben habe, gibt es nämlich noch weitere Verbindungen zwischen Verstopfung und Ihrer allgemeinen Gesundheit.

Verstopfung kann für schwere Hämorrhoiden verantwortlich sein, welche schmerzhaft sein und zu häufigen Blutungen führen können. Der Dickdarm ist im Grunde dafür gemacht, rund ein Kilo Stuhl zu halten, aber eine Verstopfung im Dickdarm kann bis zu fünf Kilo trockenen, harten Stuhl enthalten. Allein diese erhöhte Menge an Kot kann die Schleimhaut des Dickdarms schon stark reizen; und die lange im Darm verbleibenden ungesunden Bakterien können Giftstoffe produzieren.

Chronische Verstopfung kann auch zu rektalen Rissen (Analfissur), Problemen mit den Genitalien und erhöhtem Harndrang bei Frauen führen, beispielsweise durch einen rektalen Prolaps in der Vagina, das heißt, dass der letzte Teil des Dickdarms aus dem Mastdarm ragt, was durch eine Operation behoben werden muss. Solche Prolapse können Probleme mit der normalen Entleerung der Harnblase und den Rückfluss von Urin aus der Blase in die Nieren bedingen, was wiederum dauerhafte Nierenschäden und ein erhöhtes Risiko chronischer Nierenerkrankungen hervorrufen kann.

Lebensstilveränderungen, die bei Verstopfung helfen können

Wenn Sie unter chronischer Verstopfung leiden, können angepasste Alltagsgewohnheiten Ihnen helfen. Am wichtigsten und einfachsten ist es, genug Wasser zu trinken. Trinken Sie so viel, dass Ihr Urin immer hellgelb ist, denn wenn er dunkelgelb ist, kann das ein Zeichen für Dehydrierung sein, und wenn er farblos ist, trinken Sie zu viel. Der Ballaststoffgehalt im Kot hilft, mehr Wasser zu speichern und den Stuhl weich zu halten, deswegen wird empfohlen, eine Mindestenge an Ballaststoffen zu sich zu nehmen, um Verstopfung vorzubeugen. Essen Sie aber zu viele ballaststoffreiche Lebensmittel und trinken nicht genug Wasser, wird erneut Verstopfung das Ergebnis sein.

Die empfohlene Menge an Ballaststoffen täglich beträgt 25 bis 30 g, ich empfehle eher 30 g. Ballaststoffe von Flohsamenschalen sind besonders vorteilhaft für die Gesundheit des Dickdarms, siehe auch Kap. 7.

Flohsamen hat auch andere gesundheitliche Vorteile, denn er hilft dabei, den Blutzuckerspiegel zu senken, das Risiko von Herzinfarkt, Schlaganfall, Gallensteinen, Nierensteinen und Divertikulitis zu senken, die Gesundheit der Haut zu verbessern und Ihnen beim Abnehmen und Nicht-wieder-Zunehmen zu helfen.

Gemüse ist die sinnvollste Art, um Ihre Aufnahme von Ballaststoffen zu erhöhen. Wenn Sie die empfohlene Menge an Ballaststoffen pro Tag nicht schaffen, ergänzen Sie auf die Gesamtmenge mit Flohsamenschalen. Regelmäßige Bewegung kann auch helfen, Verstopfung zu reduzieren, außerdem unterstützt Training Sie dabei, die Beweglichkeit Ihres Darms und den Stuhldrang zu erhöhen. Wenn Sie den Drang spüren, warten Sie nicht und halten Sie es nicht zurück, sondern gehen Sie zur Toilette. Je länger der Stuhl im Dickdarm ist, desto mehr Wasser wird ihm entzogen und desto schwieriger und eventuell schmerzhafter wird die Ausscheidung.

So können Sie Verstopfung vorbeugen

Es gibt mehrere Möglichkeiten, das Verstopfungsrisiko zu senken. Am empfehlenswertesten ist es, täglich fermentierte Nahrungsmittel mit lebenden Bakterien zu sich zu nehmen (Probiotika, gute Quellen dafür siehe S. 57, Kap. 4). Dies wird helfen, Ihren Darm mit gesunden Bakterien zu füllen. Wenn Sie keine fermentierte Nahrung zu sich nehmen, empfehle ich probiotische Nahrungsergänzungsmittel (siehe S. 166 ff., Kap. 7). Probiotische Bakterien spielen eine sehr wichtige Rolle bei der Verdauung der Nahrung und der Beweglichkeit des Darms und können so Verstopfung vorbeugen.

Eine weitere Möglichkeit, Verstopfung vorzubeugen, besteht darin, mit Ihrem Arzt über Ihre Medikamente und Möglichkeiten zur Reduktion von deren Anzahl, Dosis oder des Typs zu sprechen, wenn eines der eingenommenen Arzneimittel Verstopfung fördern kann. Besondere Vorsicht ist geboten bei der regelmäßigen Anwendung von Abführmitteln, weil diese kurioserweise Verstopfung verschlimmern können. Der tägliche Gebrauch von Flohsamenschalen gilt nicht als Abführmittel und kann weder süchtig machen noch Verstopfung verschlimmern.

Passen Sie auf bei Reisen und Urlauben, denn die Ernährungs-, Trink- oder Bewegungsgewohnheiten auswärts können oft signifikant anders sein; nehmen Sie Flohsamenschalen mit für jene Tage, an denen Sie zu wenig Ballaststoffe zu sich genommen haben. Versuchen Sie, jeden Tag regelmäßig Sport zu treiben und trinken Sie genug Wasser.

Verstopfung? Einfach hinhocken

Die Sitzposition auf der Toilette spielt eine große Rolle und kann die Situation entweder verschlimmern oder Abhilfe schaffen. Die meisten europäischen Menschen sitzen mit dem Gesäß auf dem Toilettensitz, was bedeutet, dass sie zusätzliche Kraft und Anstrengung aufwenden müssen, was einige unerwünschte Nebenwirkungen mit sich bringen kann, wie eine vorübergehende Störung des Blutflusses zum Herzen.

Moderne Toiletten sind entworfen, um die Knie in einem 90-Grad-Winkel zum Bauch zu platzieren. Die natürliche Hockstellung (wie sie immer noch von der Mehrheit der Weltbevölkerung genutzt wird) legt die Knie viel näher am Oberkörper an. Diese Position verschafft den inneren Organen (auch dem Darm) und Muskeln tatsächlich mehr Raum und erleichtert die Entleerung des Darms erheblich. Leiden Sie öfters unter Verstopfung, hocken Sie sich also einfach hin!

Medizinische Behandlung für träge Verdauung

Wenn sich trotz Änderung des Lebensstils und anderer vorbeugender Maßnahmen die Verstopfung nicht lindert, sprechen Sie mit Ihrem Arzt und fragen Sie nach einer Austestung auf Hypothyreose (träger Stoffwechsel kann durch eine Schilddrüsenunterfunktion bedingt sein). Das Tyrosin-Hormon hat einen starken Einfluss auf die Beweglichkeit und Bewegung des Darms, die bei Verstopfung reduziert zu sein scheint. Eine träge Verdauung ist deshalb ein häufiges Symptom einer Hypothyreose.

Obwohl es verlockend sein kann, nichtverschreibungspflichtige Abführmittel zu verwenden, bergen diese ein nicht zu vernachlässigendes Risiko. Nehmen Sie zu viel davon ein, wird dem Darm viel Wasser entzogen, was zu Dehydrierung und Störungen der Elektrolyte (Spurenelemente) im Blut führen kann. Entwässerung und ein unausgeglichener Elektrolythaushalt können zu Nieren- und Herzschäden mit schwerwiegenden Folgen führen. Der Körper kann auch abhängig von Abführmitteln, werden und ohne diese keinen normalen Stuhlgang mehr schaffen. Dies gilt besonders für Abführmittel, die Stimulanzien zur Erhöhung der Beweglichkeit des Darms und des Verdauungstraktes enthalten.

Eine weitere Ursache für eine träge Verdauung kann Magnesiummangel sein. Bei Magnesium denkt man als Erstes an einen Mineralstoff, der die Knochengesundheit beeinflusst, es spielt aber auch eine wichtige Rolle bei der Entspannung und Anspannung der sogenannten glatten Muskulatur der inneren Organe, bei der Produktion von Signalgebern im Nervensystem und der Verdauung von Kohlenhydraten, Proteinen und Fetten. Die empfohlene tägliche Magnesiummenge liegt bei 280 mg für Frauen und 350 mg für Männer, diese Menge kann jedoch gerade genug sein, um keinen Mangel hervorzurufen. Wenn Sie öfters unter Kopfschmerzen, Migräne, Beinkrämpfen oder Muskelzuckungen leiden, kann dies ein Hinweis auf einen erhöhten Magnesiumbedarf sein, den man durch Nahrungsergänzungsmittel ausgleichen kann.

Durchfall – flüssig, dünn …

Durchfall bezeichnet häufigen und lockeren bis flüssigen Stuhlgang und kann akut oder chronisch vorkommen. Akuter Durchfall tritt normalerweise bei einer Infektion oder Vergiftung, z. B. einer Lebensmittelvergiftung (Toxine in verdorbener Nahrung) oder einer Alkoholvergiftung, auf. Wenn man von akutem Durchfall spricht, meint man Durchfall, der nicht länger als drei bis sieben Tage andauert.

Chronischer Durchfall ist im Gegensatz dazu ein sehr viel komplexerer Zustand, kann eine Vielzahl von Gründen haben und Wochen oder Monate, manchmal sogar Jahre andauern. Die Beschwerden können manchmal kommen und gehen, und in vielen Fällen hat man eine gewisse Zeitlang Durchfall, gefolgt von träger Verdauung und dann wieder Durchfall.

Durchfall tritt infolge schneller Bewegungen des Darms (erhöhte Beweglichkeit) auf oder wenn die Darmschleimhaut gereizt wird – eine Kombination dieser Faktoren ist ebenso möglich.

Chronischer Durchfall kann auf einen oder mehrere der folgenden Gründe zurückzuführen sein

- Unvollständige Verdauung der Nahrung (zu wenig Magensäure, Verdauungsenzyme oder Gallensalze)

- Lebensmittelüberempfindlichkeit/Allergie, einschließlich Zöliakie und Glutenintoleranz, Lactoseintoleranz und Proteinintoleranz
- Medikamentennebenwirkung (oft nach Antibiotika, häufiger Gebrauch von magnesiumhaltigen, säureneutralisierenden Mitteln oder entzündungshemmenden Medikamenten, sogenannten NSAR-Medikamenten wie Ibuprofen, Naproxen, Diclofenac, Voltaren usw.)
- Alkoholmissbrauch
- Große Mengen koffeinhaltiger Getränke (normaler Kaffee, grüner und schwarzer Tee, Coca-Cola und andere koffeinhaltige Erfrischungsgetränke)
- Starker Zuckerkonsum (einschließlich Fruchtzucker und Milchzucker) und/oder der Konsum von sogenannten Zuckeralkoholen (Maltit, Xylitol, Sorbitol, Isomalt usw.)
- Infektionen durch Bakterien, Hefen oder Parasiten
- Chronische gastrointestinale Magen-Darm-Krankheiten (z. B. Colitis ulcerosa, Morbus Crohn, exokrine Pankreasinsuffizienz, hormonproduzierende Tumore usw.)
- Emotionaler Stress
- Nebenwirkungen nach Chemotherapie oder Bestrahlung
- Nährstoffmangel
- Langstreckenlauf (sogenannter »Läufer-Durchfall«)

Akuter Durchfall geht in der Regel von selbst weg, es ist aber immer wichtig sicherzustellen, genug Wasser und Elektrolyte, also Salze wie Kalium und Natrium, zu sich zu nehmen, die man durch die häufige Entleerung des Darms verliert. Sinnvoll sind auch Nahrungsergänzungsmittel mit probiotischen Bakterien (siehe S. 166 ff., Kap. 7) und – sofern Sie nicht an Colitis ulcerosa oder Morbus Crohn leiden – Flohsamenschalen, da diese Wasser und Giftstoffe binden.

Bei chronischem Durchfall ist es wichtig, gründlich nach dessen Ursachen zu suchen, sie umgehend zu behandeln und neuen Risikofaktoren vorzubeugen, beispielsweise durch Nahrungsergänzungsmittel, Verdauungsenzyme, Gallensalze, Probiotika und spezielle Ballaststoffe.

Weiterführende Literatur, Quellen und Referenzen

Kapitel 1: Der »böse« Faktor X

LeBlanc JG, Milani C, de Giori GS, Sesma F, van Sinderen D, Ventura M. Bacteria as vitamin suppliers to their host: a gut microbiota perspective. Curr Opin Biotechnol. 2013 Apr; 24 (2): 160–8. Review

Kapitel 2: Langfristig gesund und natürlich schlank mit einem Darm im Gleichgewicht

Arumugam M et al. Enterotypes of the human gut microbiome. Nature 2011; 473 (7346): 174–80

Beaugerie, Laurent; Petit, Jean-Claude. Antibiotic-associated diarrhoea. Best Practice & Research Clinical Gastroenterology 2004; 18 (2): 337–52

Biagi E, Candela M, Turroni S, Garagnani P, Franceschi C, Brigidi P. Ageing and gut microbes: perspectives for health maintenance and longevity. Pharmacol Res. 2013 Mar; 69 (1): 11–20

Cani PD, Osto M, Geurts L, Everard A. Involvement of gut microbiota in the development of low-grade inflammation and type 2 diabetes associated with obesity. Gut Microbes 2012; (4): 279–88. doi:10.4161/gmic.19625

Chedid V, Dhalla S, Clarke JO, Roland BC, Dunbar KB, Koh J, Justino E, Tomakin E, Mullin GE. Herbal therapy is equivalent to rifaximin for the treatment of small intestinal bacterial overgrowth. Glob Adv Health Med. 2014 May; 3 (3): 16–24

Clarke G et al. Minireview: Gut microbiota: the neglected endocrine organ. Mol Endocrinol. 2014 Aug; 28 (8): 1221–38

Coghlan, Andy. Each human has one of only three gut ecosystems. New Scientist

Coppa, G. V.; Zampini, L.; Galeazzi, T.; Gabrielli, O. Prebiotics in human milk: A review. Digestive and Liver Disease 2006; 38: 291–4

Coppa, Giovanni V. Bruni, Stefano; Morelli, Lorenzo; Soldi, Sara; Gabrielli, Orazio. The First Prebiotics in Humans. Journal of Clinical Gastroenterology 2004; 38 (6 Suppl): 80–3

De Filippo, C.; Cavalieri, D.; Di Paola, M.; Ramazzotti, M.; Poullet, J. B.; Massart, S.; Collini, S.; Pieraccini, G.; Lionetti, P. Impact of diet in shaping gut microbiota revealed by a comparative study in children from Europe and rural Africa. Proc. Natl. Acad. Sci. U.S.A. 2010; 107 (33): 14691–6

De Filippo, C.; Cavalieri, D.; Di Paola, M.; Ramazzotti, M.; Poullet, J. B.; Massart, S.; Collini, S.; Pieraccini, G.; Lionetti, P. Impact of diet in shaping gut microbiota revealed by a comparative study in children from Europe and rural Africa. Proceedings of the National Academy of Sciences 2010; 107 (33): 14691–6

De La Serre CB, de Lartigue G, Raybould HE. Chronic exposure to low dose bacterial lipopolysaccharide inhibits leptin signaling in vagal afferent neurons. Physiol Behav. 2015 Feb; 139: 188–94

Escobedo G, López-Ortiz E, Torres-Castro I. Gut microbiota as a key player in triggering obesity, systemic inflammation and insulin resistance. Rev Invest Clin. 2014 Sep–Oct; 66 (5): 450–9

Fanaro, S. Chierici, R. Guerrini, P. Vigi, V. Intestinal microflora in early infancy: Composition and development. Acta paediatrica 2003; 91 (441): 48–55

Frazier TH, DiBaise JK, McClain CJ. Gut microbiota, intestinal permeability, obesity-induced inflammation, and liver injury. JPEN J Parental Nutr. 2011 Sep; 35 (5. Suppl): 14S–20S. Review

Guarner, F. Malagelada, J. Gut flora in health and disease. The Lancet 2003; 361 (9356): 512–9

Jialal I, Rajamani U. Endotoxemia of metabolic syndrome: a pivotal mediator of meta-inflammation. Metab Syndr Relat Disord. 2014 Nov; 12 (9): 454–6. Review

Jonkers, Daisy M.A.E. Microbial perturbations and modulation in conditions associated with malnutrition and malabsorption. Best Practice & Research Clinical Gastroenterology 2016; 30 (2): 161–72

Keim, Brandon. Gut-Bacteria Mapping Finds Three Global Varieties. Wired Magazine

Khanna S, Tosh PK. A clinician's primer on the role of the microbiome in human health and disease. Mayo Clin. Proc. 2014 89 (1): 107–14

Lozupone, Catherine A.; Stombaugh, Jesse I.; Gordon, Jeffrey I.; Jansson, Janet K.; Knight, Rob. Diversity, stability and resilience of the human gut microbiota. Nature 2012 489 (7415): 220–30

Million, Matthieu; Diallo, Aldiouma; Raoult, Didier. Gut microbiota and malnutrition (PDF). Microbial Pathogenesis 2016

O'Hara, Ann M; Shanahan, Fergus. The gut flora as a forgotten organ. EMBO Reports 2006 7 (7): 688–93

Quigley EM. Gut bacteria in health and disease. Gastroenterol Hepatol. (N) 2013 Sep; 9 (9): 560–9

Neu J, Rushing J. Cesarean versus Vaginal Delivery: Long term infant outcomes and the Hygiene Hypothesis. Clinics in perinatology. 2011 38(2): 321–331

Sears, Cynthia L. A dynamic partnership: Celebrating our gut flora. Anaerobe 2005; 11 (5): 247–51

Shen S, Wong CH. Bugging inflammation: role of the gut microbiota. Clin Transl Immunology 2016 Apr 15; 5 (4): 72. Review

Sherwood, Linda; Willey, Joanne; Woolverton, Christopher (2013). Prescott's Microbiology (9th ed.). New York: McGraw Hill. 713–721

Stephen, A. M.; Cummings, J. H. (1980). The Microbial Contribution to Human Faecal Mass. Journal of Medical Microbiology 13 (1): 45–56

Tap, Julien; Mondot, Stanislas; Levenez, Florence; Pelletier, Eric; Caron, Christophe; Furet, Jean-Pierre; Ugarte, Edgardo; Muñoz-Tamayo, Rafael; Paslier, Denis L. E.; Nalin, Renaud; Dore, Joel; Leclerc, Marion. Towards the human intestinal microbiota phylogenetic core. Environmental Microbiology 2009 11 (10): 2574–84

Vajro P, Paolella G, Fasano A. Microbiota and Gut-Liver Axis: A Mini-Review on their Influences on Obesity and Obesity Related Liver Disease. Journal of pediatric gastroenterology and nutrition 2013; 56 (5): 461–8

Wu, GD et al. Linking Long-Term Dietary Patterns with Gut Microbial Enterotypes. Science 2011; 334 (6052): 105–8

Wu, GD et al. Linking Long-Term Dietary Patterns with Gut Microbial Enterotypes. Science 2011; 334 (6052): 105–8

Yatsunenko T. et al. Human gut microbiome viewed across age and geography. Nature 2012; 486 (7402): 222–7

Zimmer, Carl. Bacteria Divide People Into 3 Types, Scientists Say. The New York Times 2011

Kapitel 3: Der Darmfaktor – der überraschende Faktor X für dauerhaft gesundes Gewicht

Amasheh M, Andres S, Amasheh S, Fromm M, Schulzke JD. Barrier effects of nutritional factors. Ann N Y Acad Sci. 2009; 1165: 267–73

Anderson RC, Cookson AL, McNabb WC, Park Z, McCann MJ, Kelly WJ, Roy NC. Lactobacillus plantarum MB452 enhances the function of the intestinal barrier by increasing the expression levels of genes involved in tight junction formation. BMC Microbiol. 2010; 10: 316

Andrea Michielan, Renata D'Incà. Intestinal Permeability in Inflammatory Bowel Disease: Pathogenesis, Clinical Evaluation, and Therapy of Leaky Gut. Mediators Inflamm 2015; 2015: 628157

Arseima Y. Del Valle-Pinero, Hendrick E. Van Deventer, Nicolaas H. Fourie, Angela C. Martino, Nayan S. Patel, Alan T. Remaley, Wendy A. Henderson. Gastrointestinal permeability in patients with irritable bowel syndrome assessed using a four probe permeability solution. Clin Chim Acta 2013 March 15; 418: 97–101

Berkes J, Viswanathan VK, Savkovic SD, Hecht G. Intestinal epithelial responses to enteric pathogens: effects on the tight junction barrier, ion transport, and inflammation. Gut 2003; 52: 439–51

Bäckhed F, Ding H, Wang T, Hooper LV, Koh GY, Nagy A, Semenkovich CF, Gordon JI. The gut microbiota as an environmental factor that regulates fat storage. Proc Natl Acad Sci USA. 2004 Nov 2; 101 (44): 15718–23

Cani PD, Bibiloni R, Knauf C, Waget A, Neyrinck AM, Delzenne NM, Burcelin R. Changes in gut microbiota control metabolic endotoxemia-induced inflammation in high-fat diet-induced obesity and diabetes in mice. Diabetes 2008 Jun; 57 (6): 1470–81

Carding S, Verbeke K, Vipond DT, Corfe BM, Owen LJ. Dysbiosis of the gut microbiota in disease. Microbial Ecology in Health and Disease 2015; 26

Chen SW, Ma YY, Zhu J, Zuo S, Zhang JL, Chen ZY, Chen GW, Wang X, Pan YS, Liu YC, Wang PY. Protective effect of 1,25-dihydroxyvitamin D3 on ethanol-induced intestinal barrier injury both in vitro and in vivo. Toxicol Lett 2015 Sep 2; 237 (2): 79–88

Corridoni D, Pastorelli L, Mattioli B, Locovei S, Ishikawa D, Arseneau KO, Chieppa M, Cominelli F, Pizarro TT. Probiotic bacteria regulate intestinal epithelial permeability in experimental ileitis by a TNF-dependent mechanism. PLoS One 2012; 7: 42067

Engen PA, Green SJ, Voigt RM, Forsyth CB, Keshavarzian A. The Gastrointestinal Microbiome: Alcohol Effects on the Composition of Intestinal Microbiota. Alcohol Res. 2015; 37 (2): 223– 36. Review

J. M. Goodson, D. Groppo, S. Halem, E. Carpino. Is Obesity an Oral Bacterial Disease? J Dent Res. 2009 June; 88 (6): 519–23

Kong J, Zhang Z, Musch MW, Ning G, Sun J, Hart J, Bissonnette M, Li YC. Novel role of the vitamin D receptor in maintaining the integrity of the intestinal mucosal barrier. Am J Physiol Gastrointest Liver Physiol. 2008; 294: 208–16

Ley RE, Turnbaugh PJ, Klein S, Gordon JI. Microbial ecology: human gut microbes associated with obesity. Nature 2006 Dec 21; 444 (7122): 1022–3

Lima AA, Soares AM, Lima NL, Mota RM, Maciel BL, Kvalsund MP, Barrett LJ, Fitzgerald RP, Blaner WS, Guerrant RL. Effects of vitamin A supplementation on intestinal barrier function, growth, total parasitic, and specific Giardia spp infections in Brazilian children: a prospective randomized, double-blind, placebo-controlled trial. J Pediatr Gastroenterol Nutr. 2010 Mar; 50 (3): 309–15

Madsen K, Cornish A, Soper P, McKaigney C, Jijon H, Yachimec C, Doyle J, Jewell L, De Simone C. Probiotic bacteria enhance murine and human intestinal epithelial barrier function. Gastroenterology 2001; 121: 580–91

Moreira AP, Texeira TF, Ferreira AB, Peluzio Mdo C, Alfenas Rde C. Influence of a highfat diet on gut microbiota, intestinal permeability and metabolic endotoxaemia. Br J Nutr. 2012; 108: 801–809

Ng M et al. Global, regional, and national prevalence of overweight and obesity in children and adults during 1980–2013: a systematic analysis for the Global Burden of Disease Study 2013. Lancet 2014 Aug 30; 384 (9945): 766–8

Norris V, Molina F, Gewirtz AT. Hypothesis: bacteria control host appetites. J Bacteriol. 2013 Feb; 195 (3): 411–6

Pendyala S, Walker JM, Holt PR. A high-fat diet is associated with endotoxemia that originates from the gut. Gastroenterology 2012; 142: 1100–1

QiQi Zhou, Buyi Zhang, G. Nicholas Verne. Intestinal Membrane Permeability and Hypersensitivity in the Irritable Bowel Syndrome. Pain 2009 November; 146 (1–2): 41–6

Ridaura VK et. al. Gut microbiota from twins discordant for obesity modulate metabolism in mice. Science 2013 Sep 6; 341 (6150): 12412–4

Robert J. Shulman, Monica E. Jarrett, Kevin C. Cain, Elizabeth Broussard, Margaret M. Heitkemper. Associations among Gut Permeability, Inflammatory Markers and Symptoms in Patients with Irritable Bowel Syndrome. J Gastroenterol. 2014 November; 49 (11): 1467–76

Rosella O, Sinclair A, Gibson PR. Polyunsaturated fatty acids reduce non-receptor-mediated transcellular permeation of protein across a model of intestinal epithelium in vitro. J Gastroenterol Hepatol. 2000 Jun; 15 (6): 626–1

Rosenfeldt V, Benfeldt E, Valerius NH, Paerregaard A, Michaelsen KF. Effect of probiotics on gastrointestinal symptoms and small intestinal permeability in children with atopic dermatitis. J Pediatr 2004; 145: 612–16

Stephan C Bischoff, Giovanni Barbara, Wim Buurman, Theo Ockhuizen, Jörg-Dieter Schulzke, Matteo Serino, Herbert Tilg, Alastair Watson, Jerry M Wells. Intestinal permeability – a new target for disease prevention and therapy. BMC Gastroenterol 2014; 14: 189

Stratiki Z, Costalos C, Sevastiadou S, Kastanidou O, Skouroliakou M, Giakoumatou A, Petrohilou V. The effect of a bifidobacter supplemented bovine milk on intestinal permeability of preterm infants. Early Hum Dev 2007; 83: 575–9

Turnbaugh PJ, Ley RE, Mahowald MA, Magrini V, Mardis ER, Gordon JI. An obesity-associated gut microbiome with increased capacity for energy harvest. Nature. 2006 Dec 21; 444 (7122): 1027–31

Ukena SN, Singh A, Dringenberg U, Engelhardt R, Seidler U, Hansen W, Bleich A, Bruder D, Franzke A, Rogler G, Suerbaum S, Buer J, Gunzer F, Westendorf AM. Probiotic Escherichia coli Nissle 1917 inhibits leaky gut by enhancing mucosal integrity. PLoS One 2007; 2: 1308

Willemsen LE, Koetsier MA, Balvers M, Beermann C, Stahl B, van Tol EA. Polyunsaturated fatty acids support epithelial barrier integrity and reduce IL-4 mediated permeability in vitro. Eur J Nutr 2008 Jun; 47 (4): 183–91

Wisker E, Maltz A, Feldheim W. Metabolizable energy of diets low or high in dietary fiber from cereals when eaten by humans. J Nutr. 1988 Aug; 118 (8): 945–52

Zareie M, Johnson-Henry K, Jury J, Yang PC, Ngan BY, McKay DM, Soderholm JD, Perdue MH, Sherman PM. Probiotics prevent bacterial translocation and improve intestinal barrier function in rats following chronic psychological stress. Gut 2006; 55: 1553–60

Kapitel 4: Füttern Sie Ihre guten Darmbakterien

Cani PD, Joly E, Horsmans Y, Delzenne NM. Oligofructose promotes satiety in healthy human: a pilot study. Eur J Clin Nutr. 2006 May; 60 (5): 567–72

Cani PD, Lecourt E, Dewulf EM, Sohet FM, Pachikian BD, Naslain D, De Backer F, Neyrinck AM, Delzenne NM. Gut microbiota fermentation of prebiotics increases satietogenic and incretin gut peptide production with consequences for appetite sensation and glucose response after a meal. Am J Clin Nutr. 2009 Nov; 90 (5): 1236–43

Hlivak P, Odraska J, Ferencik M, Ebringer L, Jahnova E, Mikes Z. One-year application of probiotic strain Enterococcus faecium M-74 decreases serum cholesterol levels. Bratisl Lek Listy. 2005; 106 (2): 67–72

Kadooka Y, Sato M, Imaizumi K, Ogawa A, Ikuyama K, Akai Y, Okano M, Kagoshima M, Tsuchida T. Regulation of abdominal adiposity by probiotics (Lactobacillus gasseri SBT2055) in adults with obese tendencies in a randomized controlled trial. Eur J Clin Nutr. 2010 Jun; 64 (6): 636–43

Kadooka Y, Sato M, Ogawa A, Miyoshi M, Uenishi H, Ogawa H, Ikuyama K, Kagoshima M, Tsuchida T. Effect of Lactobacillus gasseri SBT2055 in fermented milk on abdominal adiposity in adults in a randomized controlled trial. Br J Nutr. 2013 Nov; 110 (9): 1696–703

Laitinen K, Poussa T, Isolauri E. Nutrition, Allergy, Mucosal Immunology and Intestinal Microbiota Group. Probiotics and dietary counselling contribute to glucose regulation during and after pregnancy: a randomized controlled trial. Br J Nutr. 2009 Jun; 101 (11): 1679–87

Luoto R, Kalliomäki M, Laitinen K, Isolauri E. The impact of perinatal probiotic intervention on the development of overweight and obesity: follow-up study from birth to 10 years. Int J Obes (Lond). 2010 Oct; 34 (10): 1531–7

Luoto R, Laitinen K, Nermes M, Isolauri E. Impact of maternal probiotic supplemented dietary counselling on pregnancy outcome and prenatal and postnatal growth: a double-blind, placebo-controlled study. Br J Nutr. 2010 Jun; 103 (12): 1792–9

Ogawa A, Kadooka Y, Kato K, Shirouchi B, Sato M. Lactobacillus gasseri SBT2055 reduces postprandial and fasting serum non-esterified fatty acid levels in Japanese hypertriacylglycerolemic subjects. Lipids Health Dis. 2014 Feb 19; 13: 36

Kapitel 5: Ausgewogene Ernährung für einen ausgewogenen Darm

Crippa A, Discacciati A, Larsson SC, Wolk A, Orsini N. Coffee consumption and mortality from all causes, cardiovascular disease, and cancer: a dose-response meta-analysis. Am J Epidemiol. 2014 Oct 15; 180 (8): 763–75

Ding M, Bhupathiraju SN, Satija A, van Dam RM, Hu FB. Long-term coffee consumption and risk of cardiovascular disease: a systematic review and a dose-response meta-analysis of prospective cohort studies. Circulation. 2014 Feb 11; 129 (6): 643–59

Ding M, Bhupathiraju SN, Chen M, van Dam RM, Hu FB. Caffeinated and decaffeinated coffee consumption and risk of type 2 diabetes: a systematic review and a dose-response meta-analysis. Diabetes Care. 2014 Feb; 37 (2): 569–86. Review

Erridge C, Attina T, Spickett CM, Webb DJ. A high-fat meal induces low-grade endotoxemia: evidence of a novel mechanism of postprandial inflammation. Am J Clin Nutr. 2007 Nov; 86 (5): 1286–92

Hansen, John-Bjarne; Enga, Kristin Fjeldstad. Coffee consumption and risk of venous thromboembolism. I: Coffee in health and disease prevention. Academic Press 2015: 403–7

Herieka M, Erridge C. High-fat meal induced postprandial inflammation. Mol Nutr Food Res. 2014 Jan; 58 (1): 136–46

Huxley R, Lee CM, Barzi F, Timmermeister L, Czernichow S, Perkovic V, Grobbee DE, Batty D, Woodward M. Coffee, decaffeinated coffee, and tea consumption in relation to incident type 2 diabetes mellitus: a systematic review with meta-analysis. Arch Intern Med. 2009 Dec 14; 169 (22): 2053–63. Review

Jiang X, Zhang D, Jiang W. Coffee and caffeine intake and incidence of type 2 diabetes mellitus: a meta-analysis of prospective studies. Eur J Nutr. 2014 Feb; 53 (1): 25–38. Review

Meinert Larsen, T. Ph.D., et.al., for the Diet, Obesity, and Genes (Diogenes) Project. Diets with High or Low Protein Content and Glycemic Index for Weight-Loss Maintenance. N Engl J Med 2010; 363: 2102–2113

Siasos G, Oikonomou E, Chrysohoou C, Tousoulis D, Panagiotakos D, Zaromitidou M, Zisimos K, Kokkou E, Marinos G, Papavassiliou AG, Pitsavos C, Stefanadis C. Consumption of a boiled Greek type of coffee is associated with improved endothelial function: the Ikaria study. Vasc Med. 2013 Apr; 18 (2): 55–62

Sofi F et al. Effect of Triticum turgidum subsp. turanicum wheat on irritable bowel syndrome: a double-blinded randomized dietary intervention trial. British Journal of Nutrition 2014; 111 (11)

Weigle DS, Breen PA, Matthys CC, Callahan HS, Meeuws KE, Burden VR, Purnell JQ. A high-protein diet induces sustained reductions in appetite, ad libitum caloric intake, and body weight despite compensatory changes in diurnal plasma leptin and ghrelin concentrations. Am J Clin Nutr. 2005 Jul; 82 (1): 41–8

Kapitel 7: Nahrungsmittelergänzungen

Coffee consumption and blood homocysteine, Institute for scientific information on coffee http://coffeeandhealth.org/topic-overview/coffee-consumption-and-blood-homocysteine/

Kapitel 10: Der Darm – Ihr zweites Gehirn

Cryan JF, Dinan TG. Mind-altering microorganisms: the impact of the gut microbiota on brain and behaviour. Nat Rev Neurosci. 2012 Oct; 13 (10): 701–12. Review

Dinan TG, Cryan JF. The impact of gut microbiota on brain and behaviour: implications for psychiatry. Curr Opin Clin Nutr Metab Care. 2015 Nov; 18 (6): 552–8

Dinan TG, Stanton C, Cryan JF. Psychobiotics: a novel class of psychotropic. Biol Psychiatry 2013 Nov 15; 74 (10): 720–6

Dinan TG, Stilling RM, Stanton C, Cryan JF. Collective unconscious: how gut microbes shape human behavior. J Psychiatr Res. 2015 Apr; 63: 1–9

Kelly JR, Kennedy PJ, Cryan JF, Dinan TG, Clarke G, Hyland NP. Breaking down the barriers: the gut microbiome, intestinal permeability and stress-related psychiatric disorders. Front Cell Neurosci. 2015 Oct 14; 9: 392

Logan AC, Katzman M. Major depressive disorder: probiotics may be an adjuvant therapy. Med Hypotheses. 2005; 64 (3): 533–8

Maes M, Berk M, Goehler L, Song C, Anderson G, Gałecki P, Leonard B. Depression and sickness behavior are Janus-faced responses to shared inflammatory pathways. BMC Med. 2012 Jun 29; 10: 66

Messaoudi M, Lalonde R, Violle N, Javelot H, Desor D, Nejdi A, Bisson JF, Rougeot C, Pichelin M, Cazaubiel M, Cazaubiel JM. Assessment of psychotropic-like properties of a probiotic formulation (Lactobacillus helveticus R0052 and Bifidobacterium longum R0175) in rats and human subjects. Br J Nutr. 2011 Mar; 105 (5): 755–64

Messaoudi M, Lalonde R, Violle N, Javelot H, Desor D, Nejdi A, Bisson JF, Rougeot C, Pichelin M, Cazaubiel M, Cazaubiel JM. Assessment of psychotropic-like properties of a probiotic formulation (Lactobacillus helveticus R0052 and Bifidobacterium longum R0175) in rats and human subjects. Br J Nutr. 2011 Mar; 105 (5): 755–64

Rao AV, Bested AC, Beaulne TM, Katzman MA, Iorio C, Berardi JM, Logan AC. A randomized, double-blind, placebo-controlled pilot study of a probiotic in emotional symptoms of chronic fatigue syndrome. Gut Pathog. 2009 Mar 19; 1 (1): 6

Sherwin E, Rea K, Dinan TG, Cryan JF. A gut (microbiome) feeling about the brain. Curr Opin Gastroenterol. 2016 Mar; 32 (2): 96–102

Tillisch K, Labus J, Kilpatrick L, Jiang Z, Stains J, Ebrat B, Guyonnet D, Legrain-Raspaud S, Trotin B, Naliboff B, Mayer EA. Consumption of fermented milk product with probiotic modulates brain activity. Gastroenterology 2013 Jun; 144 (7): 1394–401

Wall R, Cryan JF, Ross RP, Fitzgerald GF, Dinan TG, Stanton C. Bacterial neuroactive compounds produced by psychobiotics. Adv Exp Med Biol. 2014; 817: 221–39

Kapitel 11: Das Gleichgewicht im Darm und warum es oft gestört ist

Ait-Belgnaoui A, Durand H, Cartier C, Chaumaz G, Eutamene H, Ferrier L, Houdeau E, Fioramonti J, Bueno L, Theodorou V. Prevention of gut leakiness by a probiotic treatment leads to attenuated HPA response to an acute psychological stress in rats. Psychoneuroendocrinology 2012 Nov; 37 (11): 1885–95

Ardatskaia MD, Loginov VA, Minushkin ON. Syndrome of bacterial overgrowth in patients with reduced stomach acid secretion: some aspects of the diagnosis. Eksp Klin Gastroenterol. 2014; (12): 30–6

Aseeri M, Schroeder T, Kramer J, Zackula R. Gastric acid suppression by proton pump inhibitors as a risk factor for clostridium difficile-associated diarrhea in hospitalized patients. Am J Gastroenterol. 2008 Sep; 103 (9): 2308–13

Bailey MT, Dowd SE, Galley JD, Hufnagle AR, Allen RG, Lyte M. Exposure to a social stressor alters the structure of the intestinal microbiota: implications for stressor-induced immunomodulation. Brain Behav Immun. 2011 Mar; 25 (3): 397–407

Bailey MT. Influence of stressor-induced nervous system activation on the intestinal microbiota and the importance for immunomodulation. Adv Exp Med Biol. 2014; 817: 255–76

Baillie-Hamilton PF. Chemical toxins: a hypothesis to explain the global obesity epidemic. J Altern Complement Med. 2002 Apr; 8 (2): 185–92

Barnett ML, Linder JA. Antibiotic prescribing for adults with acute bronchitis in the United States, 1996–2010. JAMA 2014 May 21; 311 (19): 2020–2

Barnett ML, Linder JA. Antibiotic prescribing to adults with sore throat in the United States, 1997–2010. JAMA Intern Med. 2014 Jan; 174 (1): 138–40

Biagi E et al. Ageing and gut microbes: Perspectives for health maintenance and longevity http://www.sciencedirect.com/science/article/pii/S1043661812001922

Blumberg B, Grün F. Environmental obesogens: organotins and endocrine disruption via nuclear receptor signaling. Endocrinology 2006 Jun; 147 (6 Suppl): 50–5

Bures J, Cyrany J, Kohoutova D et al. Small intestinal bacterial overgrowth syndrome. World Journal of Gastroenterology : WJG 2010; 16 (24): 2978–90

Cabrera-Rubio R, Collado MC, Laitinen K, Salminen S, Isolauri E, Mira A.The human milk microbiome changes over lactation and is shaped by maternal weight and mode of delivery. Am J Clin Nutr. 2012 Sep; 96 (3): 544–51

Centers for Disease Control and Prevention, National Center for Environmental Health. Fourth National Report on Human Exposure to Environmental Chemicals. Atlanta, GA: Centers for Disease Control and Prevention 2009

Chatterjee S et al. The degree of breath methane production in IBS correlates with the severity of constipation. Am J Gastroenterol. 2007 Apr; 102 (4): 837–41

Chedid V, Dhalla S, Clarke JO, Roland BC, Dunbar KB, Koh J, Justino E, Tomakin E, Mullin GE. Herbal therapy is equivalent to rifaximin for the treatment of small intestinal bacterial overgrowth. Glob Adv Health Med. 2014 May; 3 (3): 16–24

Collado MC, Laitinen K, Salminen S, Isolauri E. Maternal weight and excessive weight gain during pregnancy modify the immunomodulatory potential of breast milk. Pediatr Res. 2012 Jul; 72 (1): 77–85

Committee on National Monitoring of Human Tissues, Board on Environmental Studies and Toxicology, National Research Council. Monitoring Human Tissues for Toxic Substances. Washington, DC: The National Academies Press 1991

Dethlefsen L, Relman DA. Incomplete recovery and individualized responses of the human distal gut microbiota to repeated antibiotic perturbation. Proc Natl Acad Sci USA. 2011 Mar 15; 108 Suppl 1: 4554–61

Dial S, Delaney JA, Schneider V, Suissa S. Proton pump inhibitor use and risk of community-acquired Clostridium difficile-associated disease defined by prescription for oral vancomycin therapy. CMAJ. 2006 Sep 26; 175 (7): 745–8

DiBaise JK. Nutritional consequences of small intestinal bacterial overgrowth. Prac Gastroenterol. 2008; 69: 15–28

Duke SO, Powles SB. Glyphosate: a once-in-a-century herbicide. Pest Manag Sci. 2008 Apr; 64 (4): 319–25. Review

Elsenbruch S. Abdominal pain in Irritable Bowel Syndrome: a review of putative psychological, neural and neuro-immune mechanisms. Brain Behav Immun. 2011 Mar; 25 (3): 386–94

Environmental Working Group. Body burden, the pollution in newborns: http://www.ewg.org/research/body-burden-pollution-newborns

Environmental Working Group. Body Burden – The Pollution in Newborns. Washington, DC: Environmental Working Group; July 2005

Eutamene H, Bueno L. Role of probiotics in correcting abnormalities of colonic flora induced by stress. Gut 2007 Nov; 56 (11): 1495–7

Eutamene H, Lamine F, Chabo C, Theodorou V, Rochat F, Bergonzelli GE, Corthésy-Theulaz I, Fioramonti J, Bueno L. Synergy between Lactobacillus paracasei and its bacterial products to counteract stress-induced gut permeability and sensitivity increase in rats. J Nutr. 2007 Aug; 137 (8): 1901–7

Flegal KM, Carroll MD, Kit BK, Ogden CL. Prevalence of obesity and trends in the distribution of body mass index among U.S. adults, 1999–2010. JAMA 2012 Feb; 307 (5): 491–7

Galley JD, Nelson MC, Yu Z, Dowd SE, Walter J, Kumar PS, Lyte M, Bailey MT. Exposure to a social stressor disrupts the community structure of the colonic mucosa-associated microbiota. BMC Microbiol. 2014 Jul 15; 14: 189

Gaskins HR, Collier CT, Anderson DB. Antibiotics as growth promotants: mode of action. Anim Biotechnol. 2002 May; 13 (1): 29–42. Review

Giovanni Musso, Roberto Gambino, Maurizio Cassader. Obesity, Diabetes, and Gut Microbiota: The hygiene hypothesis expanded? Diabetes Care. 2010 Oct; 33 (10): 2277–84

He F, Ouwehand AC, Isolauri E, Hosoda M, Benno Y, Salminen S. Differences in composition and mucosal adhesion of bifidobacteria isolated from healthy adults and healthy seniors. Curr Microbiol. 2001 Nov; 43 (5): 351–4

Heindel JJ. Endocrine disruptors and the obesity epidemic. Toxicol Sci. 2003 Dec; 76 (2): 247–9

Holtcamp W. Obesogens: Environmental link to obesity? Environ Health Perspect. 2012 Feb; 120 (2): a62–a68

http://www.siboinfo.com/diet.html

http://www.siboinfo.com/herbal-antibiotics.html

http://www.siboinfo.com/overview.html

http://www.siboinfo.com/overview1.html

Husebye E. Bakteriell overvekst i klinisk perspektiv [Bakterielle Überwucherung aus klinischer Sichtweise] http://gastroenterologen.no/2012/05/bakteriell-overvekst-i-klinisk-perspektiv/

Husebye E. The patterns of small bowel motility: physiology and implications in organic disease and functional disorders. Neurogastroenterol Motil. 1999 Jun; 11 (3): 141–61

Johnson S. Lav FODMAP diet for deg med irritabel tarm [Niedrig-FODMAP-Ernährung für Reizmagenbetroffene] http://ernaeringsportalen.no/2014/lav-fodmap-for-deg-med-irritabel-tarm/

Jukes TH. Public health significance of feeding low levels of antibiotics to animals. Adv Appl Microbiol. 1973; 16: 1–54. Review

Kalliomäki M, Collado MC, Salminen S, Isolauri E. Early differences in fecal microbiota composition in children may predict overweight. Am J Clin Nutr. 2008 Mar; 87 (3): 534–8

Krüger M, Shehata AA, Schrödl W, Rodloff A. Glyphosate suppresses the antagonistic effect of Enterococcus spp. on Clostridium botulinum. Anaerobe 2013 Apr; 20: 74–8

Kutz FW, Strassman SC, Sperling JF. Survey of selected organochlorine pesticides in the general population of the United States: Fiscal years 1970–1975. Ann N Y Acad Sci. 1979 May 31; 320: 60–8

Les Dethlefsen, Sue Huse, Mitchell L Sogin, David A Relman. The Pervasive Effects of an Antibiotic on the Human Gut Microbiota, as Revealed by Deep 16S rRNA Sequencing. PLoS Biol. 2008 November; 6 (11): 280

Lin HC. Small Intestinal Bacterial Overgrowth. A Framework for Understanding Irritable Bowel Syndrome. JAMA 2004; 292 (7): 852–8

Lizko NN. Stress and intestinal microflora. Nahrung 1987; 31 (5–6): 443–7

Logan AC, Katzman M. Major depressive disorder: probiotics may be an adjuvant therapy. Med Hypotheses 2005; 64 (3): 533–8

Lo WK, Chan WW. Proton pump inhibitor use and the risk of small intestinal bacterial overgrowth: a meta-analysis. Clin Gastroenterol Hepatol. 2013 May; 11 (5): 483–90

McCaig LF, Besser RE, Hughes JM. Trends in antimicrobial prescribing rates for children and adolescents. JAMA 2002 Jun 19; 287 (23): 3096–102 Hersh AL, Shapiro DJ, Pavia AT, Shah SS. Antibiotic prescribing in ambulatory pediatrics in the United States. Pediatrics 2011 Dec; 128 (6): 1053–61

Mitsuoka T. Intestinal flora and human health. Asia Pac J Clin Nutr. 1996 Mar; 5 (1): 2–9

Newbold RR, Padilla-Banks E, Snyder RJ, Jefferson WN. Perinatal exposure to environmental estrogens and the development of obesity. Mol Nutr Food Res. 2007; 51: 912–7

Ngoc P. Ly, Augusto Litonjua, Diane R. Gold, Juan C. Celedón. Gut Microbiota, Probiotics, and Vitamin D: Interrelated Exposures Influencing Allergy, Asthma, and Obesity? J Allergy Clin Immunol. 2011 May; 127 (5): 1087–94

Ningwen Tai, F. Susan Wong, Li Wen. The role of gut microbiota in the development of type 1, obesity and type 2 diabetes mellitus. Rev Endocr Metab Disord. 2015 March; 16 (1): 55–65

Norsk Vann [Norwegisches Trinkwasser] http://norskvann.no/index.php/10-nyheter/1133-hvordan-kan-medisiner-pavirke-miljoet

Nyquist AC, Gonzales R, Steiner JF, Sande MA. Antibiotic prescribing for children with colds, upper respiratory tract infections, and bronchitis. JAMA 1998 Mar 18; 279 (11): 875–7

Ogden CL, Carroll MD. Prevalence of overweight, obesity, and extreme obesity among adults: United States, trends 1960–1962 through 2007–2008. Atlanta, GA: National Center for Health Statistics, Centers for Disease Control and Prevention; June 2010

Penders J, Thijs C, Vink C, Stelma FF, Snijders B, Kummeling I, van den Brandt PA, Stobberingh EE. Factors influencing the composition of the intestinal microbiota in early infancy. Pediatrics 2006 Aug; 118 (2): 511–21

Peralta S, Cottone C, Doveri T, Almasio PL, Craxi A. Small intestine bacterial overgrowth and irritable bowel syndrome-related symptoms: Experience with Rifaximin. World Journal of Gastroenterology : WJG 2009; 15 (21): 2628–31

Pimentel M, Lin HC, Enayati P, van den Burg B, Lee HR, Chen JH, Park S, Kong Y, Conklin J. Methane, a gas produced by enteric bacteria, slows intestinal transit and augments small intestinal contractile activity. Am J Physiol Gastrointest Liver Physiol. 2006 Jun; 290 (6): G1089–95

Pimentel M, Mayer AG, Park S, Chow EJ, Hasan A, Kong Y. Methane production during lactulose breath test is associated with gastrointestinal disease presentation. Dig Dis Sci. 2003 Jan; 48 (1): 86–92

Pimentel M, Morales W, Lezcano S, Sun-Chuan D, Low K, Yang J. Low-dose nocturnal tegaserod or erythromycin delays symptom recurrence after treatment of irritable bowel syndrome based on presumed bacterial overgrowth. Gastroenterol Hepatol. (NY) 2009 Jun; 5 (6): 435–42

Pimentel M, Park S, Mirocha J, Kane SV, Kong Y. The effect of a non-absorbed oral antibiotic (rifaximin) on the symptoms of the irritable bowel syndrome: a randomized trial. Ann Intern Med. 2006 Oct 17; 145 (8): 557–63

Pimentel M. A New IBS Solution. Sherman Oaks, CA: Health Point Press 2006

Pyleris E, Giamarellos-Bourboulis EJ, Tzivras D, Koussoulas V, Barbatzas C, Pimentel M. The prevalence of overgrowth by aerobic bacteria in the small intestine by small bowel culture: relationship with irritable bowel syndrome. Dig Dis Sci. 2012 May; 57 (5): 1321–9

Raison CL, Lowry CA, Rook GAW. Inflammation, sanitation and consternation: loss of contact with co-evolved, tolerogenic micro-organisms and the pathophysiology and treatment of major depression. Arch Gen Psychiatry 2010; 67 (12): 1211–24

Rester av legemidler i mat [Medikamentenspuren in Nahrung] https://www.fhi.no/nettpub/mihe/mat/052.-rester-av-legemidler-i-mat/

Riley LW, Raphael E, Faerstein E. Obesity in the United States – dysbiosis from exposure to low-dose antibiotics? Front Public Health. 2013 Dec 19; 1: 69

Rook, G. A. W.; Lowry, C. A.; Raison, C. L. (2013). Microbial ›Old Friends‹, immunoregulation and stress resilience. Evolution, Medicine, and Public Health 2013: 46–64

Rook GA, Dalgleish A (2011). Infection, immunoregulation and cancer. Immunological Reviews 240: 141–59

Rook GAW, Lowry CA, Raison CL. Microbial Old Friends, immunoregulation and stress resilience. Evolution, Medicine and Public Health. 2013: 46–64

Samsel A, Seneff S. Glyphosate, pathways to modern diseases II: Celiac sprue and gluten intolerance. Interdiscip Toxicol. 2013 Dec; 6 (4): 159–84

Samsel A, Seneff S. Glyphosate, pathways to modern diseases III: Manganese, neurological diseases, and associated pathologies. Surg Neurol Int. 2015 Mar 24; 6: 45

Sharland M; SACAR Paediatric Subgroup. The use of antibacterials in children: a report of the Specialist Advisory Committee on Antimicrobial Resistance (SACAR) Paediatric Subgroup. J Antimicrob Chemother. 2007 Aug; 60 Suppl 1: i15–26

Shehata AA, Schrödl W, Aldin AA, Hafez HM, Krüger M. The effect of glyphosate on potential pathogens and beneficial members of poultry microbiota in vitro. Curr Microbiol. 2013 Apr; 66 (4): 350–8

Shengli Ding, Pauline K. Lund. Role of intestinal inflammation as an early event in obesity and insulin resistance. Curr Opin Clin Nutr Metab Care. 2011 July; 14 (4): 328–33

Siamak Yazdankhah, Jørgen Lassen, Tore Midtvedt, Claus Ola Solberg. Historien om antibiotika. http://tidsskriftet.no/article/3112767

SIBO: The Finer Points Of Diagnosis, Test Interpretation, And Treatment. http://ndnr.com/gastrointestinal/sibo/

SIBO: Was ist SIBO, ein Überblick und Behandlungsmethoden

Singh VV, Toskes PP. Small Bowel Bacterial Overgrowth: Presentation, Diagnosis, and Treatment. Curr Treat Options Gastroenterol. 2004 Feb; 7 (1): 19–28

Stene LC, Nafstad P. Relation between occurrence of type 1 diabetes and asthma. Lancet 2001; 357: 607

Strachan D (2000). Family size, infection and atopy: The first decade of the 'hygiene hypothesis'. Thorax 55 (90001): 2

Strachan P (1989). Hay fever, hygiene, and household size. BMJ 299 (6710): 1259–60.

Strassman SC, Kutz FW. Trends of organochlorine pesticide residues in human tissue. In: Khan MAQ, Stanton RH eds. Toxicology of Halogenated Hydrocarbons: Health & Ecological Effects. New York: Pergamon Press 1981

Summers AO, Wireman J, Vimy MJ, Lorscheider FL, Marshall B, Levy SB, Bennett S, Billard L. Mercury released from dental »silver« fillings provokes an increase in mercury- and antibiotic-resistant bacteria in oral and intestinal floras of primates. Antimicrob Agents Chemother. 1993 Apr; 37 (4): 825–34

Söderholm JD, Perdue MH. Stress and gastrointestinal tract. II. Stress and intestinal barrier function. Am J Physiol Gastrointest Liver Physiol. 2001 Jan; 280 (1): G7–G13. Review

Ternak G. Antibiotics may act as growth/obesity promoters in humans as an inadvertent result of antibiotic pollution? Med Hypotheses. 2005; 64 (1): 14–6

Tiihonen K, Ouwehand AC, Rautonen N. Human intestinal microbiota and healthy ageing. Ageing Res Rev. 2010 Apr; 9 (2): 107–16. Epub 2009 Oct: 27. Review

Toschke AM, Koletzko B, Slikker Jr W, Hermann M, von Kries R. Childhood obesity is associated with maternal smoking in pregnancy. Eur J Pediatr. 161: 445–8.

Valuck RJ, Ruscin JM. A case-control study on adverse effects: H2 blocker or proton pump inhibitor use and risk of vitamin B12 deficiency in older adults. J Clin Epidemiol. 2004 Apr; 57 (4): 422–8

Weight-control Information Network. Overweight and Obesity Statistics. Bethesda, MD: National Institute of Diabetes and Digestive Kidney Diseases; October 2012

Wilding BC, Curtis K, Welker-Hood K. Hazardous Chemicals in Health Care: A Snapshot of Chemicals in Doctors and Nurses. Washington, DC: Physicians for Social Responsibility 2009

Woodmansey EJ. Intestinal bacteria and ageing. J Appl Microbiol. 2007 May; 102 (5): 1178–86. Review

Kapitel 12: Darm, Gewicht, Gesundheit und Krankheit

Andromanakos NP, Pinis SI, Kostakis AI. Chronic severe constipation: current pathophysiological aspects, new diagnostic approaches, and therapeutic options. European Journal of Gastroenterology & Hepatology. Mar 2015; 27 (3): 204–214

Anti M et al. Water supplementation enhances the effect of high-fiber diet on stool frequency and laxative consumption in adult patients with functional constipation. Hepato-gastroenterology. May–Jun 1998; 45 (21): 727–32

Arora G, Mannalithara A, Mithal A, Triadafilopoulos G, Singh G. Concurrent conditions in patients with chronic constipation: a population-based study. PloS One 2012; 7 (10): e42910

Ashraf W, Park F, Lof J, Quigley EM. Effects of psyllium therapy on stool characteristics, colon transit and anorectal function in chronic idiopathic constipation. Alimentary pharmacology & therapeutics Dec 1995; 9 (6): 639–47

Ashraf W, Pfeiffer RF, Park F, Lof J, Quigley EM. Constipation in Parkinson's disease: objective assessment and response to psyllium. Mov Disord. Nov 1997; 12 (6): 946–51

Atkinson W, Sheldon TA, Shaath N, Whorwell PJ. Food elimination based on IgG antibodies in irritable bowel syndrome: a randomised controlled trial. Gut Oct 2004; 53 (10): 1459–64

Attaluri A, Donahoe R, Valestin J, Brown K, Rao SS. Randomised clinical trial: dried plums (prunes) vs. psyllium for constipation. Alimentary pharmacology & therapeutics Apr 2011; 33 (7): 822–28

Balsari A, Ceccarelli A, Dubini F, Fesce E, Poli G. The Fecal Microbial-Population in the Irritable Bowel Syndrome. Microbiologica 1982; 5 (3): 185–94

Barbara G, Zecchi L, Barbaro R et al. Mucosal permeability and immune activation as potential therapeutic targets of probiotics in irritable bowel syndrome. J Clin Gastroenterol. Oct 2012; 46 Suppl: 52–5

Barrett JS, Gibson PR. Fermentable oligosaccharides, disaccharides, monosaccharides and polyols (FODMAPs) and non-allergic food intolerance: FODMAPs or food chemicals? Therap Adv Gastroenterol. Jul 2012; 5 (4): 261–8

Beradze G, Sherozia M, Shankulashvili G. Influence of an exercise therapy on primary chronic constipation. Georgian Med News Sep 2011 (198): 29–32

Biesiekierski JR, Newnham ED, Irving PM et al. Gluten causes gastrointestinal symptoms in subjects without celiac disease: a double-blind randomized placebo-controlled trial. Am J Gastroenterol. Mar 2011; 106 (3): 508–14; Quiz 515

Bingley PJ, Williams AJ, Norcross AJ, Unsworth DJ, Lock RJ, Ness AR et al. Undiagnosed coeliac disease at age seven: population based prospective birth cohort study. BMJ 2004; 328: 322–3

Bodvarsson S, Jonsdottir I, Freysdottir J, Leonard JN, Fry L, Valdimarsson T. Dermatitis herpetiformis: an autoimmune disease due to cross-reaction between dietary glutenin and dermal elastin. Scand J Immunol 1993; 38: 546–50

Borre M, Qvist N, Raahave D, Worsoe J, JP AE, Christensen P, Krogh K. The effect of lifestyle modification on chronic constipation. Ugeskrift for laeger Apr 6 2015; 177 (15)

Bouhnik Y, Alain S, Attar A et al. Bacterial populations contaminating the upper gut in patients with small intestinal bacterial overgrowth syndrome. Am J Gastroenterol. May 1999; 94 (5): 1327–31

Bruno P. Chumpitazi, Julia L. Cope, Emily B. Hollister, Cynthia M. Tsai, Ann R. McMeans, Ruth A. Luna, James Versalovic, Robert J. Shulman. Randomised Clinical Trial: Gut Microbiome Biomarkers are Associated with Clinical Response to a Low FODMAP Diet in Children with Irritable Bowel Syndrome. Aliment Pharmacol Ther. Aliment Pharmacol Ther. 2015 August; 42 (4): 418–27

Bundy R, Walker AF, Middleton RW, Booth J. Turmeric extract may improve irritable bowel syndrome symptomology in otherwise healthy adults: a pilot study. J Altern Complement Med. Dec 2004a; 10 (6): 1015–18

Bundy R, Walker AF, Middleton RW, Marakis G, Booth JC. Artichoke leaf extract reduces symptoms of irritable bowel syndrome and improves quality of life in otherwise healthy volunteers suffering from concomitant dyspepsia: a subset analysis. J Altern Complement Med. Aug 2004b; 10 (4): 667–9

Bures J et al. Small intestinal bacterial overgrowth syndrome. World journal of Gastroenterology 2010; 16 (24): 2978–90

Camilleri M, Bharucha AE. Behavioural and new pharmacological treatments for constipation: getting the balance right. Gut Sep 2010; 59 (9): 1288–96

Camilleri M, Lasch K, Zhou W. Irritable Bowel Syndrome: Methods, Mechanisms, and Pathophysiology. The confluence of increased permeability, inflammation, and pain in irritable bowel syndrome. American journal of physiology. Gastrointestinal and Liver Physiology Oct 2012; 303 (7): G775–85

Cappello G, Spezzaferro M, Grossi L, Manzoli L, Marzio L. Peppermint oil (Mintoil) in the treatment of irritable bowel syndrome: a prospective double blind placebo-controlled randomized trial. Dig Liver Dis. Jun 2007; 39 (6): 530–6

Carroccio A, Mansueto P, Iacono G, et al. Non-Celiac Wheat Sensitivity Diagnosed by Double-Blind Placebo-Controlled Challenge: Exploring a New Clinical Entity. Am J Gastroenterol. Jul 24 2012

Carroccio A, Mansueto P, Iacono G et al. Non-celiac wheat sensitivity diagnosed by double-blind placebo-controlled challenge: Exploring a new clinical entity. Am J Gastroenterol, 24 July 2012

Carroll IM, Chang YH, Park J, Sartor RB, Ringel Y. Luminal and mucosal-associated intestinal microbiota in patients with diarrhea-predominant irritable bowel syndrome. Gut Pathog. 2010; 2 (1): 19

Carroll IM, Ringel-Kulka T, Siddle JP, Ringel Y. Alterations in composition and diversity of the intestinal microbiota in patients with diarrhea-predominant irritable bowel syndrome. Neurogastroenterol Motil. Jun 2012; 24 (6): 521–e248

Castillo NE, Theethira TG, Leffler DA. The present and the future in the diagnosis and management of celiac disease. Gastroenterol. Rep. 2015; 3 (1): 3–11

Catassi C, Kryszak D, Louis-Jacques O et al. Detection of celiac disease in primary care: a multicenter case-finding study in North America. Am J Gastroenterol 2007; 102: 1454–60

Chang L. The role of stress on physiologic responses and clinical symptoms in irritable bowel syndrome. Gastroenterology Mar 2011; 140 (3): 761–5

Chassard C, Dapoigny M, Scott KP et al. Functional dysbiosis within the gut microbiota of patients with constipated-irritable bowel syndrome. Aliment Pharmacol Ther. 2012; 35 (7): 828–38

Chen CQ, Fichna J, Bashashati M, Li YY, Storr M. Distribution, function and physiological role of melatonin in the lower gut. World J Gastroenterol. Sep 14 2011; 17 (34): 3888–98

Chiba M, Tsuji T, Nakane K, Komatsu M. High amount of dietary fiber not harmful but favorable for Crohn disease. The Permanente journal Winter 2015; 19 (1): 58–61

Chmielewska A, Szajewska H. Systematic review of randomized controlled trials: probiotics for functional constipation. World journal of gastroenterology: WJG Jan 7 2010; 16 (1): 69–75

Choi CH, Chang SK. Alteration of Gut Microbiota and Efficacy of Probiotics in Functional Constipation. Journal of Neurogastroenterology and Motility 2015; 21 (1): 4–7

Choi CH, Jo SY, Park HJ, Chang SK, Byeon JS, Myung SJ. A randomized, double-blind, placebo-controlled multicenter trial of saccharomyces boulardii in irritable bowel syndrome: effect on quality of life. Journal of Clinical Gastroenterology Sep 2011; 45 (8): 679–83

Cicero AF, Derosa G, Manca M, Bove M, Borghi C, Gaddi AV. Different effect of psyllium and guar dietary supplementation on blood pressure control in hypertensive overweight patients: a six-month, randomized clinical trial. Clinical and experimental hypertension (New York, N.Y. 1993) Aug 2007; 29 (6): 383–94

Collado Yurrita L, San Mauro Martin I, Ciudad-Cabanas MJ, Calle-Puron ME, Hernandez Cabria M. Effectiveness of inulin intake on indicators of chronic constipation; a meta-analysis of controlled randomized clinical trials. Nutr Hosp. 2014; 30 (2): 244–52

Collin P, Reunala T, Pukkala E, Laippala P, Keyrilainen O, Pasternack A. Coeliac disease-associated disorders and survival. Gut 1994; 35: 1215–8

Collin P, Reunala T, Rasmussen M et al. High incidence and prevalence of adult coeliac disease: augmented diagnostic approach. Scand J Gastroenterol 1997; 32: 1129–33

Corrao G, Corazza GR, Bagnardi V et al. Mortality in patients with coeliac disease and their relatives: a cohort study. Lancet 2001; 358: 356–61

Cristofori F, Fontana C, Magista A et al. Increased prevalence of celiac disease among pediatric patients with irritable bowel syndrome. A 6-year prospective chort study. JAMA Pediatr 2014

Dahl WJ, Whiting SJ, Healey A, Zello GA, Hildebrandt SL. Increased stool frequency occurs when finely processed pea hull fiber is added to usual foods consumed by elderly residents in long-term care. Journal of the American Dietetic Association Sep 2003; 103 (9): 1199–1202

Daulatzai MA. Chronic functional bowel syndrome enhances gut-brain axis dysfunction, neuroinflammation, cognitive impairment, and vulnerability to dementia. Neurochemical research Apr 2014; 39 (4): 624–44

De Palma G, Collins SM, Bercik P. The microbiota-gut-brain axis in functional gastrointestinal disorders. Gut Microbes. May–Jun 2014; 5 (3): 419–29

Deressa E, Wammer AC, Falch JA, Jahnsen J. Beinmetabolisme hos nydiagnostiserte cøliakipasienter. Zeitschrift der norwegischen Ärztevereinigung 2006; 126: 1201–4

De Schryver AM, Keulemans YC, Peters HP, Akkermans LM, Smout AJ, De Vries WR, van Berge-Henegouwen GP. Effects of regular physical activity on defecation pattern in middle-aged patients complaining of chronic constipation. Scandinavian Journal of Gastroenterology Apr 2005; 40 (4): 422–9

Di Sabatino A, Corazza GR. Nonceliac gluten sensitivity: sense or sensibility? Annals of internal medicine Feb 21 2012; 156 (4): 309–11

Drisko J, Bischoff B, Hall M, McCallum R. Treating irritable bowel syndrome with a food elimination diet followed by food challenge and probiotics. J Am Coll Nutr. Dec 2006; 25 (6): 514–22

Dupont C, Campagne A, Constant F. Efficacy and safety of a magnesium sulfate-rich natural mineral water for patients with functional constipation. Clinical gastroenterology andhepatology: the official clinical practice journal of the American Gastroenterological Association Aug 2014; 12 (8): 1280–7

Eleonora Distrutti, Lorenzo Monaldi, Patrizia Ricci, Stefano Fiorucci. Gut microbiota role in irritable bowel syndrome: New therapeutic strategies. World J Gastroenterol. 2016 Feb 21; 22 (7): 2219–41

Eswaran S, Muir J, Chey WD. Fiber and functional gastrointestinal disorders. Am J Gastroenterol. May 2013; 108 (5): 718–27

Evans KE, Leeds JS, Morley S et.al. Pancreatic insufficiency in adult celiac disease: do patients require long-term enzyme supplementation? Dig Dis Sci 2010; 55: 2999–3004

Farthing MJ, Edwards CR, Rees LH, Dawson AM. Male gonadal function in coeliac disease: 1 sexual dysfunction, infertility, and semen quality. Gut 1982; 23: 608–14

Fasano, Alessio. Zonulin and Its Regulation of Intestinal Barrier Function: The Biological Door to Inflammation, Autoimmunity, and Cancer. Physiological Reviews 2011; 91 (1): 151–175

Fasano A. European and North American populations should be screened for coeliac disease. Gut 2003; 152: 168–9

Fasano A. Zonulin and its regulation of intestinal barrier function: the biological door to inflammation, autoimmunity, and cancer. Physiol Rev. 2011; 91 (1): 151–75

Feighery C. Coeliac disease. BMJ 1999; 319: 236–9

Fichna J, Storr MA. Brain-Gut Interactions in IBS. Frontiers in pharmacology 2012; 3: 127

Fickling WE, McFarlane XA, Bhalla AK, Robertson DAF. The clinical impact of metabolic bone disease in coeliac disease. Postgrad Med 2001; 77: 33–6

Fine KD et al. The prevalence and causes of chronic diarrhoea in patients with coeliac sprue treated with a gluten-free diet. Gastroenterology 1997; 112: 1830

Ford AC, Talley NJ, Schoenfeld PS, Quigley EM, Moayyedi P. Efficacy of antidepressants and psychological therapies in irritable bowel syndrome: systematic review and meta-analysis. Gut 2009; 58 (3): 367–78

Francesco Sofi, Anne Whittaker, Anna Maria Gori, Francesca Cesari, Elisabetta Surrenti, Rosanna Abbate, Gian Franco Gensini, Stefano Benedettelli, Alessandro Casini. Effect of Triticum turgidum subsp. turanicum wheat on irritable bowel syndrome: a double-blinded randomised dietary intervention trial. Br J Nutr. 2014 June 14; 111 (11): 1992–1999

Gallo-Torres H, Brinker A, Avigan M. Alosetron: ischemic colitis and serious complications of constipation. The American Journal of Gastroenterology 2006; 101 (5): 1080–83

Garsed K, Scott BB. Can oats be taken in a gluten-free diet? A systematic review. Scand J Gastroenterol 2007; 42: 171–8

Ghoshal UC, Ranjan P. Post-infectious irritable bowel syndrome: the past, the present and the future. Journal of Gastroenterology and Hepatology 2011; 26 Suppl 3: 94–101

Gjersvik PJ, Rønnevig JR. Dermatitis herpetiformis. Zeitschrift der norwegischen Ärztevereinigung 2003; 123: 3234–6

Green PH, Shane E, Rotterdam H, Forde KA, Grossbard L. Significance of unsuspected celiac disease detected at endoscopy. Gastrointest Endosc 2000; 51: 60–5

Green PH. The many faces of celiac disease: clinical presentation of celiac disease in the adult population. Gastroenterology 2005; 128: 74–8

Green PHR, Cellier C. Celiac disease. N Engl J Med 2007; 357: 1731–43

Green PHR, Jabri B. Coeliac disease. Lancet 2003; 362: 383–91

Green PHR, Stavropoulos SN, Panagi SG et al. Characteristics of adult celiac disease in the USA: results of a national survey. Am J Gastroenterol 2001; 96: 126–31

Guglielmetti S, Mora D, Gschwender M, Popp K. Randomised clinical trial: Bifidobacterium bifidum MIMBb75 significantly alleviates irritable bowel syndrome and improves quality of life- a double-blind, placebo-controlled study. Aliment Pharmacol Ther. May 2011; 33 (10): 1123–32

Guide: Psyllium. Available at http://umm.edu/health/medical/altmed/supplement/psyllium. Last reviewed 07/07/2013. Accessed. 07/26/2015

Hadjivassiliou M, Sanders DS, Grünewald RA et al. Gluten sensitivity: from gut to brain. Lancet Neurol 2010; 9: 318–30

Halmos, Emma P. et al. A Diet Low in FODMAPs Reduces Symptoms of Irritable bowel Syndrome. Gastroenterology 146 (1): 67–75.e5 http://gut.bmj.com/content/64/1/93.full. pdf+html

Hankey GL, Holmes GK. Coeliac disease in the elderly. Gut 1994; 35: 65–7

Hayee B, Forgacs I. Psychological approach to managing irritable bowel syndrome. BMJ May 26 2007; 334 (7603): 1105–9

Ilus T, Kaukinen K, Virta LJ et al. Incidence of malignancies in diagnosed celiac patients. Am J Gastroenterol 2014; 109 (9): 1471–7

Iovino P, Chiarioni G, Bilancio G, Cirillo M, Mekjavic IB, Pisot R, Ciacci C. New onset of constipation during long-term physical inactivity: a proof-of-concept study on the immobility-induced bowel changes. PloS One 2013; 8 (8): e72608

Izzo AA, Gaginella TS, Capasso F. The osmotic and intrinsic mechanisms of the pharmacological laxative action of oral high doses of magnesium sulphate. Importance of the release of digestive polypeptides and nitric oxide. Magnesium research: official organ of the International Society for the Development of Research on Magnesium Jun 1996; 9 (2): 133–8

Jarrett ME, Burr RL, Cain KC, Hertig V, Weisman P, Heitkemper MM. Anxiety and depression are related to autonomic nervous system function in women with irritable bowel syndrome. Digestive diseases and sciences Feb 2003; 48 (2): 386–94

Johannesson E, Simren M, Strid H, Bajor A, Sadik R. Physical activity improves symptoms in irritable bowel syndrome: a randomized controlled trial. Am J Gastroenterol. May 2011; 106 (5): 915–22

Johnson D. Novel Drug for Celiac Disease Reduces GI and Non-GI Symptoms. Digestive Disease Week (DDW) 2014. Abstract 929f. Presented May 7, 2014

Karhunen LJ et al. A psyllium fiber-enriched meal strongly attenuates postprandial gastrointestinal peptide release in healthy young adults. The Journal of Nutrition Apr 2010; 140 (4): 737–44

Katz KD, Rashtak S, Lahr BD et al. Screening for celiac disease in a North American Population: sequential serology and gastrointestinal symptoms. Am J Gastroenterol 2011; 106: 1333–9

Kelly CP, Leffler DA. Coeliac disease. BestPractice, last updated Apr 11, 2014

Kerckhoffs AP, Akkermans LM, de Smet MB et al. Intestinal permeability in irritable bowel syndrome patients: effects of NSAIDs. Dig Dis Sci. Mar 2010; 55 (3): 716–23

Keszthelyi D, Dackus GH, Masclee GM, Kruimel JW, Masclee AA. Increased proton pump inhibitor and NSAID exposure in irritable bowel syndrome: results from a case-control study. BMC Gastroenterol. Sep 5 2012; 12 (1): 121

Khatri PK, Ali AD, Alzadjali N, Bhagia G, Khaliqdina SJ, Aziz S. Frequency of functional constipation in 3 different populations and its causative factors. J Pak Med Assoc. Nov 2011; 61 (11): 1149–52

Lammers, Karen M.; Lu, Ruliang; Brownley, Julie; Lu, Bao; Gerard, Craig; Thomas, Karen; Rallabhandi, Prasad; Shea-Donohue, Terez; Tamiz, Amir. Gliadin induces an increase in intestinal permeability and zonulin release by binding to the chemokine receptor CXCR3. Gastroenterology 2008. 135 (1): 194–204.

Lawton CL, Walton J, Hoyland A, Howarth E, Allan P, Chesters D, Dye L. Short term (14 days) consumption of insoluble wheat bran fibre-containing breakfast cereals improves subjective digestive feelings, general wellbeing and bowel function in a dose dependent manner. Nutrients Apr 2013; 5 (4): 1436–55

Lee HR, Pimentel M. Bacteria and irritable bowel syndrome: the evidence for small intestinal bacterial overgrowth. Current Gastroenterology Reports Aug 2006; 8 (4): 305–11

Lembo A, Camilleri M. Chronic constipation. The New England journal of medicine Oct 2 2003; 349 (14): 1360–8

Lemmer HJ, Hamman JH. Paracellular drug absorption enhancement through tight junction modulation. Expert Opin Drug Deliv 2013; 10 (1): 103–14

Leonard JN, Tucker WF, Fry JS et al. Increased incidence of malignancy in dermatitis herpetiformis. BMJ 1983; 286 (Clin Res Ed): 16–18

Leung L, Riutta T, Kotecha J, Rosser W. Chronic constipation: an evidence-based review. J Am Board Fam Med. Jul–Aug 2011; 24 (4): 436–51

Lin CH, Lin JW, Liu YC, Chang CH, Wu RM. Risk of Parkinson's disease following severe constipation: a nationwide population-based cohort study. Parkinsonism Relat Disord. Dec 2014; 20 (12): 1371–5

Liu JH, Chen GH, Yeh HZ, Huang CK, Poon SK. Enteric-coated peppermint-oil capsules in the treatment of irritable bowel syndrome: a prospective, randomized trial. J Gastroenterol. Dec 1997; 32 (6): 765–8

Louise Maagaard, Dorit V. Ankersen, Zsuzsanna Végh, Johan Burisch, Lisbeth Jensen, Natalia Pedersen, Pia Munkholm. World J Gastroenterol. 2016 April 21; 22 (15): 4009–19

Lovell RM, Ford AC. Global prevalence of and risk factors for irritable bowel syndrome: a meta-analysis. Clin Gastroenterol Hepatol. Jul 2012; 10 (7): 712–21

Lo W, Sano K, Lebwohl B, Diamond B, Green PHR. Changing presentation of celiac disease. Dig Dis Sci 2003; 48: 395–8

Luca Elli, Federica Branchi, Carolina Tomba, Danilo Villalta, Lorenzo Norsa, Francesca Ferretti, Leda Roncoroni, Maria Teresa Bardella. Diagnosis of gluten related disorders: Celiac disease, wheat allergy and non-celiac gluten sensitivity. World J Gastroenterol. 2015 June 21; 21 (23): 7110–9

Ludvigsson JF, Bai JC, Biagi F et al. Diagnosis and Management of Adult Coeliac Disease. Guidelines from the British Society of Gastroenterology. Gut 2014; 63 (8): 1210–28

Lundin KE, Alaedini A. Non-celiac Gluten Sensitivity. Gastrointestinal Endoscopy Clinics of North America Oct 2012; 22 (4): 723–34

Lundin KEA, Farstad IN, Sollid LM. Cøliaki - nye kliniske erkjennelser og diagnostiske hjelpemidler. Zeitschrift der norwegischen Ärztevereinigung 2003; 123: 3226–9

Lu WZ, Gwee KA, Moochhalla S, Ho KY. Melatonin improves bowel symptoms in female patients with irritable bowel syndrome: a double-blind placebo-controlled study. Aliment Pharmacol Ther. Nov 15 2005; 22 (10): 927–34

Lydiard RB. Irritable bowel syndrome, anxiety, and depression: what are the links? The Journal of Clinical Psychiatry 2001; 62 Suppl 8: 38–45

Løvik A, Lundin KEA. Kostbehandling av cøliaki og dermatitis herpetiformis. Zeitschrift der norwegischen Ärztevereinigung 2003; 123: 3237–40

Mach T. The brain-gut axis in irritable bowel syndrome-clinical aspects. Medical science monitor: international medical journal of experimental and clinical research. Jun 2004; 10 (6): RA125–31

Malnick SD et al. Celiac disease. Postgrad Med 1997; 101: 239

Marina Iacovou, Victoria Tan, Jane G Muir, Peter R Gibson. The Low FODMAP Diet and Its Application in East and Southeast Asia. J Neurogastroenterol Motil. 2015 October; 21 (4): 459–70

Markland AD, Palsson O, Goode PS, Burgio KL, Busby-Whitehead J, Whitehead WE. Association of low dietary intake of fiber and liquids with constipation: evidence from the National Health and Nutrition Examination Survey. Am J Gastroenterol. May 2013; 108 (5): 796–803

Marsh MN. Gluten, major histocompatibility complex, and the small intestine. A molecular and immunobiologic approach to the spectrum of gluten sensitivity (›celiac sprue‹). Gastroenterology 1992; 102: 330–54

Mayer EA, Naliboff BD, Chang L, Coutinho SV. V. Stress and irritable bowel syndrome. American journal of physiology. Gastrointestinal and liver physiology. Apr 2001; 280 (4): G519–24

Mayo Clinic. Mayo Clinic. Diseases and conditions: Anal fissure. Available at http://www. mayoclinic.org/diseases-conditions/anal-fissure/basics/definition/con-20024998?p=1. Last updated 12/04/2012. Accessed 07/05/2015

Mayo Clinic. Mayo Clinic. Diseases and Conditions: Constipation. Available at http://www. mayoclinic.org/diseases-conditions/constipation/basics/causes/con-20032773?p=1. Last updated 08/31/2013. Accessed 07/03/2015

Mayo Clinic. Mayo Clinic. Diseases and Conditions: Hemorrhoids. Available at http://www. mayoclinic.org/diseases-conditions/hemorrhoids/basics/symptoms/con-20029852?p=1. Last updated 06/19/2013. Accessed 07/05/2015

Mayo Clinic. Mayo Clinic. Diseases and conditions: Rectocele. Available at http://www. mayoclinic.org/diseases-conditions/rectocele/basics/symptoms/con-20027826?p=1. Last updated 10/04/2014. Accessed. 07/05/2015

Mayo Clinic. Over-the-counter laxatives for constipation: Use with caution. http://www. mayoclinic.org/diseases-conditions/constipation/in-depth/laxatives/art-20045906. Last updates 6/6/2014. Accessed 10/9/2015

McRorie JW, Jr. Evidence-Based Approach to Fiber Supplements and Clinically Meaningful Health Benefits, Part 1: What to Look for and How to Recommend an Effective Fiber Therapy. Nutr Today Mai 2015; 50 (2): 82–9

Merat S, Khalili S, Mostajabi P, Ghorbani A, Ansari R, Malekzadeh R. The effect of enteric-coated, delayed-release peppermint oil on irritable bowel syndrome. Dig Dis Sci. May 2010; 55 (5): 1385–90

Miller LE, Ouwehand AC. Probiotic supplementation decreases intestinal transit time: meta-analysis of randomized controlled trials. World Journal of Gastroenterology: WJG Aug 7 2013; 19 (29): 4718–25

Moloney RD, Johnson AC, O'Mahony SM, Dinan TG, Greenwood-Van Meerveld B, Cryan JF. Stress and the Microbiota-Gut-Brain Axis in Visceral Pain: Relevance to Irritable Bowel Syndrome. CNS Neuroscience & Therapeutics Feb 2016; 22 (2): 102–17

Monteleone G, Pender SL, Wathen NC, MacDonald TT. Interferon-alpha drives T cell-mediated immunopathology in the intestine. Eur J Immunol 2001; 31: 2247–55

Moreno LA, Tresaco B, Bueno G, Fleta J, Rodriguez G, Garagorri JM, Bueno M. Psyllium fibre and the metabolic control of obese children and adolescents. J Physiol Biochem. Sep 2003; 59 (3): 235–42

Murakami K, Sasaki S, Okubo H, Takahashi Y, Hosoi Y, Itabashi M. Association between dietary fiber, water and magnesium intake and functional constipation among young Japanese women. European Journal of Clinical Nutrition May 2007; 61 (5): 616–22

Myleus A, Hernell O, Gothefors L et al. Early infections are associated with increased risk for celiac disease: an incident case-referent study. BMC Pediatrics 2012; 12: 194

Mäki M, Mustalahti K, Kokkonen J et al. Prevalence of celiac disease among children in Finland. N Engl J Med 2003; 348: 2517–24

Natalia Pedersen, Zsuzsanna Vegh, Johan Burisch, Lisbeth Jensen, Dorit Vedel Ankersen, Maria Felding, Nynne Nyboe Andersen, Pia Munkholm. Ehealth monitoring in irritable bowel syndrome patients treated with low fermentable oligo-, di-, mono-saccharides and polyols diet. World J Gastroenterol. 2014 June 7; 20 (21): 6680–4

Nobaek S, Johansson ML, Molin G, Ahrne S, Jeppsson B. Alteration of intestinal microflora is associated with reduction in abdominal bloating and pain in patients with irritable bowel syndrome. Am J Gastroenterol. May 2000; 95 (5): 1231–8

NRP. A proteinin the gut may explain why some can't stomach gluten http://www.npr.org/sections/thesalt/2015/12/09/459061317/a-protein-in-the-gut-may-explain-why-some-cant-stomach-gluten?utm_medium=RSS&utm_campaign=food

Ong DK, Mitchell SB, Barrett JS et al. Manipulation of dietary short chain carbohydrates alters the pattern of gas production and genesis of symptoms in irritable bowel syndrome. J Gastroenterol Hepatol. Aug 2010; 25 (8): 1366–73

Orr WC, Crowell MD, Lin B, Harnish MJ, Chen JD. Sleep and gastric function in irritable bowel syndrome: derailing the brain-gut axis. Gut Sep 1997; 41 (3): 390–3

Ostgaard H, Hausken T, Gundersen D, El-Salhy M. Diet and effects of diet management on quality of life and symptoms in patients with irritable bowel syndrome. Mol Med Report Jun 2012; 5 (6): 1382–90

O'Mahony L, McCarthy J, Kelly P et al. Lactobacillus and bifidobacterium in irritable bowel syndrome: symptom responses and relationship to cytokine profiles. Gastroenterology Mar 2005; 128 (3): 541–51

Pastore L, Carroccio A, Compilato D et al. Oral manifestations of celiac disease. J Clin Gastroenterol. 2008; 42: 224–32

Peters U, Askling J, Gridley G, Ekbom A, Linet M. Causes of death in patients with celiac disease in a population-based Swedish cohort. Arch Intern Med 2003; 163: 1566–72

Pietzak M. Celiac disease, wheat allergy, and gluten sensitivity: when gluten free is not a fad. Journal of parenteral and enteral nutrition Jan 2012; 36 (1 Suppl): 68–75

Pineton de Chambrun G, Neut C, Chau A, Cazaubiel M, Pelerin F, Justen P, Desreumaux P. A randomized clinical trial of Saccharomyces cerevisiae versus placebo in the irritable bowel syndrome. Digestive and liver disease: official journal of the Italian Society of Gastroenterology and the Italian Association for the Study of the Liver. Feb 2015; 47 (2): 119–24

Portalatin M, Winstead N. Medical management of constipation. Clinics in colon and rectal surgery Mar 2012; 25 (1): 12–19

Pyleris E, Giamarellos-Bourboulis EJ, Tzivras D, Koussoulas V, Barbatzas C, Pimentel M. The prevalence of overgrowth by aerobic bacteria in the small intestine by small bowel culture: relationship with irritable bowel syndrome. Dig Dis Sci. May 2012; 57 (5): 1321–29

Quigley EM, Quera R. Small intestinal bacterial overgrowth: roles of antibiotics, prebiotics, and probiotics. Gastroenterology Feb 2006; 130 (2 Suppl 1): 78–90

Quigley EMM. Prebiotics and Probiotics: Their Role in the Management of Gastrointestinal Disorders in Adults. Nutrition in Clinical Practice 2012a; 27 (2): 195–200

Quigley EMM. Prebiotics and probiotics; modifying and mining the microbiota. Pharmacological Research 2010; 61 (3): 213–8

Quigley EMM. The enteric microbiota in the pathogenesis and management of constipation. Best Pract Res Clin Gastroenterol. Feb 2011; 25 (1): 119–26

Rajilic-Stojanovic M, Biagi E, Heilig HG et al. Global and deep molecular analysis of microbiota signatures in fecal samples from patients with irritable bowel syndrome. Gastroenterology Nov 2011; 141 (5): 1792–1801

Rao SS, Yu S, Fedewa A. Systematic review: dietary fibre and FODMAP-restricted diet in the management of constipation and irritable bowel syndrome. Alimentary Pharmacology & Therapeutics Jun 2015; 41 (12): 1256–70

Reddymasu SC, Sostarich S, McCallum RW. Small intestinal bacterial overgrowth in irritable bowel syndrome: are there any predictors? BMC Gastroenterol. 2010; 10: 23

Roerig JL, Steffen KJ, Mitchell JE, Zunker C. Laxative abuse: epidemiology, diagnosis and management. Drugs Aug 20 2010; 70 (12): 1487–1503

Roque MV, Bouras EP. Epidemiology and management of chronic constipation in elderly patients. Clinical Interventions in Aging 2015; 10: 919–30

Rostom A, Dubé C, Cranney A et al. Celiac Disease. Rockville (MD): Agency for Healthcare Research and Quality (US); Sep 2004 (Evidence Reports/Technology Assessments, No. 104.). Accessed July 1, 2012 http://www.ncbi.nlm.nih.gov/books/

Rostom A, Dubé C, Cranney A et al. The diagnostic accuracy of serologic tests for celiac disease: a systematic review. Gastroenterology 2005; 128 (4 Suppl 1): 38–46

Rubin CE. Some reflections on reversibility, gluten and the intestine. Gastroenterology 1960; 39: 260–1

Rumessen JJ. Serologisk screening for cøliaki. Ugeskr Læger 2004; 166: 2142–4

Sachdeva S, Rawat AK, Reddy RS, Puri AS. Small intestinal bacterial overgrowth (SIBO) in irritable bowel syndrome: frequency and predictors. Journal of gastroenterology and hepatology. Apr 2011; 26 Suppl 3: 135–8

Sartore G et al. The effects of psyllium on lipoproteins in type II diabetic patients. European Journal of Clinical Nutrition Oct 2009; 63 (10): 1269–71

Sategna-Guidetti C, Pulitano R, Grosso S, Ferfoglia G. Serum IgA antiendomysium antibody titers as a marker of intestinal involvement and diet compliance in adult celiac sprue. J Clin Gastroenterol 1993; 17: 123–7

Scotta MS, Salvatore S, Salvatoni A et al. Bone mineralization and body composition in young patients with celiac disease. Am J Gastroenterol 1997; 92: 1331–34

Shah VH, Rotterdam H, Kotler DP, Fasano A, Green PH. All that scallops is not celiac disease. Gastrointest Endosc 2000; 51: 717–20

Shanahan F, Whorwell PJ. IgG-mediated food intolerance in irritable bowel syndrome: a real phenomenon or an epiphenomenon? Am J Gastroenterol. Jul 2005; 100 (7): 1558–9

Silano M, Agostoni C, Guandalini S. Effect of the timing of gluten introduction on the development of celiac disease. World J Gastroenterol 2010; 16: 1939–42

Skodje, G. Norsk tidsskrift for Ernæring. Fodmap: Oversikt og oppdatering. http://www.ntfe.no/utgaver/20-nr-3-2014/142-fodmap-oversikt-og-oppdatering http://nhi.no/forside/dette-er-fodmap-reduserte-matvarer-41880.html

Sollid LM, Lundin KEA. Sykdomsmekanismer ved cøliaki. Zeitschrift der norwegischen Ärztevereinigung 2003; 123: 3230–3

Sollid LM. Coeliac disease: dissecting a complex inflammatory disorder. Nat Rev Immunol 2002; 2: 647–55

Song GH, Leng PH, Gwee KA, Moochhala SM, Ho KY. Melatonin improves abdominal pain in irritable bowel syndrome patients who have sleep disturbances: a randomized, double blind, placebo controlled study. Gut. Oct 2005; 54 (10): 1402–7

So Ra Yoon, Jong Hwa Lee, Jae Hyang Lee, Ga Yoon Na, Kyun-Hee Lee, Yoon-Bok Lee, Gu-Hun Jung, Oh Yoen Kim. Low-FODMAP formula improves diarrhea and nutritional status in hospitalized patients receiving enteral nutrition: a randomized, multicenter, double-blind clinical trial. Nutr J. 2015; 14: 116

Spiegel BM, Farid M, Esrailian E, Talley J, Chang L. Is irritable bowel syndrome a diagnosis of exclusion?: a survey of primary care providers, gastroenterologists, and IBS experts. Am J Gastroenterol. Apr 2010; 105 (4): 848–58

Spiller R, Lam C. An Update on Post-infectious Irritable Bowel Syndrome: Role of Genetics, Immune Activation, Serotonin and Altered Microbiome. J Neurogastroenterol Motil. Jul 2012; 18 (3): 258–68

Stacewicz-Sapuntzakis M, Bowen PE, Hussain EA, Damayanti-Wood BI, Farnsworth NR. Chemical composition and potential health effects of prunes: a functional food? Critical Reviews in Food Science and Nutrition May 2001; 41 (4): 251–86

Staudacher HM, Lomer MC, Anderson JL, Barrett JS, Muir JG, Irving PM, Whelan K. Fermentable carbohydrate restriction reduces luminal bifidobacteria and gastrointestinal symptoms in patients with irritable bowel syndrome. J Nutr. 2012 Aug; 142 (8): 1510–8

Staudacher HM, Whelan K, Irving PM, Lomer MC. Comparison of symptom response following advice for a diet low in fermentable carbohydrates (FODMAPs) versus standard dietary advice in patients with irritable bowel syndrome. J Hum Nutr Diet. Oct 2011; 24 (5): 487–95

Sultan AA, Tata LJ, Fleming KM et al. Pregnancy complications and adverse birth outcomes among women with celiac disease. Am J Gastroenterol. 2014; 109: 1653–61

Suma Magge, Anthony Lembo. Low-FODMAP Diet for Treatment of Irritable Bowel Syndrome. Gastroenterol Hepatol (N Y) 2012 November; 8 (11): 739–45

Szajewska H, Chmielewska A, Pieścik-Lech M et al. Systematic review: early infant feeding and the prevention of coeliac disease. Aliment Pharmacol Ther 2012; 36: 607–18

Tana C, Umesaki Y, Imaoka A, Handa T, Kanazawa M, Fukudo S. Altered profiles of intestinal microbiota and organic acids may be the origin of symptoms in irritable bowel syndrome. Neurogastroenterol Motil. May 2010; 22 (5): 512–9

Tatsuki M, Miyazawa R, Tomomasa T, Ishige T, Nakazawa T, Arakawa H. Serum magnesium concentration in children with functional constipation treated with magnesium oxide. World Journal of Gastroenterology: WJG Feb 14 2011; 17 (6): 779–83

Thawani SP, Brannagan TH, Lebwohl B et al. Risk of neuropathy among 28 232 patients with biopsy-verified Celiac disease. JAMA Neurology 2015

Thomas RH, Luthin DR. Current and Emerging Treatments for Irritable Bowel Syndrome with Constipation and Chronic Idiopathic Constipation: Focus on Prosecretory Agents. Pharmacotherapy Jun 2015; 35 (6): 613–30

Tursi A, Giorgetti G, Brandimarte G, Rubino E, Lombardi D, Gasbarrini G. Prevalence and clinical presentation of subclinical/silent celiac disease in adults: an analysis on a 12-year observation. Hepatogastroenterology 2001; 48: 462–4

Ueki A, Otsuka M. Life style risks of Parkinson's disease: association between decreased water intake and constipation. J Neurol. Oct 2004; 251 Suppl 7: vII18–23

Umberto Volta, Giacomo Caio, Francesco Tovoli, Roberto De Giorgio. Non-celiac gluten sensitivity: questions still to be answered despite increasing awareness. Cell Mol Immunol. 2013 September; 10 (5): 383–92

Umberto Volta, Maria Teresa Bardella, Antonino Calabrò, Riccardo Troncone, Gino Roberto Corazza. An Italian prospective multicenter survey on patients suspected of having non-celiac gluten sensitivity. BMC Med. 2014; 12: 85

UMMC. University of Maryland Medical Center. Health Information: Medical Reference Guide: Psyllium. Available at http://umm.edu/health/medical/altmed/supplement/psyllium. ast reviewed 07/07/2013. Accessed. 07/26/2015

UMMC. University of Maryland Medical Center. Health Information: Medical Reference Guide: Fecal impaction. Available at http://umm.edu/health/medical/ency/articles/fecal-impaction. Last updated 05/04/2015. Accessed. 07/05/2015

Usai P, Manca R, Cuomo R, Lai MA, Boi MF. Effect of gluten-free diet and co-morbidity of irritable bowel syndrome-type symptoms on health-related quality of life in adult coeliac patients. Digestive and liver disease: official journal of the Italian Society of Gastroenterology and the Italian Association for the Study of the Liver. Sep 2007; 39 (9): 824–8

Valdimarsson T, Toss G, Ross I, Lofman O, Strom M. Bone mineral density in coeliac disease. Scand J Gastroenterol 1994; 29: 457–61

Vanuytsel T et al. The role of Haptoglobin and its related protein, Zonulin, in inflammatory bowel disease. Tissue Barriers 2013; 1 (5): e27321

Vazquez H, Smecuol E, Flores D et al. Relation between cigarette smoking and celiac disease: evidence from a case-control study. Am J Gastroenterol 2001; 96: 798–802

Verdu EF, Armstrong D, Murray JA. Between celiac disease and irritable bowel syndrome: the »no man's land« of gluten sensitivity. The American journal of gastroenterology Jun 2009; 104 (6): 1587–94

Villarreal AA, Aberger FJ, Benrud R, Gundrum JD. Use of broad-spectrum antibiotics and the development of irritable bowel syndrome. WMJ Feb 2012; 111 (1): 17–20

Visser, Jeroen; Rozing, Jan; Sapone, Anna; Lammers, Karen; Fasano, Alessio. Tight Junctions, Intestinal Permeability, and Autoimmunity Celiac Disease and Type 1 Diabetes Paradigms. Annals of the New York Academy of Sciences 2009; 1165: 195–205

Volta U, De Giorgio R. New understanding of gluten sensitivity. Nat Rev Gastroenterol Hepatol. May 2012; 9 (5): 295–9

Vriezinga SL, Auricchio R, Bravi E et al. Randomized feeding intervention in infants at high risk for celiac disease. N Engl J Med 2014; 371: 1304–15

Wahnschaffe U, Schulzke JD, Zeitz M, Ullrich R. Predictors of clinical response to gluten-free diet in patients diagnosed with diarrhea-predominant irritable bowel syndrome. Clinical gastroenterology and hepatology: the official clinical practice journal of the American Gastroenterological Association Jul 2007; 5 (7): 844–50; Quiz 769

Wathsala S. Nanayakkara, Paula M. L. Skidmore, Leigh O'Brien, Tim J. Wilkinson, Richard B. Gearry. Efficacy of the low FODMAP diet for treating irritable bowel syndrome: the evidence to date. Clin Exp Gastroenterol. 2016; 9: 131–42

Watson RGP. Diagnosis of coeliac disease. BMJ 2005; 330: 739–40

Working Group of European Society of Paediatric Gastroenterology and Nutrition. Revised criteria for diagnosis of coeliac disease. Arch Dis Child 1990; 65: 909–11

Yamini D, Pimentel M. Irritable bowel syndrome and small intestinal bacterial overgrowth. J Clin Gastroenterol. Nov–Dec 2010; 44 (10): 672–5

Zijdenbos IL, de Wit NJ, van der Heijden GJ, Rubin G, Quartero AO. Psychological treatments for the management of irritable bowel syndrome. Cochrane database of systematic reviews 2009 (1)

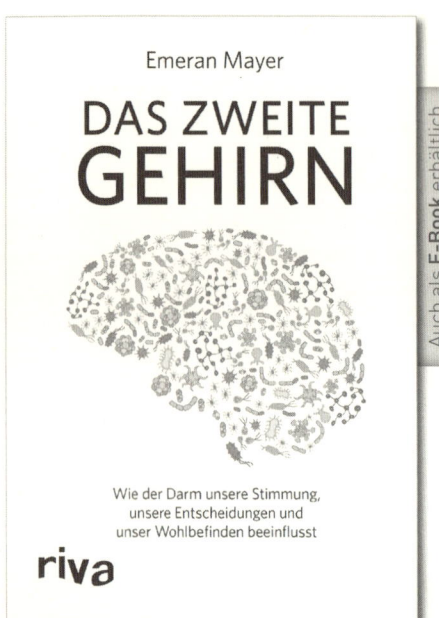

Emeran Mayer

DAS ZWEITE GEHIRN

Auch als E-Book erhältlich

Wie der Darm unsere Stimmung,
unsere Entscheidungen und
unser Wohlbefinden beeinflusst

riva

320 Seiten
19,99 € (D) | 20,60 € (A)
ISBN 978-3-7423-0017-1

Emeran Mayer

Das zweite Gehirn

Wie der Darm unsere
Stimmung, unsere
Entscheidungen und unser
Wohlbefinden beeinflusst

Wenn sich Medizinstudentin und Bestsellerautorin Giulia Enders in *Darm mit Charme* auf einen Fachmann bezieht, dann ist es der renommierte Gastroenterologe Prof. Emeran Mayer. In diesem Buch verbindet der Experte für die Interaktion von Darm und Gehirn topaktuelle Erkenntnisse der Neurowissenschaft mit den neuesten Forschungsergebnissen zur menschlichen Darmflora. Er zeigt die untrennbare Verbindung zwischen unserem Verstand und Verdauungssystem auf und liefert viele praktische Informationen und Hilfestellungen. Dieses Buch zeigt, wieso eine überwiegend pflanzliche Ernährung der Schlüssel zur Gesundheit ist, warum Stress und Angst zu Darmerkrankungen und kognitiven Störungen führen und wie man die Signale des eigenen Körpers richtig deutet.

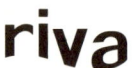